急性呼吸窘迫综合征

临|床|进|展

郝　浩　刘委宏　刘　阳　刘　阳　主编

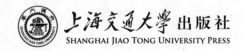

上海交通大学出版社
SHANGHAI JIAO TONG UNIVERSITY PRESS

内容提要

全书系统地阐述了急性呼吸窘迫综合征的定义演进、病因与发病机制、诊断与鉴别诊断、呼吸支持治疗、非呼吸支持治疗、原发病治疗及并发症治疗，并且最后一章融汇了多项最新研究成果。本书在编写中侧重临床实用内容，切实贴合工作需求，适合各级医疗机构呼吸内科医师、呼吸重症医师及相关专业临床人员参考使用。

图书在版编目（CIP）数据

急性呼吸窘迫综合征临床进展 / 郝浩等主编. --上海 ：上海交通大学出版社，2023.12

ISBN 978-7-313-29670-2

Ⅰ. ①急… Ⅱ. ①郝… Ⅲ. ①急性病—呼吸困难综合征—诊疗 Ⅳ. ①R563.8

中国国家版本馆CIP数据核字（2023）第201218号

急性呼吸窘迫综合征临床进展

JIXING HUXI JIONGPO ZONGHEZHENG LINCHUANG JINZHAN

主　　编：郝　浩　刘委宏　刘　阳　刘　阳

出版发行：上海交通大学出版社

地　　址：上海市番禺路951号

邮政编码：200030

电　　话：021-64071208

印　　制：广东虎彩云印刷有限公司

开　　本：710mm×1000mm　1/16

经　　销：全国新华书店

字　　数：322千字

印　　张：18.5

版　　次：2023年12月第1版

插　　页：3

书　　号：ISBN 978-7-313-29670-2

印　　次：2023年12月第1次印刷

定　　价：198.00元

编委会

主　编

郝　浩（山东中医药大学附属医院）

刘委宏（山东中医药大学附属医院）

刘　阳（男）（山东中医药大学附属医院）

刘　阳（女）（山东中医药大学附属医院）

副主编

路士华（山东中医药大学附属医院）

巴特金（内蒙古国际蒙医医院）

侯　晓（山东省妇幼保健院）

于　珍（济南市计划生育服务中心）

主编简介

郝 浩　主任医师　医学博士　硕士研究生导师

男，泰山学者青年专家，就职于山东中医药大学附属医院。兼任中国民族医药学会急诊医学分会理事、国家级和山东省新型冠状病毒肺炎救治中医药专家、山东省国际人才交流协会医学人才分会副会长、山东省中医药学会急诊专业委员会主任委员、山东省中西医结合学会重症医学专业委员会委员、山东省医师协会体外生命支持专业委员会委员、山东省针灸学会针药结合专业委员会委员、山东省研究型医院协会重症医学分会副主任委员、山东省中医急诊学重点学科带头人。擅长高血压、冠状动脉粥样硬化性心脏病、心力衰竭、心律失常、循环性休克、呼吸衰竭、重症感染等急危重症的中西医结合救治。曾获"齐鲁卫生与健康杰出青年人才""山东青年五四奖章""山东省卫生健康工作先进个人""新时代山东向上向善好青年""济南市战疫英雄"等荣誉称号。主持国家级、省级课题2项，参与各级课题10多项，发表论文10多篇。

- -

刘委宏　主治医师　医学硕士

女，毕业于山东中医药大学，就职于山东中医药大学附属医院。从事急危重症救治工作，临床经验丰富，擅长重症肺炎、急性呼吸窘迫综合征、慢性阻塞性肺疾病急性加重期、肺心病等疑难杂症的中西医结合治疗，熟练运用体外膜肺氧合、呼吸机、床旁血液净化、血流动力学监测等技术。参与省级以上课题5项，发表中文及科技核心期刊论文5篇。

刘 阳　　主治医师　医学博士

男，毕业于山东中医药大学，就职于山东中医药大学附属医院。兼任山东省中医药学会活血化瘀专业委员会委员、山东省中医药学会心脏康复专业委员会委员、山东省健康管理协会重症康复专业委员会、山东省中医药学会急诊专业委员会，长期从事心血管疾病、脑血管病、内科杂病、脓毒症、多器官功能衰竭综合征等疾病的临床救治，尤为擅长中西医结合治疗高血压、冠状动脉粥样硬化性心脏病、心力衰竭等急危重症。曾荣获"山东省中医药科学技术奖一等奖"2项、"中国中西医结合学会科学技术奖二等奖"。主持山东省医药卫生科技发展计划课题1项，北京市协和医学基金–睿E（睿意）急诊医学科研专项基金1项，参与国家级、省市级课题多项，发表SCI收录论文5篇、中文核心论文多篇，参编著作3部，获专利2项。

刘 阳　　主治医师

女，毕业于山东中医药大学，就职于山东中医药大学附属医院。兼任中国民族医药学会急诊医学分会理事、山东省中西医结合学会急救医学专业委员会秘书、山东省中医药学会急诊专业委员会秘书、山东省研究型医院协会急诊学术创新与普及分会委员。师从国内急危重症专家孔立教授，擅长各种类型急危重症救治工作，尤其在机械通气、血液净化、液体复苏、营养支持、镇静镇痛、床旁超声、血流动力学监测、体外生命支持等技术应用和复杂感染、严重创伤、各种类型休克、重症心脑血管疾病等救治方面均有所造诣。曾获2019年"山东省青年医师中医急救技能竞赛一等奖"、2020年"山东省中医药科学技术奖三等奖"、2023年"中国民族医药学会科学技术奖二等奖"。发表学术论文10多篇，其中2篇为SCI收录论文。主持山东省自然科学基金青年基金1项，参与10多项国家级、省部级科研课题。

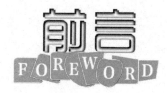

前言 FOREWORD

近年来,随着社会经济的发展,人们生活水平在不断提高,生活方式和环境也在不断的变化。同时,环境污染的加重、人口老龄化等问题日益严峻,造成以常见病、多发病为特点的呼吸系统疾病对人们生活质量的危害日趋严重,呼吸系统的急危重症更是逐渐成为威胁人们生命健康的重要疾病之一。

作为临床常见的呼吸系统急危重症,急性呼吸窘迫综合征因其较高的发病率和致死率,对其诊治受到了临床多学科的广泛关注。多年以来,急性呼吸窘迫综合征的发病机制与诊疗技术研究已经取得了令人瞩目的成就,人们对该疾病的认识也正在不断加深,给这一疾病的防治带来了希望。尽管如此,因其病因繁多、发病急、机制复杂、进展迅速等特点,急性呼吸窘迫综合征的诊治仍有许多难题等待解决。因此,著者在参考大量国内外最新文献的基础上,结合自身临床经验,特编写了《急性呼吸窘迫综合征临床进展》一书。

本书立足于临床,从实用的角度出发,旨在帮助临床医师形成完善的急性呼吸窘迫综合征诊治思维。全书较系统地、详细地介绍急性呼吸窘迫综合征的定义、病理生理、病因与发病机制、诊断与鉴别诊断、呼吸支持治疗、非呼吸支持治疗、原发病及并发症的治疗,并且最后一章融汇了急性呼吸窘迫综合征近年的科研成果,体现了当代急性呼吸窘迫综合征的诊疗水平。本书表述通俗易懂、思维缜密、层次分明、视角新颖,具有专业性、先进性的特点,适合各级医疗机构呼吸内科医师、呼吸重症医师及相关专业临床人员参考使用。

由于编写时间有限,以及急性呼吸窘迫综合征临床诊治研究的动态进展,本书内容难免存在不足之处,期望广大读者见谅,并提出宝贵意见,以便更正。

《急性呼吸窘迫综合征临床进展》编委会
2023 年 6 月

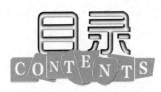

CONTENTS

第一章
急性呼吸窘迫综合征的概述

第一节　定义的演进

近年来,急性呼吸窘迫综合征(acute respiratory distress syndrome,ARDS)诊治受到了临床多学科的广泛关注。随着人们对 ARDS 疾病本身的了解不断增进,以及其诊疗方法应用与评价的迫切需要,ARDS 定义在争议中已做过多次修订。按照 ARDS 定义的产生及修订时序,其演进过程大致经历了 4 个阶段。

第一阶段:1967 年以前,ARDS 尚缺乏统一命名。这一阶段最早可以追溯至第一次世界大战期间,之后在相当长一段时间里,临床对此类疾病的命名仍旧很模糊,常以创伤后肺衰竭、新生儿肺透明膜病、休克肺等病名指称,因此也就缺少一个统一的定义。这一阶段是 ARDS 统一定义产生之前不可或缺的初始认知阶段。

第二阶段:1967 年,Ashbaugh 提出 ARDS 定义至 1994 年欧美联席会议(AECC)定义产生之前。1967 年,Lancet 刊载了 Ashbaugh 等报道的 12 例成人 ARDS 患者,因与新生儿呼吸窘迫综合征存在相似之处,故将此类病症称作 ARDS,Ashbaugh 也因此被公认为 ARDS 的首倡者。

Ashbaugh 提出的 ARDS 定义缺乏定量标准,导致不同医疗机构实际采用的诊断标准并不一致,临床流行病学数据不能保持较好的同质性,临床诊疗手段评价结论的可推广性也就相对较差。截止 1994 年 AECC 定义之前,ARDS 定义仍未达到统一认识。在此期间,国内外对 ARDS 定义不断尝试着修订,如 1976 年 Bone 等人、1982 年 Pepe 等人及 1988 年 Murray 等提出过的不同诊断标准等。国内也先后于 1982、1988、1990 年 ARDS 专题会上提出了中国的 ARDS 诊断标准。

第三阶段:1994 年 AECC 定义产生至 2012 年柏林定义产生之前。在这一阶段中,AECC 定义、Delphi 标准等都对 ARDS 定义、ARDS 临床研究标准化及更为准确地判定 ARDS 危重程度、病情预后产生了积极作用。我国于 1999 年通过了《高海拔地区急性呼吸窘迫综合征诊断标准(试行草案)》,2000 年通过了《急性肺损伤/急性呼吸窘迫综合征的诊断标准(草案)》,2007 年发布了《急性肺损伤/急性呼吸窘迫综合征诊断与治疗指南》,2016 年发布了《急性呼吸窘迫综合征患者机械通气指南(试行)》,2019 年制定了《急性呼吸窘迫综合征临床路径》。

尽管 AECC 利用国际协作方式为 ARDS 建立了统一标准,却同时也产生了很多新的问题。AECC 定义提出了急性肺损伤(acute lung injury,ALI)概念,以及将氧合指数(PaO_2/FiO_2)作为量化判定肺氧合功能的指标,这在 ARDS 定义演进过程中具有重要意义。但是利用 PaO_2/FiO_2 区分 ALI 和 ARDS,却容易误导临床利用 PaO_2/FiO_2 判断 ARDS 危重程度,而实际上 PaO_2/FiO_2 并不能完全反映 ARDS 的严重程度;肺动脉楔压(pulmonary artery wedge pressure,PAWP)$\leqslant 2.4$ kPa(18 mmHg)也并不能排除心功能不全的诊断;胸部 X 线所示双肺浸润影,既难以用来鉴别肺水肿的原因,也不能反映肺组织损伤的程度,将其作为诊断依据的价值受到质疑。诸如此类,疑惑不断产生,催生了临床对 ARDS 定义的进一步探讨。

Delphi 标准细化了 ARDS 定义,在急性起病时间、危险因素、呼气终末正压(positive end-expiratory pressure,PEEP)标准、排除诊断方面较 AECC 定义更加具体。

第四阶段:2012 年 JAMA 刊登了 ARDS 柏林定义至今。ARDS 柏林定义是对 AECC 定义的进一步完善,是当前临床广泛采用的定义与诊断标准。

在 ARDS 定义不断得到修订的进程中,继 1994 年欧美联席会议发表的 AECC 定义之后的十几年里,针对 AECC 定义的争议日渐增多。经过了为时一年半的讨论,由欧洲危重病医学会与美国胸科学会组成的联合委员会于 2012 年发表了 ARDS 柏林定义。

根据柏林定义,ARDS 是一种急性弥漫性肺部炎性反应,可导致肺血管通透性升高,肺重量增加,参与通气的肺组织减少。其临床特征为低氧血症、双肺透光度降低、肺内分流及生理无效腔增加、肺顺应性降低。ARDS 急性期的病理学特征为弥漫性肺泡损伤(即水肿、炎性反应、透明膜或出血)。

首先,柏林定义规定,患者应在具有已知危险因素后 1 周内发病,或在新出现或原有呼吸系统症状加重后 1 周内发病。既往的 AECC 标准并未针对急性起病规定具体的时间界限，因而缺乏可操作性。柏林定义在克服上述缺点的同时，更强调了危险因素的重要性。这一改变尤为关键。根据现有证据，ARDS 仍以支持治疗为主，而针对导致 ARDS 的炎性反应，尚缺乏有效的控制措施。过去 10 年间，ARDS 的治疗进展主要集中在机械通气策略方面。但是，应当指出的是，无论如何优化机械通气策略，均不能治愈 ARDS。因此，只有尽早确定并去除导致 ARDS 的危险因素，才是逆转 ARDS 的关键。换言之，去除病因远比诊断 ARDS 更为重要。

其次，胸部影像学检查包括胸部 X 线、CT 扫描，显示双肺透光度减低，且不能完全用胸腔积液、肺叶不张或结节解释。但是，部分医院因条件所限，胸部 CT 扫描不能作为诊断 ARDS 的常规影像学检查，因此，床旁胸部 X 线检查依然是其主要的诊断手段。另外，由于临床医师对胸部 X 线检查表现解读的差异较大，联合委员会建立了 12 张胸部 X 线影像数据库，借此改进胸部 X 线检查结果解读的一致性。然而，一些学者观察结果显示，即使经过培训，临床医师判断 12 张胸部 X 线结果的准确性仅为 35%～80%，这就提示如何提高临床医师的胸部 X 线影像解读能力，仍然是改进 ARDS 诊断的要点。

再次，柏林定义强调 ARDS 与心源性肺水肿可以并存。因此，诊断 ARDS 的前提是呼吸功能衰竭无法用心功能衰竭或液体负荷过多解释。此时，ARDS 危险因素的重要性再次显现，如果患者具有 ARDS 的危险因素，则诊断 ARDS 常无异议；如果患者没有 ARDS 的危险因素，则需要采用心脏超声检查等客观评估手段排除心源性肺水肿。需要说明的是，血管外肺水测定尚不能作为诊断 ARDS 的临床标准。

最后，根据氧合障碍的程度，柏林定义将 ARDS 分为轻度、中度和重度 3 类。由于既往的 ALI 定义容易引起混淆，因此取消了这一概念。但是，新的氧合标准可能带来更多问题。一方面，柏林定义沿用改良 PaO_2/FiO_2 反映呼吸衰竭的程度。然而，生理学研究结果显示，PaO_2/FiO_2 受到吸入气中的氧浓度分数的影响，即当改变吸入气中的氧浓度分数时，PaO_2/FiO_2 亦随之改变，从而妨碍 ARDS 诊断的一致性。另一方面，既往 AECC 标准强调，评估氧合障碍时不应考虑 PEEP 水平。这是因为不同 ARDS 患者对 PEEP 的反应存在显著差异，而且 PEEP 改善氧合的作用可能需要较长时间。但是，研究表明，通过简单的 PEEP-FiO_2 试验，根据 PaO_2 的反应，即可将 ARDS 患者分为死亡风险迥异的两组。有鉴于此，柏林定义要求在 PEEP≥0.5 kPa($5 cmH_2O$)时评价 PaO_2/FiO_2。然而，根据治疗措施诊断疾病需要满足以下两个前提：①所有患者接受该项治疗的机会相同；②临床医师关于该项治疗适应证及治疗强度的意见相同。显而易见，在 ARDS 的诊断和治疗过程中并不能满足上述前提。

柏林定义在 AECC 定义的基础上作出了上述改进之后，是否会因定义的调整而影响到诊断为该综合征的患者数量丢失？但在将 AECC 中的 ALI 与柏林定义的轻度 ARDS 比较后，结果显示二者一致性很好，提示柏林定义与 AECC 定义的诊断尺度基本一致，从而一定程度上保证了 AECC 定义产生之前的临床研究数据与结论的可延续性。目前，针对上述观点仍有不同看法，但多数已被接受。

虽然 ARDS 定义工作组认为 ARDS 定义并非一个危重程度或预后评测的工具，但该工作组仍然对其死亡预测效度进行了以下评价：将柏林定义与 AECC 定义比较后，前者对死亡预测效度在统计学方面显著优于后者；ARDS 病死情况也与轻、中、重度诊断基本符合，呈现出逐渐增加的趋势，提示柏林定义死亡预测效度更好。由于这一结论仅来源于临床研究，因此招致一些学者针对柏林定义死亡预测与尸检结果一致性的质疑；但有一些学者经过 365 例 ARDS 患者尸体组织病理学分析，其结果显示，柏林定义诊断灵敏度为 89%，特异性为 63%，与尸检结果相关性较高。

针对柏林定义的质疑不仅限于此，如柏林定义忽略小儿 ARDS 与成人 ARDS 的差异，没有对小儿 ARDS 患者给出特殊说明；柏林定义对 PaO_2/FiO_2 在高纬度人群中的应用存在不足等。针对特殊人群 ARDS，ARDS 定义工作组鼓励研究者在具体机制已获阐明的亚组患者中，将新的指标纳入未来的 ARDS 定义中。

柏林定义并不是 ARDS 最终定义。有学者经 meta 分析研究后提出，最早 24 小时的 PaO_2/FiO_2 及肺顺应性不应该从 ARDS 定义中去掉，可以用作 ARDS 严重程度进一步分层。2014 年也有学者对柏林定义之后的文献进行了回顾与分析，对柏林定义中 ARDS 严重程度分级给予了肯定，同时针对柏林定义中尚未涉及的一些问题又提出了新的展望。如同历次 ARDS 定义修订一样，柏林定义既为临床诊治与临床研究带来了进步，同时也正在面临下一次修订前的争议。

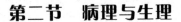

第二节　病理与生理

一、病理

不同原因引起的 ARDS,其病理变化大致相同。就病理变化的发生和发展而言,肺泡损伤的持续时间比损伤的原因更重要。从病理形态学的角度,ARDS可以分为 3 个连续而又重叠的时期,即水肿和出血期、机化和修复期及纤维化期。水肿和出血期又称为渗出期,后两期合称为纤维增生期。

(一)水肿和出血期

病程的第 1～7 天为水肿和出血期。这时两肺体积增大,重量增加,胸膜面呈暗红色伴有灶性出血,切开时可有粉红色液体流出,故有"湿肺"之称,切面肺组织湿润,暗红色,弥漫性肺泡不张,因含气量少而使肺切面似肝脏。固定后,仔细检查可以发现肺泡管扩张,相邻的肺泡腔萎陷。后者可能为肺泡上皮合成肺表面活性物质减少而使肺泡表面张力增加,导致微小肺不张所致。两肺可以弥漫受累,但在病变分布上可以有区域的不同,尤其是背侧肺组织受累较重。也有相当的病例表现为两肺多灶性的肺泡损伤,以上叶较为常见且严重。

最早的组织学变化是肺泡毛细血管扩张、淤血,肺间质水肿,肺泡间隔明显增宽。电子显微镜显示 I 型肺泡细胞广泛坏死、脱落造成基膜裸露。由于肺泡上皮屏障的丧失,肺泡间隔液体可以自由进入肺泡腔,形成肺实质水肿、出血和透明膜。肺泡壁毛细血管内皮细胞的损伤相对较轻,电子显微镜下表现为细胞肿胀、细胞间连接增宽、胞饮泡增多,严重时也可出现内皮细胞坏死、基膜裸露和断裂,可伴有管腔内纤维蛋白性微血栓形成。有的病例毛细血管腔内可以有中性粒细胞聚集现象,这在败血症和创伤所致的急性肺损伤时较为明显。但是,如果在肺泡间隔出现较多中性粒细胞浸润时则要考虑细菌性肺炎的可能。

肺透明膜形成是此期最具特征性的病理改变,其在电子显微镜下呈淡伊红色、致密的片状结构,存在于肺小气道腔内表面,尤以扩张的肺泡管最为显著。透明膜主要成分是血浆蛋白,免疫组化检测证实透明膜中有免疫球蛋白、纤维蛋白及少量补体等,透明膜表面常覆盖一薄层纤连蛋白。这些成分通过损伤的毛细血管和肺泡壁进入气道,并与肺泡腔中坏死的上皮细胞碎片混合形成伊红色膜状物。透明膜与肺泡间隔的突起相粘连,并通过肺泡孔向周围肺泡延伸。免疫组化上皮细胞膜抗原染色显示病变早期相应的肺泡间隔突起处肺泡上皮脱失。肺泡管的损伤和透明膜沉积较为严重的原因尚不明确,推测该处氧浓度较高可能是一个相关因素。

（二）机化和修复期

机化和修复期在病程的第 3～10 天。此期开始的标志是 I 型肺泡细胞增生,这起始于 ARDS 病程的第 3 天。水肿和出血期因间质水肿而使肺的间质成分体积增大,肺泡上皮细胞密度下降,而此时因 I 型肺泡细胞的增生,上皮细胞密度迅速增加 2～3 倍。增生的上皮细胞沿肺泡间隔分布,细胞核大,呈空泡状,核仁明显。免疫组化标记角蛋白阳性,电子显微镜下可见增生细胞胞质中的板层小体和细胞表面的微绒毛。增生的上皮细胞可以鳞化,这时角蛋白表达增强,而活性物质表达下降,胞质中出现玻璃样物质。因细胞毒性物质(博来霉素、放射损伤等)或病毒感染造成的肺损伤时增生的上皮细胞可以出现核异型,严重者可能在肺活体组织检查或支气管肺泡灌洗液涂片时误认为肺癌。病毒感染引起的 ARDS 中可以看到细支气管附近的肺泡腔被覆柱状上皮细胞。ARDS 时肺间质增生主要位于肺泡腔内,该病变在 ARDS 的极早期就已启动。具体表现为肺泡壁内的成纤维细胞、成肌纤维细胞及毛细血管(肉芽组织)增生,通过肺泡基膜的断裂处伸入肺泡腔,机化肺泡腔内的渗出物,增生的上皮细胞沿肉芽组织长入,阿尔辛蓝染色显示增生的肉芽组织和酸性黏多糖强阳性。随着肉芽组织的老化,胶原、透明质酸等细胞外基质沉积,逐渐演变为致密的纤维组织。这种肺泡内纤维化过程在肺泡较细支气管更明显,尤其是在肺泡道最为突出,故有人称之为肺泡管纤维化。

肺泡管内的肉芽组织表现多样,可以阻塞整个管腔,也可在肺泡管周围形成纤维状环。后者若伴有中性粒细胞或嗜酸性粒细胞浸润时,可能被误认为是微脓肿或血管畸形。肺泡内的纤维化则可呈肺泡芽状表现。由毒气吸入引发的 ARDS 则可因呼吸性细支气管和终末性细支气管渗出物机化而导致阻塞性细支气管炎。由于肺泡间隔间质细胞的增生和肺泡腔内渗出物的机化,导致肺泡间隔塌陷,肺泡腔明显变形。电子显微镜下观察可见肺泡基膜出现深的横向皱褶,内充有 I 型肺泡细胞,在增厚的肺泡壁中可以看到杂乱的基膜样物质。肺泡的萎陷则可以引起相邻肺泡管的扩张。在肉眼上,由于有新生的结缔组织,肺实质切面呈灰红色,并带有光泽,没有空气的实性肺组织与扩张的气道(直径 1～2 mm)相间存在。

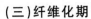

(三)纤维化期

ARDS 机化和修复期肺内间质成分比例逐渐增多,发病 10 天后肺泡内胶原纤维迅速增加,细胞数量减少,而进入纤维化期。此期要有 3～4 周的时间。

由于纤维组织的增生,肺的脏层胸膜呈粗结节状,切面肺实质呈弥漫性纤维化或不规则瘢痕,其中相间有 1 mm 大小的微囊。终末期 ARDS 还可见脓肿愈合或慢性间质性肺气肿后留下的较大的囊状病灶,周围支气管扩张,并异常地伸达脏层胸膜。肉眼上常用"蜂窝肺"描述这种伴有肺泡扩张或扭曲变形的肺弥漫性纤维化病变。"蜂窝肺"在电子显微镜下表现与特发性肺纤维化相似,纤维性微囊是发生环状纤维化的扩张的肺泡管。电子显微镜下可见增生的胶原呈束状或星状瘢痕位于扭曲、扩张的肺泡管壁上,肺泡间隔增宽,纤维组织增生。在纤维化的终末期,肺组织广泛纤维性改建,最终不再能区分肺泡内纤维化和间质纤维化。随着肺内纤维组织的增生,肺间质中肥大细胞的数量也随之增多,其意义不明,但诸多实验结果显示肥大细胞并无诱导 ARDS 中的纤维增生的作用,肥大细胞分泌的酶类物质可能参与了部分降解细胞外基质的酶的活化。

由于 ARDS 患者肺内胶原的增多,随访结果显示患者恢复早期肺活量异常,14%～50%患者在急性期后 1 年还有轻度的气流受限。但只有少数早期肺损伤显著或持续较长者出现严重的肺功能障碍,而这与肺活体组织检查时的组织学改变无关。ARDS 病程中活体组织检查显示有广泛肺纤维化患者长期存活后其肺功能可以良好,提示 ARDS 早期的肺纤维化是可逆的。然而,这也可能是因为肺部损伤分布不均、取材不全面所造成的假象。

对 ARDS 愈合后的组织学变化研究较少,有人发现 ARDS 后 9 个月,肺内有轻度间质纤维化,肺泡上皮增生,肺泡巨噬细胞及间质淋巴细胞浸润。有报道显示病毒感染所致的 ARDS 愈合 21 个月后还有肺泡管纤维化。麻醉剂的应用或药物治疗不当时,有的病例可出现肺弥漫性损伤和急性呼吸功能不全的反复发作。

上述 3 个时期都伴有血管的重建,而肺动脉高压是 ARDS 重要的并发症,其病理机制是肺血管的改建。在 ARDS 早期,血管收缩、血栓栓塞、间质水肿可以导致肺动脉压升高。数周后,纤维化使微循环消失,动脉管壁肌层增厚使得肺动脉压持续增高。

ARDS 水肿和出血期,肺内皮细胞的损伤可以引起局限性或弥散性血管内凝血。48%早期死亡的 ARDS 患者肺血管造影可以发现有微血栓。微血栓有两种:血小板纤维蛋白性透明血栓和纤维蛋白层状血栓。前者主要见于毛细血管和小动脉,是局限性或弥散性血管内凝血的表现;后者则见于腺泡前和腺泡内较大的动脉,可以是局部产生的,也可是栓塞的结果。两者在 ARDS 中都存在,其在苏木精-伊红染色法无法鉴别。肺组织缺血引起组织坏死,ARDS 时可以有典型的楔形出血性梗死,但较常见的是胸膜下带状或间隙性小叶状坏死。

在纤维化期,由于管壁纤维蛋白沉积,内皮细胞、平滑肌和间质细胞增生使血管壁增厚,ARDS 后期死亡患者动脉造影显示腺泡前动脉具有增厚的纤维-肌性管壁、管腔狭窄、毛细血管扩张。ARDS 时肺动脉管壁增厚与病程、肺间质纤维化的程度相一致,其发生机制包括缺氧、肺动脉高压和氧毒性等。

二、生理

(一)肺水肿发生的机制

不同病因引起的 ARDS 都首先引起肺毛细血管内皮及肺泡上皮的损伤,导致通透性肺水肿。

肺泡-毛细血管膜损伤可为病因直接作用的结果,如吸入毒物或胃酸、放射线照射、细菌、脂肪栓塞时游离脂肪酸的作用,但多数为内源性介质经不同途径引起继发性损伤。目前大多认为继发性损伤为多形核白细胞(polymorphonuclear leukocyte,PMN)依赖性的,但仍有不少事实不支持这一观点。近年由于一些抢救措施的应用,如正压机械通气、吸入高浓度氧等也可引起或加重肺损伤。原始损伤常仅在 ARDS 开始时起作用,而继发损伤可在整个过程中持续作用。

1.中性粒细胞的作用

中性粒细胞和血小板在肺内聚集是引起肺泡-毛细血管膜通透性增高的最重要的机制。很多临床和病理研究证明,ARDS 患者肺中有大量 PMN。有报道称 80％ARDS 患者在未出现 ARDS 症状前就可有外周血中白细胞减少,支气管肺泡灌洗液(bronchoalveolar lavage fluid,BALF)中的中性粒细胞可增加 20～200 倍,BALF 中 PMN 量和蛋白含量、肺动脉血氧分压差相关;而非 ARDS 的呼吸衰竭患者的 BALF 中 PMN 不增加。肺内中性粒细胞聚集常与附近的内皮细胞受损同时存在,电子显微镜下中性粒细胞穿透内皮细胞连接,并紧贴损伤的内皮细胞。不同方法复制的动物呼吸窘迫综合征中,也证明外周循环中性粒细胞减少,肺泡洗出液中中性粒细胞增加,肺泡、组织间隙中性粒细胞增加;用氮芥造成兔中性粒细胞减至$<100×10^9/L$再给高氧,则肺水肿较轻,肺泡洗出液中清蛋白浓度和动物死亡率均降低;用白细胞黏附蛋白 CD_{18} 的单克隆抗体增加吸入酸引起的兔肺损伤时的循环白细胞,减少 PMN 在肺内扣留,减少 BALF 中蛋白

浓度与肺湿重；在 ARDS 患者的 BALF 中也可测得弹性蛋白酶、胶原酶、过氧化物酶和趋化因子等。这些都说明 PMN 在肺内聚集、黏附和激活对于增加肺泡-毛细血管膜通透性和肺水肿的发生具重要作用。

2.凝血系统与血小板的损伤作用

(1)凝血系统的损伤作用：临床发现 ARDS 患者的严重程度和合并弥散性血管内凝血相关，弥散性血管内凝血患者的 ARDS 发病率也高。尸体解剖证明 ARDS 时肺内常有微血栓形成，较大血管内也可有血栓。动物试验血管内凝血和纤溶产生的颗粒性和可溶性产物均可引起内皮细胞肿胀，毛细血管通透性增高。

很多因素可激活凝血系统。如创伤后 ARDS 时，受伤组织释放组织因子及内皮细胞释放的Ⅷ因子，为激活血管内凝血最初途径；血小板的激活、释放及暴露其膜上前凝血质；补体系统的激活；白细胞激活释放的因子均可为血管内凝血的原因。凝血系统激活与内皮细胞损伤可以互为因果。目前认为凝血系统激活损伤肺的主要因素为纤维蛋白降解产物，尤其是 D 碎片(FgD)。它可直接损伤血管内皮细胞，增加肺血管通透性，另一方面又可与纤维蛋白单体结合成可溶性复合物，促使血小板聚集、释放介质而产生效应。除了 FgD 外，纤维蛋白的低分子降解产物纤维蛋白肽-6A 与纤维蛋白肽-6D 也是损伤因素。给兔、狗或羊羔等静脉注射少量人纤维蛋白肽 A，可致肺血管通透性增高、肺动脉高压、肺顺应性降低和肺动脉血氧分压差增大，其作用可为直接损伤内皮细胞，也可能通过抑制激肽酶Ⅰ而加强缓激肽的作用，还可能通过其白细胞趋化作用而发挥效应。

(2)血小板的损伤作用：据报道，非创伤性 ARDS 患者中 48%循环血中血小板减少；细菌感染发生 ARDS 的患者中血小板减少者可高达 93%；血小板减少的 ARDS 患者的死亡率是无血小板减少的患者的 2 倍。血小板的存活期缩短是一个原因，但血小板在肺内大量聚集和血管内凝血与纤溶，大量消耗血小板是主要原因。ARDS 时内毒素、免疫复合物、凝血酶、组织因子、激活的 PMN 与巨噬细胞释放血小板活化因子(platelet activating factor，PAF)、血栓素 A_2(thromboxane，TXA_2)、花生四烯酸、胶原暴露及内皮损伤释放的因子Ⅷ、血管性血友病因子(von willbrand factor，vWF)均有激活血小板使其变形、黏附、聚集和释放的作用。血小板释放的活性物质 5-羟色胺(5-hydroxytryptamine，5-HT)和 TXA_2等虽可引起肺动脉高压和支气管痉挛，影响肺功能，但对肺水肿的形成仅有轻微的或短暂的作用。而血小板与白细胞、单核巨噬细胞相互作用更为重要。血小板释放的 5-HT、TXA_2能促 PMN 黏附。12-羟花生四烯酸和血小板因子-4、血小板衍生生长因子有中性粒细胞趋化作用。激活的白细胞又能释放活化血小板的物质,因而相互作用,放大损伤作用。

3.炎性介质的作用

ARDS 时血液中补体、凝血、纤溶和激肽系统的激活,PMN 和肺泡巨噬细胞、肥大细胞、血小板和内皮细胞激活都可产生和释放一些介质。如生物胺类:组胺、5-HT;肽类:C5a、激肽、纤维蛋白肽;多肽或蛋白类:蛋白水解酶、细胞因子和磷脂酶 A_2;脂类:在磷脂酶 A_2 作用下释放和生成的花生四烯酸及其代谢产物白三烯、前列腺素、羟基二十碳四烯酸、血小板活化因子等。他们的作用不外是增加血管通透性促使肺水肿形成,影响肺血管和支气管的舒缩。还可通过正反馈放大 PMN 和血小板的作用。ARDS 发展的不同时期,各种介质作用的重要性不同,不同介质可作用于不同环节,即使同一介质也可有不同的作用。如目前认为在人的 ARDS 中单独肽类-C5a 不能直接损伤肺,而需血清脂肪酶、前列腺素 E_2、血栓素或缺氧等为辅助因子;肿瘤坏死因子只在 ARDS 早期变化明显,而白三烯则有持续作用;白三烯 C_4、白三烯 D_4 直接增加血管通透性,而白三烯 B_4 则通过其趋化作用间接损伤肺。TXA_2 在早期作用不大,它除了可引起肺血管收缩、促血小板聚集外,还可活化 PMN 的 CD18 而增进 PMN 在肺内聚集及与内皮细胞黏附,还可激活 PMN 合成细胞因子。至于其对血管通透性的影响,有人认为它有直接血管毒作用,有人则认为 TXA_2 是通过引起肺动脉高压或间接经白细胞、血小板作用而促肺水肿形成的。

(二)缺氧发生的机制

ARDS 以进行性呼吸困难和顽固性低氧血症为特征。其缺氧机制,目前认为是肺泡毛细血管膜损伤,血管通透性增加,形成非心源性肺水肿,以及肺内分流量增加、肺顺应性降低。缺氧不仅是 ARDS 最重要的特征,而且也是 ARDS 继发多器官功能障碍综合征(multiple organ dysfunction syndrome,MODS)的主要原因之一。因此,了解 ARDS 缺氧机制,对 ARDS 的理解及防治有重要的意义。

1.肺血流动力学

肺循环血流动力学改变包括肺循环压力、阻力和血容量等参数的改变。主要原因为肺血管阻力增高,严重者其上升幅度大且持久。引起肺血管阻力增高的主要原因目前认为是缺氧导致肺毛细血管收缩、炎症细胞及纤维蛋白栓子阻塞肺毛细血管、内皮细胞受损导致血管因子释放等。

肺血管阻力增高引起肺动脉压力升高,右心室后负荷加重,引起右心室肥厚和扩张,右心室射血分数降低,最终导致右心功能不全。ARDS患者缺氧与肺血流动力学改变互相影响。肺血管阻力增高、肺动脉压力增高、右心功能不全,必将加重组织缺氧,成为ARDS顽固性低氧血症的一个重要原因。另外,ARDS缺氧可使血流加快,一方面因血流经肺泡周围毛细血管的时间较正常(0.7秒)缩短;另一方面由于肺泡毛细血管膜受损和增厚,必使气体交换达到平衡的时间较正常(0.3秒)延长。有学者发现,ARDS患者单位肺组织内毛细血管容量明显减少。据此推测,如CO不变,毛细血管流量必然增加,流经肺弥散膜的时间加快,缩短了血液气体与肺弥散膜的接触时间,必引起气体交换减少,导致低氧血症。

2.肺气体交换

(1)通气/血流比例:肺有效的气体交换不仅要求有足够的通气量与血流量,而且要求二者的比例恰当。在静息状态下,健康人肺泡通气约为 4 L/min,肺血流量约为 5 L/min,全肺平均通气/血流比例大约 0.8。通气/血流比例有以下3 种状态。①通气/血流比例等于 0.8:在理想状态下,通气/血流比例大约等于0.8,正常肺泡中静脉血可得到充分动脉化。但通气/血流比例等于 0.8 时并不一定是理想状态。例如,气胸时肺因压迫而萎缩,通气与血流量比例减少,通气/血流比例仍保持在 0.8。②通气/血流比例>0.8:当通气量大于肺血流量,通气/血流比例>0.8,此时进入肺泡的气体不能充分与肺泡毛细血管内的血流接触,从而得不到充分气体交换,即为肺泡内过多的气体没有足够的血液交换,造成无效腔通气。临床上常见为肺气肿时,因肺泡壁破坏,肺毛细血管床减少和肺泡过度充气,使通气量增加同时血流量减少。③通气/血流比例<0.8:当肺泡血流量较通气量增加时,通气/血流比例<0.8,静脉血流经通气不良的肺泡时不能动脉化,形成在动脉血内静脉血掺杂,即动-静血分流。例如,肺不张时肺内气体减少或无气体,通气/血流比例<0.8,甚至等于 0。

(2)ARDS时通气/血流比例失调:ARDS时通气/血流比例严重失调,通常是通气/血流比例>0.8 和通气/血流比例<0.8 两种失调,且可同时存在。①通气/血流比例下降:ARDS时,由于肺泡水肿和肺泡表面活性物质的减少,造成肺泡群陷闭,即肺不张,必引起通气/血流比例下降;同时由于 ARDS 低氧血症存在,可使循环血流增快,血液流经肺泡周围毛细血管的时间较正常(0.7秒)缩短;而由于同时存在的肺泡毛细血管膜的受损和增厚,致使肺弥散功能降低,使气体交换时间延长。其结果使通气/血流比例下降,引起动-静分流。正常人动-静脉分流量一般小于 3%,而 ARDS 时可高达 30%。动-静脉的结果往往出现以缺氧为主的呼吸功能障碍,只有当严重通气不足时,才伴有 CO_2 潴留。其原因在于

动、静脉 CO_2 差值仅为 0.8 kPa(6 mmHg)左右,而动、静脉氧分压差值为 8.0 kPa(60 mmHg),当通气/血流比例降低时,混合静脉血加入动脉后,对动脉血 CO_2 的影响不会太大,而对动脉血氧分压影响较大。此外通气/血流比例下降将引起正常肺泡和通气/血流比例增加的肺泡通气量增加,而 CO_2 的弥散速率比氧大 20 倍,而且 CO_2 的解离曲线呈线性,因此可以排出更多的 CO_2。总之,动-静脉分流的结果造成严重缺氧血症而无明显动脉血 CO_2 潴留。②通气/血流比例升高:ARDS 时,常常为肺不张同时存在大量肺小血管微血栓,使部分肺脏出现通气/血流比例>0.8,引起无效腔通气。ARDS 在机械通气治疗时,机械通气所产生的高吸气压或 PEEP 呼吸可使肺顺应性大的肺泡易于过度充气,后者又可压迫肺泡毛细血管使肺血流量减少,因而通气/血流比例增加。当通气/血流比例升高时,因肺泡无效腔不能进行气体交换,通气/血流比例正常的肺泡在正常通气的情况下,又不能使因肺泡无效腔而增加的混合血、静脉血动脉化,从而使动脉血氧分压降低,出现低氧血症。但一般不会出现 CO_2 潴留,这是由于当通气/血流比例升高时,正常通气/血流比例的肺泡通气量代偿性增加,这可排出更多的 CO_2。因此,通气/血流比例升高时,仍以缺氧为主,很少造成 CO_2 潴留。由上可见,ARDS 时通气/血流比例比例失调可引起严重缺氧,而无明显 CO_2 潴留;ARDS 终末期,存在严重肺泡通气量不足时,可出现严重低氧血症同时伴 CO_2 潴留。

(3)肺弥散功能:指气体分子从高浓度区向低浓度区移动的过程。弥散是被动移过的过程,因而不需要消耗能量。弥散的机制是气体分子的随意运动,弥散的结果使不同浓度的分子最终达到平衡。肺泡内气体与肺泡壁毛细血管血液中的气体(主要是氧与 CO_2)交换是通过弥散进行的。弥散功能对气体交换有以下影响。正常情况下,肺泡毛细血管内血液有足够充分的时间与肺泡内气体接触,以完成氧与 CO_2 的交换。由于 CO_2 弥散速率快,因此肺毛细血管血液中大部分 CO_2 在血液通过肺泡时间的最初 20% 内即已完成弥散过程。即使是弥散速率稍慢的氧,在血流通过肺泡时,91% 氧在通过时间的最初 30% 内完成。当血液通过肺泡时间缩短并少于气体平均所需时间时,如剧烈运动或肺血管床减少时,则可引起低氧血症。在高原地区,由于肺毛细血管血液通过肺泡时间缩短,再加上动、静脉血氧分压差的减少,弥散功能障碍可能是导致低氧血症的重要因素。凡能影响肺泡毛细血管膜面积、弥散膜厚度、肺泡毛细血管床容积及气体与血红蛋白结合的因素,均能影响弥散功能。疾病过程中,弥散功能障碍往往总是与通气/血流比例失调同时存在,因为肺泡膜增厚或面积减少常导致通气/血流比例失调。由于 CO_2 通过肺泡毛细血管膜的弥散速率约为氧的20倍,所以弥散功能障碍主要是影响氧的交换。

(4)ARDS 时肺弥散功能障碍:ARDS 时,引起顽固性低氧血症的主要原因是通气/血流比例失调,其中最主要的原因是通气/血流比例下降所致动-静脉血分流。但是肺弥散功能障碍在 ARDS 顽固性低氧血症发生机制中也起一定作用。ARDS 时,由于多种原因引起肺泡毛细血管膜对液体和溶质的通透性增加,出现渗透性肺水肿,再加上肺泡内肺表面活性物质减少,透明膜形成,肺弥散功能严重障碍,使肺毛细血管内血液与肺泡内气体交换严重障碍。因此弥散功能障碍往往只引起动脉血氧分压下降,而不会引起动脉血 CO_2 分压升高。

3.氧供与氧耗

氧是维持人生命必需的物质,但人体氧储备极少,有人测定健康成人体内存氧量仅 $1.0 \sim 1.5$ L,仅够 $3 \sim 4$ 分钟消耗。机体代谢所需的氧全靠呼吸器官不断从空气中摄取,并通过血液循环输送到全身各脏器和组织,再将代谢产物 CO_2 排出体外。

在海平面,空气中的氧被机体吸入呼吸道、肺泡,再进入动脉血、混合静脉血和组织细胞,氧分压呈阶梯降低。动脉血氧分压反映肺泡气与肺循环交换功能。由于人体各器官或组织的代谢率不一,血流量亦不等,则氧耗量和供氧量亦不相同,如平静时健康人主要器官心脏、脑、肠、肾、皮肤的氧耗量,即动、静脉含氧量是不同的,这说明各组织静脉血的氧分压不一致。

有学者首先在 ARDS 患者中观察到,在氧输送高于临界氧输送值时,氧消耗则随氧输送增加呈线性依赖关系,后来又在败血症、慢性出血性心力衰竭、慢性阻塞性肺疾病(chronic obstructive pulmonary disease,COPD)、急性肝衰竭、心肺引流术等其他危重症的实验与临床中也发现此类现象,称之为病理性氧供依赖性。目前认为病理性氧供依赖关系的存在是组织灌注不足、缺氧的表现,是细胞对氧需求的增加而氧摄取和利用功能障碍,产生氧债的结果。

顽固性缺氧是 ARDS 最重要的病理生理特征,其病理性氧供依赖关系的存在是全身组织氧合不足、缺氧的重要标志。因此,应用氧输送和氧消耗关系是准确评价组织氧合状态较为有效的指标。ARDS 患者存在氧耗的病理性氧供依赖的主要因素如下。

(1)凡能破坏交感神经介导的血管收缩和局部代谢性血管扩张之间生理平衡的因素,都可能损害组织调整氧摄取率以适应氧输送变化的能力。ARDS 患者存在着广泛的肺微血管栓塞,肺内的动、静脉短路及肺血流异常重分布,最终都会导致组织缺氧的发生。

（2）组织氧弥散功能下降。ARDS 患者因组织炎症,使氧从微血管到组织之间的距离加大,弥散时间延长,降低了组织对氧的摄取率。

（3）组织线粒体功能障碍。细胞摄取的氧能否被利用,最终取决于线粒体的功能。ARDS 患者细胞线粒体功能受到损害,因此必定存在氧利用的障碍。当ARDS 患者发生高代谢状态时,氧消耗随着氧输送的升高而升高,氧输送不能满足氧需求增加,全身组织出现氧合不足,缺氧存在,即细胞对氧需求增加,而氧摄取和利用功能障碍,产生了氧债。利用氧输送和氧消耗的关系评价组织的氧合状态,不仅对于阐明 ARDS 患者缺氧机制有重要意义,而且对临床评价 ARDS 患者病情,判断预后具有重要意义。

第三节　病因与发病机制

一、病因

（一）常见病因

ARDS 本身异质性很大,其病因分类方法尚不确定。按照肺损伤发生途径,ARDS 常见病因常被分为肺内因素（直接）与肺外因素（间接）两大类,见表 1-1,这些肺内因素和肺外因素及其所引起的炎症反应、影像改变、病理生理反应常常相互重叠。

表 1-1　ARDS 肺内、肺外主要危险因素

肺内危险因素	肺外危险因素
误吸	败血症
弥漫性肺内感染（如细菌、病毒、卡氏肺孢子虫等）	严重非胸部创伤
感染（其他）	急诊抢救时输血过多
溺水	心肺分流（极少）
毒物吸入	
肺挫伤	

把 ARDS 的常见病因划分为肺内、肺外因素两组,是为了了解肺内外不同因

素引起的 ARDS 在发病率、临床表现、肺的呼吸生理、病理改变及后期恢复上有无差别。有报道认为,直接由肺内因素引起的 ARDS 占所有 ARDS 病例的 47%~75%,而 ARDS 协作组的小潮气量通气研究发现,ARDS 患者中,肺内、肺外因素大致相当。至于临床病程及预后,ARDS 协作组研究发现与败血症相关的 ARDS 病死率为 43%,而与创伤有关的为 11%,但肺内、肺外因素引起的 ARDS 病死率接近(36% 和 34%),伴肺外器官衰竭的患病人数也相当。目前有限的临床试验提示肺的病理改变与引起 ARDS 的启动因素无关,也就是说一旦启动了 ARDS 的炎症反应,其病理过程是类似的,均表现为弥漫的肺纤维化逐渐引起肺活动受限,而并不依赖于是何种诱发因素。肺内因素导致的 ARDS 其呼吸力学改变与肺外因素引起者可以有所不同,部分临床试验发现这两组患者对提高 PEEP、俯卧位通气及使用叹息样呼吸的反应也不同,但也有研究者并未观察到这种现象。生理无效腔与不同原因所致肺损伤的关系,目前仍有争论。有研究认为肺内因素导致的 ARDS 其生理无效腔早期升高,并与预后相关。也有人认为,这与选取的样本有关,除肺创伤所致的 ARDS 以外,肺炎、败血症及误吸造成的肺损伤早期生理无效腔相似,预后指数亦相近。

从肺损伤发病机制角度来看,ARDS 病因还可以分为生物致病原和非生物致病原。

(二)生物致病原

1.细菌感染与 ARDS

细菌感染相关 ARDS 中,多种细菌均可参与其中,部分甚至可以合并多种细菌、多部位的感染,本文仅就代表性和研究相对集中的几种细菌进行介绍。

(1)金黄色葡萄球菌:是唯一能产生血浆凝固酶的葡萄球菌,主要致病物质为血浆凝固酶、葡萄球菌溶素、杀白细胞素、肠毒素、表皮剥脱毒素和毒性休克综合征毒素-1 等。金黄色葡萄球菌感染后,其分泌的杀白细胞素、肠毒素等均可诱导肺组织发生炎症反应和肺损伤,其中线粒体功能紊乱和氧化应激损伤可能起到了关键的作用。有学者研究结果显示,体外实验中杀白细胞素可与中性粒细胞线粒体外膜结合,形成相应孔道,迅速引起中性粒细胞线粒体损伤和线粒体平衡失调,导致线粒体释放细胞色素 C 和促凋亡蛋白 Smac/DIABLO,促进半胱胺酸蛋白酶蛋白-9 抗体和半胱胺酸蛋白酶蛋白-3 抗体活化,导致中性粒细胞凋亡。有学者研究证实,经鼻给予金黄色葡萄球菌可迅速导致肺组织水肿、中性粒细胞浸润和肺泡毛细血管屏障破坏。近年来,某团队研究显示,金黄色葡萄球菌可通过氧化和化学应激相关的关键防御性转录因子之一的 NF-E2 相关因子 2

(NF-E2-related factor 2,Nrf2)促进线粒体的合成。与野生型小鼠相比,Nrf2基因敲除型小鼠的肺组织损伤、肺泡毛细血管屏障功能损伤、肺组织氧化应激损伤和促炎症细胞因子转录、释放水平均有显著降低,提示线粒体可能是金黄色葡萄球菌相关ARDS的重要靶点。

以上这些研究结果表明,在金黄色葡萄球菌介导的肺损伤中,线粒体损伤和氧化应激起到了重要的作用,它们既与早期的过度炎症、肺组织损伤相关,同时也是肺组织重要的自我调节途径。但以上研究中,动物模型肺部感染程度普遍较轻,在严重金黄色葡萄球菌感染的情况下,这种自我调节机制是否仍能起到减轻肺组织损伤的作用还有待进一步研究。

(2)链球菌:尤其是化脓性链球菌占链球菌属90%以上,是致病力最强的链球菌,与其相关的致病物质主要有黏附素、链球菌溶血素、致热外毒素和侵袭性酶(如透明质酸酶、链激酶、链道酶等)等。肺炎链球菌也是导致ARDS的常见病原体,其主要致病物质为荚膜和肺炎链球菌溶血素。链球菌导致ARDS的相关机制研究相对较少,除与革兰阳性细菌共有的致炎、致损伤机制外,M1型酿脓链球菌的M1蛋白、肺炎链球菌溶血素等也参与了链球菌性ARDS的发生。严重情况下,M1型酿脓链球菌、缓症链球菌、草绿色链球菌等可导致链球菌中毒性休克综合征,常可发展为ARDS。有学者研究显示,入住ICU且合并侵袭性A群链球菌感染的患者中,ARDS的发生率可达34%。

研究发现M1蛋白可与纤维蛋白原形成复合物,并与中性粒细胞表面β_2-整合素结合,促进中性粒细胞的脱颗粒和在肺组织聚集,小鼠静脉注射M1蛋白可出现肺组织中性粒细胞浸润、肺血管通透性增加和肺组织的破坏,这可能与p38分裂原激活的蛋白激酶激活、Mac-1[位于白细胞表面参与机体防御作用及免疫反应的重要的黏附分子,它由α(CD11b)和β(CD18)两个亚基以非共价键的方式缔合成异二聚体]表达增加和CXC细胞因子的释放等因素相关,其中肺泡巨噬细胞和中性粒细胞可能在M1蛋白介导的肺损伤中起到关键作用。

(3)大肠埃希菌:革兰阴性菌诱导的ARDS中,以大肠埃希菌的致病机制研究最为清楚。大肠埃希菌脂多糖(lipopolysaccharide,LPS)是其最主要的导致肺组织过度炎症反应和细胞损伤的物质之一。目前关于LPS的研究十分广泛,既包括体外的多种细胞、多种动物模型的研究,也包括采用健康志愿者和离体人肺的相关研究。LPS是革兰阴性细菌细胞壁的主要成分,也是革兰阴性菌内毒素的主要成分。LPS的受体主要是Toll样受体-4(toll-like receptor-4,TLR-4),LPS与TLR-4的相互作用除了可以激活下游丝裂原活化蛋白激酶等信号通路,促进活性氧(reactive oxygen species,ROS)产生,诱导多种炎症相关基因转录增加外,还参与促进其他模式识别受体的激活,如 NOD 样受体(NOD-like receptor,NLR)中的家族蛋白 NLRP3 等。NLRP3 激活可形成 NLRP3-ASC-procaspase-1的复合物,即炎性体,后者可进一步促进白细胞介素-1(interleukin-1,IL-1)家族相关前体水解,形成具有活性的细胞因子释放入细胞外,如 IL-1β、IL-18 等。有学者研究证实,在 LPS 气管滴注诱导的 ARDS 模型中,LPS 可通过 NLRP3 和半胱胺酸蛋白酶蛋白-1 抗体途径导致肺组织的通透性升高、中性粒细胞浸润、肺泡上皮细胞损伤、IL-1β 产生等,LPS 可增加 NLRP3 炎性体相关分子转录和表达。Nature 新发表的研究也证实 NLRP3 炎性体的活化不仅发生在细胞内,被释放入细胞外的炎性体相关组件同样可以不依赖原发性刺激而直接诱导其他静息状态下的细胞分泌 IL-1β。可以推测,这种类似于旁分泌的作用可能在肺损伤的失控性炎症反应和局部级联放大反应中起到了重要的作用,但还需进一步研究予以证实。

2.真菌感染与 ARDS

真菌感染所致 ARDS 的发病率相对较低,多见于使用免疫抑制剂的患者,如器官移植等。肺组织清除真菌的过程可伴随过度炎症反应,其中病原相关分子模式与模式识别受体,如多种 TLRs 和 dectin-1 等的相互作用是其中的关键,尤其是多种模式识别受体下游共同的 MyD88(myeloid differentiation primary response gene 88,MyD88)分子,其作用尤为突出。研究发现,MyD88 敲除小鼠的肺组织清除烟曲霉、毛霉菌的能力显著下降,同时肺组织 IL-1β、IL-6、γ 干扰素、肿瘤坏死因子和巨噬细胞炎症蛋白-1α 也显著下降。总体而言,目前关于真菌导致 ARDS 的研究相对较少。

3.病毒感染与 ARDS

严重呼吸窘迫综合征(severe acute respiratory syndrome,SARS)病毒和H5N1、H1N1、H7N9 等病毒感染所致 ARDS 的发病率很高,由于具备呼吸道传播的特点,已受到全球广泛关注。

高致病性呼吸道病毒可以感染肺泡上皮细胞,导致细胞钠离子泵功能下降、细胞紧密连接损伤、细胞死亡和炎症因子释放。这些病理改变进一步可活化肺泡巨噬细胞和募集中性粒细胞,同时激活未被感染的上皮细胞。活化的巨噬细胞可进一步导致肺泡上皮细胞损伤和中性粒细胞趋化、激活、肺组织浸润和呼吸链爆发导致肺组织过度炎症反应和损伤,并诱导瀑布式级联放大作用。对于严重呼吸道病毒导致的 ARDS,趋化因子 CXCL10 及其受体 CXCR3 轴是肺组织损伤和 ARDS 进行性加重的关键,它通过自分泌的方式促进肺组织浸润的中性粒细胞呼吸链爆发,从而导致肺部炎症的急剧加重。

4.非典型病原体感染与 ARDS

非典型病原体感染也是 ARDS 的病因之一,主要包括肺炎支原体、肺炎衣原体、嗜肺军团菌等。其中对嗜肺军团菌致 ARDS 的研究相对较多,其侵袭肺泡上皮、诱导肺泡上皮细胞凋亡可能是最主要的病理生理学改变。嗜肺军团菌与肺泡上皮细胞黏附及肺泡上皮细胞的凋亡可进一步促进嗜肺军团菌肺内和全身播散,并导致肺泡上皮细胞释放 HMGB-1 等分子,形成级联性放大,最终导致持续性低氧血症。

(三)非生物致病原

导致 ARDS 的非生物致病原主要包括机械通气不当、毒性气体吸入、烟雾吸入、过量摄入药物、淹溺损伤等。非生物致病原除了直接导致肺损伤外,还可间接通过相关生物因素导致 ARDS 的发生和加重。

呼吸机相关性急性肺损伤(ventilator-associated lung injury,VALI)是机械通气的并发症之一,由呼吸机相关物理作用导致的肺组织损伤是 ARDS 的重要原因,部分学者也将 VALI 视为重症患者 ARDS 二次打击模型中的第二次打击。高潮气量和高通气压力导致的肺组织损伤(容量伤和气压伤)与其他原因导致的肺损伤非常类似。对正常肺组织机械通气可以增加其通透性,对于已经存在损伤的肺组织,机械通气可显著增加肺组织损伤的程度。VALI 中,肺泡过度膨胀可导致肺组织损伤,同时机械通气下肺泡反复开放和关闭导致的剪切力也是 VALI 的重要原因之一。

有毒气体一般按照其化学性质分为两大类:高水溶性刺激性气体(如氯气、氨气、二氧化硫等)和低水溶性刺激性气体(氮氧化物、碳酰氯、硫酸二甲酯等)。有毒气体吸入导致 ARDS 的病程一般包括刺激期、潜伏期、肺水肿期和恢复期。一般吸入高水溶性气体者起病比较迅速,吸入低水溶性刺激性气体者起病相对较慢。这些有毒气体一般可以直接损伤肺泡组织,使其产生大量分泌物并诱导继发性的过度炎症反应,进而影响氧气的吸入和弥散,造成呼吸功能障碍,出现低氧血症,形成 ARDS。部分气体与水结合后,可形成多种酸性物质和过氧化类物质,这些物质也可导致肺泡表面活性物质破坏、肺泡上皮细胞损伤和进一步的炎症反应。以氯气为例,氯气与水结合后可产生次氯酸和氯酸,次氯酸和氯酸可以导致肺泡表面活性物质的破坏;此外,氯气还可导致肺泡上皮细胞 ROS 产生增加,进一步加重细胞损伤和炎症反应。同时,氯气暴露还可增加肺组织继发性真菌感染的风险。

烟雾吸入相关急性肺损伤在火灾等情况下比较常见。烟雾吸入导致 ARDS 患者可伴/不伴重度烧伤,我国大约 8% 烧伤患者伴有吸入性肺损伤。吸入烟雾后,受损支气管血流量可增加 20 倍以上,同时由于组织通透性增加,大量血浆渗透入肺组织导致纤维素沉积,与肺组织细胞碎片和黏蛋白等结合,形成纤维性假膜,阻塞部分气道,导致通气/血流比例失调,促进远端气道和肺泡上皮细胞的损伤,而机械通气可能会进一步加重这种损伤。此外,烟雾中毒性气体和直径<5 μm 的颗粒也可直接损伤远端气道和肺泡上皮细胞。

过量药物、饮酒、全身麻醉、脑卒中等情况下,误吸胃酸至肺组织形成吸入性肺炎,严重者最终会导致 ARDS 的发生,胃酸误吸可占全部 ARDS 病因的 10% 左右。胃酸误吸可迅速导致肺泡上皮的破坏和肺泡上皮-毛细血管屏障通透性的增加,局部可发生凝固性坏死,随后中性粒细胞浸润显著增加,肺泡腔和间质中均可见大量中性粒细胞浸润,肺组织出现出血和透明膜形成,部分患者可发生继发性肺部感染。近年研究显示,血小板在胃酸误吸和脓毒症 ARDS 的中性粒细胞浸润中起到关键作用。有学者在动物模型中观察到,肺组织和外周血中血小板通过 P-选择素依赖途径与中性粒细胞结合,促进内皮细胞合成细胞间黏附分子-1(intercellular cell adhesion molecule-1,ICAM-1),促进中性粒细胞与内皮细胞的黏附和肺组织通透性的增加。这种相互作用还伴随局部 TXA₂ 合成和释放增加,促进微血栓的形成。同时,一些研究人员也发现,如果抑制血小板和中性粒细胞的结合,肺损伤几乎可被完全消除。这些结果提示,在脓毒症和胃酸误吸导致 ARDS 中,血小板和中性粒细胞的激活可能是关键的发病机制,具有较大的转化意义。

二、发病机制

(一)肺泡上皮损伤机制

肺泡-毛细血管屏障通透性增高及由此导致的肺泡渗出增加是 ARDS 急性期的特征性病理生理表现。作为构成该屏障的主要成分,肺泡上皮细胞的损伤,是 ARDS 肺水肿形成过程中的关键环节。

1.肺泡上皮细胞功能损伤

(1)肺泡液体平衡与肺泡上皮:富含蛋白质的渗出液填充肺泡是 ARDS 的特征性病理改变。在 ARDS 肺水肿形成的病理过程中,水、电解质的定向转运是决定肺泡液体平衡的主要因素。定位于Ⅰ型肺泡细胞及Ⅱ型肺泡细胞不同位置的众多离子通道蛋白及水通道蛋白均参与了这一调节过程。两种类型的肺泡上皮均可从肺泡腔主动重吸收 Na^+，并将其从基膜侧泵入间质。在此过程中建立的 Na^+ 化学浓度梯度，是驱使 H_2O 进入肺间质的主要驱动力。其中，上皮钠通道、Na^+ 泵、囊性纤维化跨膜转导调节因子、水通道蛋白（aquaporin channel，AQP）及细胞间紧密连接的作用尤为关键。

(2)Na^+ 转运：多数 ARDS 患者均存在肺泡液体清除障碍。非心源性肺水肿的消退速度与肺泡上皮细胞主动转运 Na^+ 的能力呈正相关。肺泡腔中的 Na^+ 主要通过顶端的钠离子通道和基膜端的 Na^+ 泵进行转运。钠离子通道最早于 1994 年，由 Canessa 等人克隆鉴定。该通道蛋白在两种肺泡上皮细胞中均有表达，定位于细胞的顶膜，由 α、β、γ、δ 4 个亚单位组成，α 亚单位就足以形成具有功能的 Na^+ 非选择性通道，但 β、γ 亚单位的加入可显著增强通道的活性，并使得通道具备 Na^+ 高选择性特性。而新近鉴定的 δ 亚单位则具有 α 亚单位类似的功能，可单独与 β、γ 形成具有功能的钠离子通道。钠离子通道是一种对 Na^+ 具有高度选择性的阳离子通道，生理情况下其持续开放，是上皮细胞从肺泡腔内重吸收 Na^+ 过程的主要限速环节，其功能可被阿米洛利阻断。

Na^+ 泵主要负责将从钠离子通道进入的 Na^+ 从胞质泵出至肺间质中。钠离子通道的通道功能可在多个环节被调节，在 ARDS 病程中，病原体及其感染后机体大量释放的嘌呤核苷酸、氧自由基、炎症因子等均参与了钠离子通道的活性及表达的调节。在 ARDS 患者严重氧供需失衡情况下，活性氮，氧化产物如 NO 及 NO_2 自由基、ONOO- 等均可通过 cGMP 依赖或非依赖的途径抑制钠离子通道的活性。此外，在 ARDS 病程中急剧升高的肿瘤坏死因子-α（tumor necrosis factor-α，TNF-α）、IL-1β、转化生长因子-β 等不仅可通过丝裂原活化蛋白激酶信号通路抑制钠离子通道的活性，而且可干扰糖皮质激素相关基因的激活，从而影响类固醇激素在肺水肿中的治疗效果。

(3)H_2O 的转运：肺泡中 H_2O 的重吸收有赖于钠离子通道及 Na^+ 泵建立的渗透压差。AQP1 的发现为 H_2O 跨细胞转运研究打开了视野。AQPs 是一组小分子疏水性膜蛋白，定位于细胞膜上，以四聚体形式存在。其蛋白一级结构含有 6 个跨膜 α 螺旋，靠近四聚体中心的 4 个 α 螺旋组成水通道。一个 AQP 每秒可完成约 30 亿个 H_2O 分子转运，AQPs 的存在使 H_2O 的跨膜转运比单纯的渗透性转运方式效率增加了 5～50 倍。在目前已发现的 13 种 AQP 中，已探明 AQP1、AQP3、AQP4、AQP5、AQP8、AQP9 表达于支气管和肺结构细胞中。其中，AQP1 主要分布在肺血管内皮细胞，而 AQP5 特异性表达于 Ⅰ 型肺泡细胞的顶膜，故 Ⅰ 型肺泡细胞对 H_2O 呈高通透性。

（4）Cl⁻转运：在 Na⁺ 经钠离子通道通道内流的同时，为达到电荷平衡，往往伴有 Cl⁻ 的内流。目前所知，囊性纤维化跨膜电导调节因子作为 Cl⁻ 通道参与了该生理过程。囊性纤维化跨膜电导调节因子是 ATP 结合转运体超家族的成员。其蛋白含有 2 个核苷酸结合域和 2 个跨膜域用以构成一个介导 Cl⁻ 跨膜转运的通道，其还有 1 个可被蛋白激酶磷酸化修饰的调节区。当环磷酸腺苷介导的磷酸激酶磷酸化调节区后，促进了 ATP 与囊性纤维化跨膜电导调节因子的核苷酸结合域 1 结合，囊性纤维化跨膜电导调节因子立体构象改变，通道打开，Cl⁻ 流入。之后当核苷酸结合域 2 被 ATP 水解时，通道关闭。囊性纤维化跨膜电导调节因子在 Ⅰ 型肺泡细胞和 Ⅱ 型肺泡细胞顶端均有表达。在体研究显示，囊性纤维化跨膜电导调节因子功能上调时，肺组织对肺泡中液体的清除速度明显加快，而囊性纤维化跨膜电导调节因子缺失或活性被抑制后，环磷酸腺苷介导的肺泡液体清除能力显著受抑制。但在 ARDS 过程中，囊性纤维化跨膜电导调节因子本身的表达及活性如何调节，目前尚不十分清楚。

（5）上皮紧密连接：肺泡上皮之间的相邻侧膜面间隙受紧密连接的调节。紧密连接是由膜周蛋白（ZO 蛋白）家族和密封蛋白（claudin），一种跨膜蛋白（claudin、occludin）等组成的复合物。其中，ZO 蛋白作为桥梁连接 claudin 和细胞骨架蛋白如肌动蛋白（actin）等，有利于 claudin 的调节。occludin 可与 claudin 结合以稳定紧密连接，同时其还作为一种信号传递分子，参与细胞凋亡等信号通路的传导过程。claudin 突向上皮间隙，为直接构成紧密连接的主要蛋白。claudin 蛋白分子量 $(22 \sim 27) \times 10^3$，包含 4 个跨膜域及 2 个细胞外环，N 端及 C 端均朝向胞内。相邻细胞间各自的 claudin 可以同型或异型的方式与对方细胞的 claudin 结合而封闭细胞间隙。各型 claudin 在两种肺泡上皮细胞中的表达水平有所差异。如 Ⅱ 型肺泡细胞的 claudin-3 较 Ⅰ 型肺泡细胞高出近 17 倍，而两者 claudin-18 的表达水平相当。功能正常的紧密连接，不仅可有效防止蛋白质等大分子物质漫入肺泡腔，同时又可保持对 H_2O、Cl^- 等的通透性，有利于机体将两者从肺泡腔泵入肺间质。作为构成肺泡上皮间紧密连接的主要成分，claudin 在 ARDS 肺水肿形成中的作用备受关注。

2.肺泡上皮细胞死亡

（1）细胞坏死和凋亡：细胞死亡导致的肺泡上皮完整性的破坏是富含蛋白的渗出液进入肺泡的另一个重要原因。肺泡上皮完整性的破坏既可能是如前所述各种因素作用下的紧密连接破坏，也可是肺泡上皮细胞的死亡所致。细胞死亡包括坏死和凋亡。前者发生于病理情况下，在致病因素作用下，细胞出现以酶溶性变化为特点的细胞变化,表现为大片细胞细胞膜破裂,细胞器肿胀、崩解,核浓缩、碎裂,甚至崩解,细胞内容物释放至微环境中并激发机体的炎症反应。与之不同的是,凋亡是程序性细胞死亡的一种,可同时见于生理和病理情况下,其发生受基因的调控。凋亡的细胞可单个散在存在,其细胞膜保持完整,有凋亡小体形成,凋亡的细胞不释放细胞内容物,因而也不会激发机体炎症反应。细胞的坏死和凋亡均参与了 ARDS 肺泡上皮细胞破坏的过程。

(2)肺泡上皮细胞的坏死:细胞的坏死多见于组织急性严重缺血缺氧如肺梗死或直接受病原体攻击。肺组织由于受双重血供供血,故较少出现严重缺血,但严重的持续低氧或医源性高浓度氧疗可直接导致肺泡上皮细胞的坏死。但对肺泡上皮细胞而言,细菌、病毒等病原体及其释放的毒素是导致细胞坏死的更常见原因。铜绿假单胞菌、大肠埃希菌、金黄色葡萄球菌等释放的外毒素可进入细胞后被活化,使细胞的蛋白合成受阻而引起细胞、组织坏死。临床上肺部感染诱发的 ARDS 还可见于呼吸道病毒感染,如近年来流行的 SARS 病毒、H7N9 病毒等。与细菌内毒素对血管内皮细胞高亲和力不同,这些呼吸道病毒侵入呼吸道后,对肺泡上皮细胞具有更高的亲和力,故更早出现肺泡上皮细胞的损伤。病毒通过血凝素与肺泡上皮细胞的涎糖结合而感染并侵入细胞。病毒的聚合酶复合物可移除宿主细胞的 mRNA 帽结构(抢帽机制),从而减少了宿主细胞的功能蛋白的合成,导致细胞坏死。

不适当的机械通气治疗也是造成肺泡上皮细胞坏死的一个常见原因。ARDS 患者肺组织非均质性肺实变改变了肺组织的顺应性,此时若采用高潮气量或低 PEEP 的机械通气模式,局部肺泡的过度扩张及反复开闭产生的剪切力均可直接导致细胞坏死及肺泡-毛细血管屏障的破坏。

(3)肺泡上皮细胞的凋亡

研究发现 ARDS 患者肺泡上皮细胞存在 DNA 断裂、促凋亡蛋白 BaX 升高,细胞凋亡标志物半胱氨酸蛋白酶-3、细胞角蛋白-18 阳性等,提示发生了肺泡上皮细胞凋亡。气道不同部位的上皮细胞对凋亡诱导剂的敏感性不一致,在 FasL 等凋亡诱导剂的作用下,肺泡上皮细胞较近端气道上皮细胞更易发生凋亡。正常的细胞分裂、增殖及凋亡每天都在机体内进行,但在 ARDS 疾病过程中,致病因素如 LPS、ROS 等可直接作用于肺泡上皮细胞,加速其凋亡的发生。

不同细胞的凋亡在 ARDS 的发展过程中有着不同意义。如中性粒细胞的凋亡有利于炎症的消退;而肺泡上皮细胞的凋亡会导致肺泡-毛细血管屏障的破坏并参与了肺水肿的发生。电子显微镜检查证实,ARDS 患者的病变肺泡出现肺泡完整性中断,局部上皮下基膜直接裸露在肺泡腔下。这不仅有利于渗出液从肺间质进入肺泡腔,也削弱了 H_2O、Na^+ 通道清除肺泡内液体的效果。

(二)肺血管内皮损伤机制

1.肺血管内皮屏障损伤

肺血管内皮系统是限制外周血液循环中的众多炎症细胞、相关细胞因子等向肺泡、肺间质渗出的第一道屏障,该系统屏障损伤将会导致富含蛋白的水肿液在肺间质和肺泡腔中堆积,是导致 ARDS 患者高通透性肺水肿的主要原因。

内皮细胞与内皮细胞间的紧密连接和黏附连接是肺血管内皮屏障功能的结构基础。有研究表明,细胞黏附连接中钙黏蛋白间相互作用的减弱或消失、钙黏蛋白的缺失,是导致肺血管内皮屏障功能失调的重要分子基础。

既往在脓毒症、肺炎、酸误吸、缺血-再灌注损伤、创伤、休克及输血相关的肺损伤的有关研究显示,不同的致伤因素均可通过中性粒细胞介导肺损伤在内的多种机制,诱导 ARDS 的发生、发展。无论是感染性还是非感染性因素导致的急性肺损伤中,在肺组织微循环中均可观察到大量激活的中性粒细胞堆积浸润,其经脱颗粒效应可释放多种生物活性物质,如 ROS、蛋白酶、促炎细胞因子、凝血因子等。而这些浸润激活的中性粒细胞及其产生的多种生物学活性介质可直接作用于肺血管内皮细胞,诱导内皮细胞中跨膜整合素、细胞骨架蛋白等表达改变,破坏细胞间黏附连接、细胞骨架,甚至诱导内皮细胞凋亡,从而导致肺血管内皮屏障通透性的显著升高。

此外,多种炎症细胞因子也可直接激活作用于肺毛细血管内皮细胞,诱导趋化因子,且与淋巴细胞黏附相关的细胞表面黏附分子表达显著升高,使循环血液中淋巴细胞与肺血管壁内皮细胞间的黏附增加,促进了包括中性粒细胞在内的众多淋巴细胞在肺毛细血管局部微循环中的堆积,进一步破坏肺血管内皮屏障功能,介导 ARDS 病程的发展。

2.肺血管内皮细胞代谢功能损伤

(1)黏附分子。肺血管内皮细胞表达 E-选择素、P-选择素、ICAM-1、血管细胞黏附分子-1(vascular cell adhesion molecule-1,VCAM-1)等多种黏附分子,这与淋巴细胞向肺组织渗出、浸润密切相关。其中,P-选择素在静息状态下储存于血管内皮细胞胞质的魏贝尔-帕拉德小体中,一旦有外源性刺激因素(如细菌组份、机械性牵张力、酸性物质误吸、低氧、血管紧张素Ⅱ、血凝酶等)作用激活内皮细胞,导致内皮细胞酪氨酸激酶的激活、细胞内钙离子浓度的显著升高,则会促发 P-选择素向内皮细胞膜表面易位,介导外周血液循环中淋巴细胞与肺血管内皮细胞间的可逆性黏附,促使淋巴细胞沿血管壁内皮细胞层滚动移行。而中性粒细胞表面整合素与内皮细胞所表达的黏附分子(ICAM-1、VCAM-1)间的结合及形成稳固黏附,是决定中性粒细胞能否向血管外渗出的关键步骤。多种炎症介质如 TNF-α、IL-1、γ-干扰素、内毒素等均可显著上调内皮细胞中 ICAM-1 的表达。中性粒细胞一旦与内皮细胞黏附分子结合,便会激活内皮细胞信号转导通路,一方面诱导细胞骨架收缩、开放细胞间连接结构,使得中性粒细胞得以迁移、向血管外渗出;同时还可诱导转录因子 NF-κB 向细胞核异位,显著上调黏附分子及炎症细胞因子等相关基因产物的产生。而穿透肺血管内皮屏障渗出浸润在肺组织中的中性粒细胞又可释放包括中性粒细胞弹性蛋白酶在内的多种蛋白水解酶、大量 ROS 自由基产物,诱导细胞损伤和坏死,介导 ARDS 病理状态下肺组织损伤效应。

(2)血管活性物质。①NO 和前列环素:肺组织内皮细胞广泛表达一氧化氮合酶,其促使合成 NO,具有抑制低氧诱导的肺血管收缩,抑制血小板聚集、淋巴细胞黏附、细胞增殖等。既往一些基于 ARDS 的相关研究均显示,雾化吸入 NO、前列环素可显著增强肺血管内皮屏障功能,具有肺保护作用,可显著改善氧合水平。②血管紧张素转换酶(angiotensin converting enzyme,ACE)和 Ang Ⅱ:肺微血管内皮细胞表面大量表达 ACE,催化 ACE Ⅰ 向 ACE Ⅱ 转化,同时还具有降解缓激肽的作用。缓激肽可作用于内皮细胞 B2 缓激肽受体,诱导合成和释放多种血管活性物质如 NO、前列环素 2 等,具有舒张血管、抗炎和抗血栓形成等生物活性。ACE Ⅱ 一方面可诱导血管平滑肌细胞收缩、增殖和生长,另一方面还可激活血管紧张素受体 1(angiotensin receptor 1,AT1),诱导 IL-1、IL-6、IL-8、ICAM-1、VCAM-1 的表达,具有多种促炎作用;此外,其还可直接激活 NADH/NADPH 氧化酶,介导超氧阴离子的产生,以及后续的过氧亚硝酸盐的生成,形成氧化应激的局部微环境,导致局部组织细胞损伤。

(3)血管发育相关生长因子。肺血管内皮细胞可表达血管发育相关生长因子,如血管内皮生长因子、血管生成素等。既往研究显示,血管内皮生长因子可影响肺血管内皮细胞中 NO、前列环素的合成与释放,抑制细胞凋亡,促进细胞生存与分化,诱导血管生成和发生,亦可增加肺微血管内皮屏障的通透性,故可能与 ARDS 的疾病进展相关。

(4)细胞因子。细胞因子作为一类可溶性的多肽,充当细胞间化学信使的重要作用,与细胞生长分化、组织修复重塑、免疫反应调节等过程相关。肺血管内皮细胞的氧化还原状态可调节由 TNF-α 激活 p38 丝裂原活化蛋白激酶通路所诱导的 IL-8 的合成、分泌过程;另外,肺血管内皮细胞本身亦表达分泌 TNF-α、IL-1 等促炎细胞因子,进一步诱导含趋化因子、克隆刺激因子、IL-6、IL-1 等在内的多种炎症相关细胞因子的产生,上调相关黏附分子的表达,增强其与肺血管内皮细胞的黏附、向肺组织的浸润,从而促进炎症反应的级联放大,上述过程在 ARDS 疾病早期即发挥重要作用。上述相关研究结果显示,内皮细胞中细胞因子的表达水平与 ARDS 患病风险显著相关。

(5)ROS、氮物质。在 ARDS 的病理生理状态下,多种炎症细胞因子刺激包括肺血管内皮细胞、上皮细胞及肺泡巨噬细胞在内的肺组织细胞,产生活性氮(reactive nitrogen species,RNS)、ROS,其中 RNS 包括 NO、二氧化氮、过氧亚硝酸盐;ROS 包括超氧阴离子、过氧化氢及羟自由基。上述氧化应激产物可激活蛋白酶 C、肌球蛋白轻链激酶,增加血管内皮通透性,导致肺血管内皮屏障功能破坏。

(三)肺内炎症快速播散机制

1.炎症细胞

炎症细胞中 PMN 介导的肺损伤在 ARDS 发生发展中起着极其重要的作用。正常情况下,PMN 在肺内仅占 1.6%,包括中性粒细胞、嗜酸性细胞和嗜碱性细胞。PMN 是机体先天免疫反应的重要效应细胞,活化的 PMN 能释放多种细胞活性物质,如花生四烯酸代谢产物、ROS、阳离子肽和蛋白酶,并可释放细胞因子和化学因子,从而增强免疫反应。

炎症介质刺激后 PMN 的变形性下降,不能通过狭窄的毛细血管段,造成 PMN 在肺部的滞留和扣押。由于肺血流量较大,毛细血管面积广,而肺动脉压力较低,联合某些病因直接损伤肺,同时炎症介质作用下的 PMN 变形能力下降,因此在其肺内扣留严重。PMN 在肺部滞留和扣押,进一步黏附、活化后能释放多种细胞活性物质。从而影响细胞的代谢功能、增加血管和内皮的通透性。

2.趋化因子

趋化因子及其受体作为不可或缺的物质,直接或间接地参与 ARDS 发生和发展的过程。ALI 时白细胞向肺内浸润、迁移、募集,很大程度上依赖趋化因子。迁移的方向一般是顺趋化因子浓度梯度,而这一浓度梯度又是由胞外基质和内皮细胞表面能结合趋化因子的黏蛋白含量所决定的。趋化因子使低亲和力、选择素介导的作用过程转变为高亲和力、整合素介导的白细胞穿透过程。因此,干预和调控趋化因子及其相应受体的表达水平,为 ARDS 的治疗提供了新的思路和途径。

第二章

急性呼吸窘迫综合征的诊断与鉴别诊断

第一节 临床表现

一、临床表现分期

由于 ARDS 由多种病因而致的肺功能发生损伤,乃至衰竭的动态变化过程,因此其临床表现以所处病期阶段不同而不同,典型的临床表现可分为以下 4 期。

Ⅰ期:也可将此期称为潜伏期,此期临床上主要为原发病的表现,如高热、外伤、休克或复苏期。患者可由于疼痛、焦虑不安,或加之组织中氧化不全,循环血流减弱,主动脉弓和颈动脉窦化学感受器灌注不良的刺激而出现自发性过度换气,呼吸频率可超过 25 次/分。此时肺部体征显示动脉血气分析正常,也可因过度换气致 $PaCO_2$ 下降,出现呼吸性碱中毒,胸部 X 线检查肺内可无异常表现。

Ⅱ期:多为原发病起病 24～48 小时之后,患者感觉憋气、吸气困难,呼吸浅快,频率可达 30 次/分以上,且出现唇、甲床发绀。两肺呼吸音粗糙,可闻及哮鸣音、细小湿啰音。动脉血气分析显示呼吸性碱中毒及轻度低氧血症,连续吸氧 15 分钟后,PaO_2 升高仍达不到应有的水平,此期可持续数小时或 3～5 天。胸部 X 线检查表现为两肺纹理增粗,整个肺透明度降低呈毛玻璃状,系肺间质水肿表现。虽然患者有端坐呼吸,但缺乏充血性心力衰竭的其他表现。

Ⅲ期:此期患者呼吸困难呈进行性加重,出现呼吸窘迫,明显发绀,体格检查显示两肺散在干、湿性啰音,血气分析显示低氧血症更加明显,肺泡-动脉氧分压差明显增大,明显的呼吸性碱中毒,可合并代谢性酸中毒。胸部 X 线检查显示两肺弥漫性大小不等、边缘模糊、小斑点片状浸润影,可融合成片。实变影常呈区域状、重力性分布,以中下肺野和肺外带为主,区别于心源性肺水肿,无心力衰竭时的心肌肥厚及肺血流再分布的表现。

Ⅳ期：为 ARDS 的终末期，患者极度呼吸困难，神志恍惚，甚至昏迷，重度发绀，肺部啰音增多，可出现管状呼吸音、胸腔积液。血气分析显示明显低氧血症，肺泡-动脉氧分压差进一步增大，并由于晚期肺通气功能损伤，CO_2 潴留而出现高碳酸血症，表现为呼吸性酸中毒合并代谢性酸中毒。胸部 X 线检查显示双肺小斑片影融合，出现大片实变有时可见于支气管充气相，典型者表现为以肺门为中心两侧呈蝴蝶状。一旦进入此期往往患者于数小时内死亡。

二、临床表现特点

(一)发病迅速、难控制

ARDS 多发病迅速，通常在受到发病因素攻击（如严重创伤、休克、败血症、误吸有毒气体或胃内容物）后 12～48 小时发病，偶有长达 5 天者。在此期间的症状、体征多为原发病的表现，不一定提示 ARDS，特别是基础病为呼吸系统疾病时，如肺炎或吸入有毒气体。但是与肺炎或其他非肺损伤性疾病不同，ARDS 一旦发病后，即很难在短时间内缓解，因为修复肺损伤的病理改变通常需要 1 周以上的时间。

(二)重力依赖性影像学改变

在 ARDS 早期，由于肺毛细血管膜通透性一致增高，可引起血管内液体甚至有形成分渗出到血管外，呈非重力依赖性影像学变化。对于检测这一变化，高分辨 CT 具有很高的灵敏性，甚至在渗出局限于肺间质时，即可发现。随着病程进展，当渗出突破肺泡上皮防线进入肺泡内后，由于重力依赖性作用，渗出液易坠积在下垂的肺区域（仰卧时，主要在背部），高分辨 CT 可发现肺部斑片状阴影主要位于下垂肺区。为提高鉴别诊断的精确性，还可分别进行仰卧和俯卧位 CT 扫描。无肺毛细血管膜损伤时，两肺斑片状阴影应均匀分布，既不出现重力依赖性现象，也无变换体位后的重力依赖性变化。这一特点有助于与肺部感染性疾病相鉴别，但很难与心源性肺水肿区分，因为充血性心力衰竭引起的高静水压性肺水肿可与 ARDS 的影像学变化完全一样。

第二节 诊 断 技 术

一、实验室检查

（一）致病原检测

感染性疾病是 ARDS 的常见病因，针对 ARDS 致病原的检测对于明确 ARDS 诊断及确定治疗方案意义重大。用于致病原检测的标本主要来源于血液、痰液、支气管肺泡灌洗液等。

血培养是确诊血流感染必需的诊断手段。一般是将血液标本分别注入需氧瓶和厌氧瓶中，35 ℃孵育，每天观察是否有细菌生长。若 7 天后仍无细菌生长则可报告为阴性；若培养液中有细菌生长，则无菌抽取培养瓶内液体，分别进行涂片、染色镜检，并进一步接种于不同的固体培养基上进行菌种分离培养、鉴定和后续药敏学检测等。如果感染原发灶明确，则应同时检测该病灶相关体液、组织中的病原体。若二者为同一病原体，则提示该病原体极有可能是最主要的致病原。

血培养标本采集应在使用抗生素之前进行。若患者已经使用抗生素，则应在下次用药前进行。对于有间歇性寒战、高热的患者，应在有寒战、高热前或后 1 小时左右采集。一般经肘静脉无菌采血，采血量成人为 5～10 mL，儿童为 1～2 mL，采血后置于盛有抗凝剂的无菌瓶中送检。可在 24 小时内采集 2～3 次分别送检，以提高检出率。常用的留取痰标本的方法有自然咳痰和负压吸引法。留取自然咳痰标本时，应先用清水漱口数次，然后用力咳出气管深部的痰，并将其留置于玻璃、塑料小杯或涂蜡的纸盒内。对于无痰或少痰的患者，可雾化吸入氯化钠溶液，稀释痰液后便于咳出。部分昏迷的 ARDS 患者需要采用负压吸引法吸取痰液。不合格的痰标本为白细胞≤10 个/低倍镜视野、扁平上皮细胞≥25 个/低倍镜视野。

需行支气管肺泡灌洗术检查者，其沉淀物可进行微生物学检查。在机械通气支持下[吸氧浓度≥50％，PEEP0.5 kPa(5 cmH₂O)]对 ARDS 患者进行支气管肺泡灌洗术是安全可行的。首先经活体组织检查孔往拟灌洗肺段注入 2％利多卡因 1～2 mL，以充分麻醉局部气道黏膜，然后将支气管镜顶端楔入段或亚段支气管开口处，再从活体组织检查孔匀速注入 37 ℃灭菌生理盐水，稍后以 6.7～

13.3 kPa(50～100 mmHg)负压吸引回收液体。每次注入液体量30～50 mL,总量100～250 mL,一般不超过300 mL,通常回收率可达40%～60%。将负压吸引所得液体保存于硅油处理过的容器中,完成后立即将回收液用双层无菌纱布过滤以去除黏液。

(二)血液特异性生物标志物

1.血管内皮损伤标志物

(1)血管紧张素:在ARDS发生过程中,血管内皮细胞不仅是炎症反应的受害者,而且可被炎症因子激活而释放一系列内皮细胞特异性的蛋白,从而积极参与炎症反应播散的过程。血管紧张素Ⅱ是活化的血管内皮细胞释放的一种蛋白,是血管紧张素Ⅰ的天然拮抗剂。血管紧张素Ⅰ可与血管内皮细胞酪氨酸激酶受体Tie-2结合而起到保护内皮细胞的作用。ARDS患者外周血显著升高的血管紧张素Ⅱ可中和血管紧张素Ⅰ的作用,促进炎症反应对内皮细胞的损伤。

(2)vWF:是一种由血管内皮细胞和巨核细胞合成与分泌的,主要存在于血浆、内皮细胞表面和血小板上的糖蛋白。ARDS时,活化的内皮细胞上表达的vWF有利于血小板的黏附及维持内环境稳态。在具有ARDS高风险的患者中,vWF的升高可预示ARDS的发生。

(3)ICAM-1:白细胞黏附至血管壁是其跨越肺泡-毛细血管屏障的关键步骤,需一系列黏附分子,如ICAM-1的参与。ICAM-1是黏附分子免疫球蛋白超家族中的成员,正常情况下ICAM-1在血管内皮细胞上呈低水平表达。当内皮细胞活化后,其表达升高。ICAM-1可与白细胞上的淋巴细胞功能相关抗原-1结合,促进白细胞与血管内皮细胞的黏附,同时这种结合还可进一步活化内皮细胞,有利于白细胞的跨内皮迁移。

(4)血管内皮生长因子是一类具有刺激血管及淋巴管生成的生长因子,可由血管内皮细胞、肺泡上皮细胞、炎症细胞等合成并分泌。临床密切相关的是血管内皮生长因子A,其可促进血管内皮细胞增殖,增加血管内皮通透性,从而参与了ARDS的发生过程。与正常人及非ARDS机械通气的患者相比,ARDS患者血浆血管内皮生长因子A水平显著升高,且ARDS患者起病后第4天的血浆浓度与死亡率相关。

(5)选择素:也是一类介导白细胞与血管内壁黏附的糖蛋白。按表达细胞的不同,表达于血管内皮细胞的为E选择素,表达于血小板的P选择素,以及表达于白细胞的L选择素等。ARDS患者的血浆E选择素显著升高。

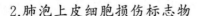

2.肺泡上皮细胞损伤标志物

（1）晚期糖基化终末产物受体：晚期糖基化终末产物受体是一种多配体膜蛋白，属于免疫球蛋白超家族。晚期糖基化终末产物受体作为信号转导受体与晚期糖基化终末产物、钙粒蛋白、β 淀粉样蛋白肽（Aβ）等配体结合，激活细胞内多种信号转导机制，在凋亡、稳定微管结构、血管平滑肌增殖及迁移等生物过程中发挥作用。晚期糖基化终末产物受体在体内表达广泛，高表达于 I 型肺泡上皮细胞，但在血管内皮细胞也有表达。离体灌注肺试验证实，BALF 中 R 晚期糖基化终末产物受体含量与肺泡液体清除能力成反比，与肺泡损伤程度成正比，提示晚期糖基化终末产物受体可反映肺泡上皮细胞损伤情况。

（2）肺表面活性蛋白（pulmonary surfactant protein，PSP）：是由 II 型肺泡上皮细胞及克拉拉细胞合成并分泌的蛋白复合物，由 90% 脂质和 10% 蛋白组成，目前已知的有 SP-A、SP-B、SP-C、SP-D 4 种。其中 SP-A、SP-D 具有先天的局部免疫功能、激活肺泡巨噬细胞和协助清除细菌毒素的作用。SP-B 和 SP-C 作为表面活性物质，可有效降低肺泡表面张力，防止呼气末的肺泡塌陷。血浆SP-A、SP-B 的升高均可预测高危患者中 ARDS 的发生。

（3）涎液化糖链抗原-6（krebs von den lungen-6，KL-6）：是由 *MUC* 1 基因编码的一种糖蛋白。肺脏 KL-6 主要在 II 型肺泡上皮细胞细胞膜上表达，其在肺泡上皮细胞的损伤、增殖、修复过程中均显著增高。血浆 KL-6 既往被用作间质性肺疾病的一个指标。与健康对照者及 ARDS 高危患者相比，确诊的 ARDS 患者血浆 KL-6 的含量显著升高，研究证实，血浆 KL-6 水平与 ARDS 的诊断及死亡率高度相关。

3.炎症反应标志物

（1）促炎症介质。①TNF-α：是 ARDS 发生、发展中的重要细胞因子，TNF-α可由肺泡巨噬细胞及肺泡上皮细胞等多种细胞所分泌，在 ARDS 炎症早期即急剧升高，参与了炎症的放大、细胞凋亡等病理生理过程。研究分析提示，TNF-α具有较好的诊断及预后指导价值。此外，TNF 的受体TNFR1、TNFR2 均可在血浆中被检测出来。②IL-1β：是另一个 ARDS 发病早期显著升高的细胞因子。IL-1β 由活化的单核巨噬细胞、淋巴细胞分泌，具有诱导环氧化酶 2、IL-6、诱导型一氧化氮合酶、单核细胞趋化蛋白-1 分泌以促进炎症反应的作用；诱导多种细胞产生淋巴因子；诱导急性时相蛋白分泌及纤维化等功能。ARDS 患者早期血浆IL-1β 显著升高。③IL-6 和 IL-8：IL-6 主要由巨噬细胞、淋巴细胞等分泌，具有调节细胞的增殖与分化、调节免疫应答、急性期反应等功能。IL-8 对中性粒细

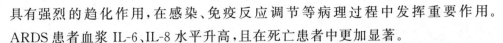

具有强烈的趋化作用,在感染、免疫反应调节等病理过程中发挥重要作用。ARDS 患者血浆 IL-6、IL-8 水平升高,且在死亡患者中更加显著。

(2)抗炎症介质。在 ARDS 炎症发展过程中,机体自身存在着拮抗炎症瀑布发展的机制。其中 IL-1Ra 可结合 IL-1β 并拮抗后者作用。ARDS 患者血浆中两种因子均显著升高,最终的效果有赖于 IL-1β/IL-1Ra 的比例。IL-13 主要由辅助型 T 细胞 2 所分泌,在 ARDS 病程中,IL-13 具有抑制 IL-1β、TNF-α、IL-8 的合成、抑制核转录因子-κB 活性及增强 IL-1Ra 抗炎活性的作用。IL-10 具有抑制辅助型 T 细胞 1 细胞分化、中性粒细胞活性,下调趋化因子、抑制核转录因子 NF-κB 活性等作用。有研究发现,ARDS 患者的血浆 IL-10 水平明显升高,且在死亡患者中更为显著。

4.凝血纤溶系统标志物

(1)纤溶酶原激活抑制剂-1(plasminogen activator inhibitor-1,PAI-1):ARDS 时,剧烈的炎症反应激活了机体的凝血纤溶系统,可导致肺动脉内明显的纤维蛋白沉积,肺泡腔内纤维蛋白的形成和降解加速,伴有纤维蛋白原衍生纤维蛋白肽 A 和 D-二聚体升高。PAI-1 是纤溶系统的主要调节因子,由血管内皮细胞、上皮细胞、巨噬细胞、成纤维细胞等分泌,通过结合组织型或尿激酶型纤溶酶原激活物而抑制后者的作用,从而在纤溶过程中发挥拮抗作用。ARDS 患者血浆及 BALF 中的 PAI-1 较心源性肺水肿患者显著升高,可用于两者的鉴别诊断。

(2)蛋白 C(protein C,PC):是由肝脏合成的一种维生素 K 依赖的抗凝物质。PC 在磷脂和钙离子存在的情况下,具有抑制凝血酶原激活,刺激纤溶酶原激活物释放,从而促进纤溶过程的作用。有研究发现,ARDS 患者血浆中 PC 含量较健康人降低,并且预示着患者在死亡率、无机械通气时间等方面有较差的表现。

(3)血栓调节蛋白(thrombomodulin,TM):为一单链跨膜糖蛋白,存在固定型和溶解型两种形式。TM 可由巨核细胞、中性粒细胞等分泌,在血管内皮细胞高表达。在凝血过程中,TM 可与凝血酶结合而降低后者的凝血活性,并增强 PC 的活性,从而发挥重要的抗凝作用。ARDS 患者的血浆 TM 显著升高,且其水平与患者的死亡率、严重急性呼吸窘迫综合征 Ⅱ 评分呈正相关,但与 ARDS 患者其他的临床转归指标间无明显关联。

5.纤维化与凋亡标志物

(1)纤维化标志物:机体在度过 ARDS 最初的渗出期并存活下来后,随即进入增殖期及纤维化期。成纤维细胞增生作为机体纤维化修复的主要手段,过程中也会释放特定的标志物如前胶原肽Ⅲ等进入外周血。前胶原肽Ⅲ是胶原蛋白合成的标志物,可由成纤维细胞释放至细胞外基质,以形成一个尽可能保持肺结构完整的环境。有研究显示 ARDS 患者血浆前胶原肽Ⅲ水平较流体静水压性肺水肿患者高 5 倍以上,死亡者又较存活者的前胶原肽Ⅲ显著升高。这提示前胶原肽Ⅲ在肺水肿的鉴别诊断及预后判断中具有积极意义。

(2)凋亡标志物:凋亡在 ARDS 的发生、发展过程中具有重要意义。肺泡上皮细胞、内皮细胞的凋亡是肺泡-毛细血管屏障破坏的关键环节。Fas/FasL 是死亡受体诱导的细胞凋亡的主要方式之一。外周血或肺泡渗出液中的 FasL 通过与肺组织结构细胞上表达的 Fas 结合而诱导细胞凋亡。大量研究证实,ARDS 患者血浆中可溶性 Fas、可溶性 FasL 均显著增高。

二、呼吸功能检查

(一)动脉血气分析

动脉血气分析是指对各种气体、液体中不同类型的气体和酸碱性物质进行分析的技术过程。ARDS 是以顽固性低氧血症为显著特征的临床综合征,因此,临床进行动脉血气分析是必要的。动脉血气分析常用指标及意义如下。

1.动脉血氧分压

(1)基本概念:动脉血氧分压(arterial partial pressure of oxygen,PaO_2)是指动脉血中物理溶解的氧分子所产生的压力。正常成人在海平面静息状态下 PaO_2 为 $10.6\sim13.3$ kPa($80\sim100$ mmHg)。主要受吸入气体的氧分压和外呼吸功能所调节。此外,PaO_2 与年龄密切相关,随着年龄增长而逐渐减低。

(2)临床意义:PaO_2 反映外呼吸状况及肺毛细血管的摄取情况。临床根据 PaO_2 高低将低氧血症分为以下 3 级。轻度:低于 10.6 kPa(80 mmHg),但高于 8.0 kPa(60 mmHg);中度:低于 8.0 kPa(60 mmHg),但高于 5.3 kPa(40 mmHg);重度:低于 5.3 kPa(40 mmHg)。

2.动脉血二氧化碳分压

(1)基本概念:动脉血二氧化碳分压(arterial partial pressure of carbon dioxide,$PaCO_2$)是指物理溶解在动脉血浆中的 CO_2 分子所产生的压力,是反映呼吸性成分的重要指标。成人 $PaCO_2$ 的正常值为 $4.7\sim6.0$ kPa($35\sim45$ mmHg),平均为 5.3 kPa(40 mmHg)。正常情况下肺泡气 CO_2 分压与 $PaCO_2$ 相等。$PaCO_2$ 受肺泡通气量和 CO_2 产量所调节。

(2)临床意义:①$PaCO_2$ 反映肺泡通气情况,通气不足时,$PaCO_2$ 升高;通气过度时,$PaCO_2$ 降低。②$PaCO_2$ 反映呼吸性酸碱平衡紊乱:$PaCO_2 > 6.0$ kPa (45 mmHg)提示肺泡通气不足,机体内 CO_2 蓄积;$PaCO_2 < 4.7$ kPa(35 mmHg)提示肺泡通气过度,CO_2 排出过多。③$PaCO_2$ 也可能是由于代谢性酸碱改变引起的继发性变化。结合 PaO_2 和 $PaCO_2$ 可判断呼吸功能,是判断呼吸衰竭最客观的指标,呼吸衰竭分为Ⅰ型和Ⅱ型。Ⅰ型呼吸衰竭:在海平面、平静呼吸空气的条件下,$PaCO_2$ 正常或下降,$PaO_2 < 8.0$ kPa(60 mmHg)。Ⅱ型呼吸衰竭:在海平面、平静呼吸空气的条件下,$PaCO_2 > 6.7$ kPa(50 mmHg),$PaO_2 < 8.0$ kPa(60 mmHg)。

3.动脉血氧含量

(1)基本概念:动脉血氧含量是指动脉血液中实际含有的氧量,包括血液中物理溶解的含量与血红蛋白结合的氧量两部分。动脉血氧含量直接反映在动脉血中实际携带的氧分子总数。主要取决于血红蛋白含量和血氧饱和度及溶解氧量,但由于溶解氧影响较小,因此动脉血氧含量几乎是由血红蛋白含量和血氧饱和度决定。正常动脉血氧含量为 $190 \sim 210$ mL/L。

(2)临床意义:①PaO_2 反映血红蛋白(hemoglobin,Hb)的情况。Hb 量减少常见于各种贫血;Hb 增多可见于一氧化碳中毒等。②利用动脉血氧含量与静脉血氧含量之差来估计周围组织的循环及组织代谢情况。当局部血液循环障碍时,由于局部血流减慢,血液流经毛细血管的时间延长,组织细胞从血液中摄取氧增多,因此动、静脉血氧含量差增多,但静脉血氧含量正常。

4.动脉血氧容量

(1)基本概念:动脉血氧容量是指 PaO_2 为 13.3 kPa(100 mmHg)、$PaCO_2$ 为 5.3 kPa(40 mmHg),38 ℃条件下,100 mL 血液中 Hb 所能结合的最大氧量。在上述条件下,正常每克 Hb 能结合氧 $1.34 \sim 1.36$ mL。

(2)临床意义:①动脉血氧容量高低取决于 Hb 质和量,反映血液携氧的能力。②影响动脉血氧饱和度。

5.动脉血氧饱和度

(1)基本概念:动脉血氧饱和度(arterial oxygen saturation,SaO_2)是指动脉血中 Hb 实际结合的氧含量与 Hb 能够结合的最大氧量之比,也就是血氧含量占血氧容量的百分数。成人正常 SaO_2 为 $93\% \sim 98\%$。出生时和出生后 4 天内 SaO_2 正常为 $85\% \sim 90\%$。大于 4 天的小儿为 $93\% \sim 98\%$。

(2)临床意义:①SaO_2 间接反映人体缺氧的程度。②评价组织摄氧的能力。③提供氧疗和纠正酸碱失衡的依据。④血氧饱和度的高低主要取决于氧分压和 Hb 的氧解离曲线。

6.酸碱度

(1)基本概念:酸碱度(pH)表示血液中氢离子浓度,正常值为 7.35~7.45。

(2)临床意义:PH 反映体内总的酸碱度,是机体酸碱调节的结果。pH<7.35 为酸血症,即失代偿性酸中毒;pH>7.45 为碱血症,即失代偿性碱中毒;当 pH 为 7.35~7.45 时,可存在 3 种情况:无酸碱失衡、代偿性酸碱失衡及复合型酸碱失衡。

7.碳酸氢盐

(1)基本概念:碳酸氢盐为血液中碱储备的指标,是 CO_2 在血浆中的结合形式,包括标准碳酸氢盐(standard bicarbonate,SB)和实际碳酸氢盐(actual bicarbonate,AB)。SB 是指动脉血在 38 ℃、$PaCO_2$ 5.3 kPa(40 mmHg)、SaO_2 100% 条件下所测得的血浆 HCO_3^- 的浓度,正常值为 22~27 mmol/L。AB 是实际条件下测得的 HCO_3^- 浓度。正常人 SB 与 AB 两者无差异。

(2)临床意义:SB 能够准确反映代谢性酸碱平衡。而 AB 受呼吸性和代谢性因素的双重影响。AB 升高既可能是代谢性碱中毒,也可能是呼吸性酸中毒。代谢性酸中毒时,HCO_3^- 减少,AB=SB<正常值;代谢性碱中毒时,HCO_3^- 增加,AB=SB>正常值。AB 与 SB 的差值反映呼吸因素对血浆 HCO_3^- 影响的程度。呼吸性酸中毒时,受肾代偿调节作用的影响,HCO_3^- 增加,AB>SB;呼吸性碱中毒时,AB<SB。

8.潜在 HCO_3^-

(1)基本概念:潜在 HCO_3^- 是指排除并存高阴离子间隙性代谢性酸中毒对 HCO_3^- 掩盖作用之后的 HCO_3^-。

(2)临床意义:揭示代谢性碱中毒+高阴离子间隙性代谢性酸中毒和三重酸碱平衡紊乱中的代谢性碱中毒存在。

9.缓冲碱

(1)基本概念:缓冲碱(buffer base,BB)是血液中具有缓冲作用的所有碱的总和。血浆中 BB 主要是 HCO_3^- 和血浆蛋白。全血缓冲液包括 HCO_3^-、血浆蛋白、血红蛋白和少量的 HPO_4^-。

(2)临床意义:BB 能够反映机体对酸碱平衡的总缓冲能力,代谢性酸中毒时,BB 减少;代谢性碱中毒时,BB 增加。

10.碱剩余

(1)基本概念:碱剩余(base excess,BE)是在 38 ℃、$PaCO_2$ 5.3 kPa(40 mmHg)、SaO_2 100% 条件下,血液标本滴定至 pH7.40 时所需的酸或碱的量,反映缓冲碱

的增加或减少。需加酸者为正值,说明 BE 增加,固定酸减少;需加碱者为负值,说明 BE 少,固定酸增加。正常值为$-3\sim+3$ mmol/L。平均为 0 mmol/L。

(2)临床意义:BE 是反映代谢性酸碱平衡的指标之一。

11.阴离子间隙

(1)基本概念:阴离子间隙是指血清中所测定的阳离子总数和阴离子总数之差。阴离子间隙正常值为 $8\sim16$ mmol/L。

(2)临床意义:①阴离子间隙升高主要见于代谢性酸中毒、脱水、用含有"未测定阴离子"的钠盐治疗、某些抗生素治疗、碱中毒、实验性误差、低钾血症、低钙血症、低镁血症。②阴离子间隙降低主要见于未测定阴离子浓度的降低、未测定阳离子浓度的增加、实验性误差。

ARDS 时常因严重缺氧伴或不伴 CO_2 潴留,可并发酸碱平衡紊乱。CO_2 潴留可引起呼吸性酸中毒,严重缺氧除可导致 CO_2 排出过多,致呼吸性碱中毒外,尚可导致代谢障碍,加上随之而来的肾功能障碍或多器官功能损害而引起的一系列代谢障碍,可引起各种酸碱平衡紊乱。

在潜伏期即可由于肺毛细血管内皮和/或肺泡上皮损害形成间质肺水肿,引起肺毛细血管膜弥散距离加大,影响弥散功能。但由于 CO_2 弥散能力较大(为氧的 20 倍),两者的肺泡和血液分压差不同[CO_2 为 0.8 kPa(6 mmHg),O_2 为 8.0 kPa(60 mmHg)],所以主要影响氧合功能,表现为 PaO_2 降低。到肺损伤期后,随着肺泡上皮和毛细血管内皮损伤的加重,肺间质特别是肺泡渗出引起的动-静脉分流效应,将出现难以纠正的低氧血症。其变化幅度取决于肺泡渗出和由肺不张形成的低通气或无通气肺区与全部肺区的比值有关,两者的比值越大,低氧血症越明显。

CO_2 的交换在早期即可出现异常。因为低氧血症经末梢化学感受器对呼吸中枢的反射性刺激及肺间质积液对毛细血管旁肺-毛细血管旁感受器的刺激,均可兴奋呼吸中枢,增强呼吸驱动、肺泡通气量,引起 $PaCO_2$ 降低和 pH 升高。因此,肺泡通气量增加和呼吸性碱中毒通常是 ARDS 发生的一个特征。这一现象反映了无效腔单位的增多,肺泡通气量/肺毛细血管总流血量比率增大,引起异常的 CO_2 交换。同时分流单位也增加,而肺泡通气量/肺毛细血管总流血量比率减少,引起 PaO_2 减低。在 ARDS 潜伏期和肺损伤早期,肺泡通气量增加和呼吸性碱中毒改变的幅度与肺水肿和低氧血症程度有关,病变越重改变越明显。此外,还与呼吸肌收缩力及其对呼吸中枢命令执行的效率有关。简而言之,这些改变对呼吸中枢刺激越强,效应器工作效率越高,$PaCO_2$ 降低和 pH 升高即越明显。

这种改变通常是阶段性的,治疗后伴随着病变的改善,$PaCO_2$ 和 pH 也会恢复正常。如果病变继续进展,尽管呼吸中枢对效应器的指令继续增强。但出现呼吸肌疲劳后即会导致肺泡通气量减少,引起 $PaCO_2$ 升高和 pH 降低。此外,无效腔通气和呼吸做功的增加,有效清除 CO_2 的能力减低,早期的呼吸性碱中毒转变为呼吸性酸中毒。由于异常 CO_2 的交换导致呼吸性酸中毒,可能是气体交换的主要异常形式。除了 $PaCO_2$ 升高外,还有另一种原因可引起动脉血 pH 降低,即组织缺氧引起的代谢性酸中毒。这是由于低氧血症和/或心排血量减少后引起组织缺氧所致。

(二)氧代谢动力学监测

氧代谢动力学指氧输送到组织细胞并被其摄取利用的动态过程,包括氧供与氧需。氧障碍是指氧水平降低至不能维持正常线粒体呼吸的组织氧合不足情况,是氧供与氧需失衡的结果。氧代谢动力学监测是脓毒症患者治疗过程中的重要内容,而 ARDS 的肺外原因中主要是脓毒症,组织氧代谢障碍也是 ARDS 患者病理生理的重要特点,是 ARDS 患者发生器官功能障碍的重要因素。因此,对于 ARDS 患者,同样强调进行氧代谢动力学监测。氧代谢动力学监测常用指标及意义如下。

1.氧代谢的全身性测定指标

(1)氧输送。①基本概念:氧输送指单位时间内(每分钟)心脏通过血液向外周组织提供的氧输送量,它是由 SaO_2、Hb 和 CO 三者共同决定的。②临床意义:氧输送直接受循环、血液及呼吸系统的影响,合适的氧供依赖于有效的肺气体交换、血红蛋白含量、足够的血氧饱和度和心排血量。血红蛋白、SaO_2 或 CO 中任意指标的改变,均可导致氧输送的变化。血红蛋白或 SaO_2 减少时,CO 可迅速增加以维持氧输送的稳定。而 CO 降低时,由于血红蛋白生长缓慢和血红蛋白氧解离曲线的形态处于正常氧分压的平坦部位,氧输送的下降就会非常明显。临床上脓毒症、正性肌力药物的使用、高热等均会导致氧输送增加;而缺氧、低温、低 CO、甲状腺功能减退、低血容量、贫血等均会导致氧输送降低。

(2)氧消耗。①基本概念:氧消耗指单位时间内(每分钟)组织细胞实际的耗氧量。②临床意义:在正常情况下,氧消耗反映机体对氧的需求量,但不代表组织细胞的实际需氧量。氧输送、组织需氧量、血红蛋白氧解离曲线的 P_{50} 及细胞的摄氧能力是氧消耗的决定因素。高热、酸中毒、癫痫发作、脓毒症早期、疼痛、紧张等均可导致氧消耗增加。相反,全身麻醉、脓毒症休克、代谢率下降、血红蛋白氧离曲线转移(低碳酸血症、酸中毒、低体温)等均可导致氧消耗下降。

（3）氧摄取率。①基本概念：氧摄取率是氧消耗与氧输送的比值，指单位时间内(每分钟)氧的利用率，即组织从血液中摄取氧的能力。②临床意义：氧摄取率反映组织呼吸与微循环灌注及细胞内线粒体的功能。血容量过低、灌注不足、缺氧、脓毒症早期、高热、贫血及疼痛等可造成氧摄取率增加；而代谢下降、碱中毒、生理性分流、低温、麻醉及严重脓毒症可导致氧摄取率减少。

（4）混合静脉血氧饱和度。①基本概念：混合静脉血氧饱和度为来自全身血管床的混合静脉血氧饱和度的平均值，代表全身组织氧供与氧耗的平衡。②临床意义：通过肺动脉导管连续监测混合静脉血氧饱和度，可判断危重患者整体氧输送和组织的摄氧能力。混合静脉血氧饱和度的正常范围为 $60\%\sim80\%$。混合静脉血氧饱和度能预测心、肺功能不全，因而可在组织氧合障碍早期及时采取措施，以满足组织的氧供或降低组织的氧耗。一旦出现影响全身氧供需平衡的情况，混合静脉血氧饱和度都会出现变化，即氧供需平衡中任一因素的改变均可影响混合静脉血氧饱和度。

（5）中心静脉血氧饱和度。①基本概念：中心静脉血氧饱和度中心静脉血氧饱和度即通过中心静脉导管测量得到的血氧饱和度。②临床意义：存在休克的危重患者在复苏至正常生命体征后仍存在乳酸继续升高、中心静脉血氧饱和度低于正常的现象，提示存在无氧酵解和氧债。因此在心跳骤停及复苏后、创伤和出血、严重心力衰竭、严重感染、感染性休克时应早期监测中心静脉血氧饱和度。

（6）动脉血乳酸测定。①基本概念：动脉血乳酸测定升高是机体缺氧的重要指标之一。乳酸是无氧糖酵解的产物，在缺氧情况下，3-磷酸甘油醛脱氢酶蓄积，抑制了乙酰辅酶 A 的形成，使丙酮酸通过无氧糖代谢形成大量乳酸。通常血乳酸的正常值为 (1.0 ± 0.5)mmol/L，当血乳酸 >2 mmol/L 视为异常。②临床意义：血乳酸测定可有效监测代谢水平，反映疾病的严重程度并判断预后。

2.氧代谢的局部性测定指标

（1）胃黏膜内 pH。①基本概念：胃黏膜内 pH 指胃黏膜组织的酸碱度，是反映胃黏膜缺血缺氧相当敏感的指标。②临床意义：胃肠道 pH 监测对重症患者的局部组织缺氧的评估敏感度较高，比乳酸更敏感，可作出早期预警，指导临床治疗，以早期纠正缺血缺氧状态。

（2）脑氧饱和度。①基本概念：脑氧饱和度主要反映脑静脉血氧含量，反映的是脑氧输送代谢水平。②临床意义：常温静息状态下，脑氧饱和度 $>55\%$ 为正常范围，$<55\%$ 可视为异常。脑氧饱和度在监测脑缺氧时具有较高的灵敏度，用

于神经重症患者监测,能够及时发现脑组织缺氧,估计脑水肿程度及危重患者预后。脑氧饱和度可以作为精确测定神经损伤的监测指标之一。

(3)颈内静脉血氧饱和度。①基本概念:在动脉氧合良好、血红蛋白相对稳定的情况下,颈内静脉血氧饱和度反映的是脑血流和脑氧代谢率的平衡关系。②临床意义:颈内静脉血氧饱和度的正常值为54%～75%,当颈内静脉血氧饱和度>75%意味着脑氧供或脑血流增多;当颈内静脉血氧饱和度<50%时说明脑氧供或脑血流减少;若<40%则可能存在全脑缺血、缺氧。

(4)肝静脉血氧饱和度。①基本概念:肝静脉血氧饱和度反映肝脏的氧供需平衡情况。②临床意义:混合静脉血氧饱和度和肝静脉血氧饱和度可出现平行改变。但在感染性休克患者中肝静脉血氧饱和度比混合静脉血氧饱和度低约15%,非感染性休克的患者通常无此差别。

(三)呼气末 CO_2 监测

呼气末 CO_2 监测(end-tidal carbon dioxide monitoring,$ETCO_2$)为一种无创性持续监测肺泡 CO_2 压力或浓度的方法。肺泡气中的 $PaCO_2$ 和呼气末的 CO_2 分压($PetCO_2$)几乎相等,呼出气中的 CO_2 浓度或分压可用无创的方法连续监测。呼气末的 CO_2 分压基本反映了整体肺的 $PaCO_2$。

1.监测方法

(1)红外线测试法:其原理是利用红外线 CO_2 浓度分析仪测试呼气末 CO_2 浓度(fractional concentration of end-tidal carbon dioxide,$FetCO_2$),然后再换算出 $PetCO_2$,并通过显示屏显示。该法属无创性监测,多采用持续监测,即将红外线测试传感器置于患者呼出管道的近患者端,持续监测呼出气中的 $PetCO_2$ 和 $FetCO_2$,并通过显示仪显示出测得的具体数据和波型。此法简便、安全、可靠、无并发症,目前临床应用较多。

(2)气相色谱热导检测仪:是利用气相色谱热导的检测原理,检测 $FetCO_2$。该法也属无创性持续监测法,方法与红外线测试法基本相同,只是监测时需将气相色谱热导检测器预热5分钟,然后调节零点。因气相色谱热导检测器价格昂贵,故临床应用受到限制。

(3)血气分析仪检测法:收集呼出气体,利用血气分析仪的检测原理进行监测。该法的主要困难是呼出气的收集,且操作时容易出现误差,临床应用不普遍。

2.正常值及临床意义

(1)血流动力学稳定时,$PetCO_2$ 对于 $PaCO_2$ 0.1～0.7 kPa(1～5 mmHg),因

此监测 $PetCO_2$ 可以评估 $PaCO_2$。正常值为 $4.0 \sim 6.0$ kPa($30 \sim 45$ mmHg)。

(2)$ETCO_2$ 的临床意义:$ETCO_2$ 为无创性监护,安全、连续、简便、无并发症,$PetCO_2$ 的绝对值和相对变化值对临床均有很大的指导意义。①持续监测通气功能:过度通气所致的呼吸性碱中毒是呼吸机治疗时最常见的并发症,持续监测 $PetCO_2$ 替代 $PaCO_2$ 监测,能免去反复抽取动脉血监测 $PaCO_2$ 的痛苦。单凭 $PetCO_2$ 监测,能指导合理调节呼吸机的某些参数,预防和纠正过度通气所致的呼吸性碱中毒。通气不足所致的呼吸性酸中毒,也可通过 $PetCO_2$ 监测得到预防和纠正。一些具备血气分析仪使用的医院,可以借助 $PetCO_2$ 监测指导呼吸机的临床应用。②及时发现呼吸机的机械故障:当发生接头脱落、回路漏气、导管扭曲、气管阻塞、活瓣失灵及其他机械故障时,$PetCO_2$ 图形可以发生变化。呼吸环路接头脱落、回路漏气常见于气管导管与螺纹管之间的脱落,螺纹管与呼吸机之间的脱落或呼吸囊连接处的脱落,如行 $PetCO_2$ 监测,可及时发现 CO_2 波形消失,同时伴有气管压力骤然下降。导管扭曲打折、气道阻塞、活瓣失灵也会发生 CO_2 波形的消失或明显的下降,同时也会发现气道压力猛增,这时只要能及时发现并排除阻塞就可转危为安。如导管为部分梗阻表现为 $PetCO_2$ 增高,同时伴有气道压力增高,压力波形变尖,平台降低,应及时解除梗阻。③作为脱机和拔管的指标:主要观察脱机后的 $PetCO_2$。脱机后 $PetCO_2$ 明显高于正常值[$FetCO_2 > 5.5\%$ 或 $PetCO_2 > 5.1$ kPa(38 mmHg)],提示患者仍可能存在通气不足,故不能盲目拔除气管导管,而应该继续严密观察,寻找造成通气不足的原因,并尽快去除。④监测气管插管:气管插管误入食管是非常严重的问题。它可以发生于插管过程中,或在头部运动时出现。气管插管误入食管很难识别,特别是在过度肥胖的患者或声带不容易暴露的患者则更加困难。有许多用于监测插管误入食管的方法,而 $ETCO_2$ 的监测最可靠且最为方便,当导管越接近声门口时,波形会越明显,以此来指导将导管插入声门;如果导管插入食管,则不能观察到 $ETCO_2$ 波形。所以,$ETCO_2$ 对导管误入食管有较高的辅助诊断价值。⑤调节最佳 PEEP:容量 CO_2 波形图监测是一个监测肺通气的良好工具,无效腔增大是 ARDS 的一大特征,且是 ARDS 病死率的强大预测因子。因此,研究表明对于 ARDS 患者,通过监测无效腔来确定 PEEP 具有较高的价值。⑥判断 ARDS 患者的预后:生理无效腔(V_D)是有通气但没灌注的肺部区域,包括解剖无效腔和肺泡无效腔。CO_2 波形图同时检测呼出 CO_2 和潮气量。测定呼出 CO_2 的同时检测 $PaCO_2$,这样就可以精确地计算 V_D/V_T(生理无效腔/潮气量)比值。临床研究表明,ARDS 早期显著增高的 V_D/V_T 与高死亡率相关,监测 V_D/V_T 有助于识别高死亡风险的

ARDS 患者。

(四)纤维支气管镜检查

纤维支气管镜可在直视下观察气管、支气管病变,清除呼吸道分泌物,在危重症急救中发挥特有的作用,特别是在 ARDS 患者中更是起到不可替代的作用。近年来,国内外学者将纤维支气管镜应用于 ARDS 患者的检查及治疗,对患者的诊断及治疗提供了较大帮助。

1.检查方法

(1)术前准备与麻醉:①ARDS 患者存在呼吸衰竭,均应给予呼吸机辅助通气。②患者给予心电监护,检测血压、心率、呼吸及血氧饱和度。③术前 8 小时禁食,4 小时禁饮。④术前 15~30 分钟给予地西泮 10 mg,肌内注射镇静(应用呼吸机使用其他肌肉松弛药时则不予地西泮),阿托品 0.5 mg(最大剂量不超过 1 mg)肌内注射以减少气道分泌物。⑤气管插管或气管切开患者可给予艾司唑仑或丙泊酚静脉泵入镇静,同时需有呼吸机辅助通气。

(2)纤维支气管镜检查操作:在做操作前先给予 3 分钟纯氧机械通气,经气管切开套管或气管插管直接滴入 2%利多卡因 2 mL(操作过程可视情况追加利多卡因用量,但总量应<400 mg)。迅速将血氧饱和度升至 95%以上后开始操作。将消毒好的纤维支气管镜下端涂抹无菌液体石蜡,不停机状态下,于气管插管与呼吸机连接处再接"Y"形三通管一个,侧端接呼吸机回路管,下端接气管插管,上端有一弹性孔盖(此孔以便插入吸痰管和纤维支气管镜)。纤维支气管镜经孔盖处插入,根据床旁胸部 X 线及纤维支气管镜所见选择病变部位。

(3)支气管肺泡灌洗操作:在纤维支气管镜检查时同时进行,向待灌洗的肺叶支气管内注入 2%利多卡因 1 mL,局部黏膜麻醉后,将纤维支气管镜前端嵌入肺段或亚段支气管开口,经纤维支气管镜给予生理盐水 10~20 mL 反复冲洗后,再以 13.3~26.6 kPa(100~200 mmHg)压力反复多次抽吸,直至痰液、痰痂减少,最后将灌洗液吸尽为止,盐水灌洗总量不超过 100 mL,一次操作 2~3 分钟,灌洗液回收可送检查细胞学,并送细菌培养,如为吸痰,可每 2 天行纤维支气管镜灌洗 1 次,连续 1 周。

(4)经支气管镜肺活体组织检查操作(transbronchial lung biopsy,TBLB):TBLB 前行胸部 X 线及胸部 CT 检查以明确病变部位,根据影像学结果选择活体组织检查部位,并测量支气管亚段与病灶距离,判断活体组织检查时活体组织检查钳进入的深度。术程中用艾司唑仑或丙泊酚镇静,保持 Ramsay 评分 5、6 分,必要时使用肌肉松弛药物。活体组织检查前调节呼吸机参数为 A/C 模式,FiO$_2$

调至 100%，调低 PEEP，在呼气末钳取肺组织。操作者为支气管镜操作熟练的呼吸内科或 ICU 医师。根据患者胸部 CT 定位，在一侧肺进行活体组织检查。根据活体组织检查时的具体情况，钳取 3～4 块肺组织标本。活体组织检查后给予刷检涂片找结核分枝杆菌、病理涂片。活体组织检查 1 小时后予胸部 X 线检查排除气胸。病理标本放在 10% 甲醛溶液中固定；培养标本放在生理盐水中保存，进行细菌、真菌培养。

2.临床意义

(1)气管镜下吸痰，清理呼吸道：ARDS 患者发生肺部感染的概率与应用呼吸机的时间呈正比。传统的排痰方法主要是给予雾化吸入或者吸痰管排痰，虽然可稀释痰液，但由于患者病情危重，且常规办法在实施过程中有很多不确定因素，因此对患者呼吸道内痰液的排除效果并不理想。床旁纤维支气管镜可以在直视的状态下观察患者呼吸道内分泌物的分布情况，并且可以对感染炎症部位进行有针对性的治疗。这种操作在无损伤的情况下大幅度清除呼吸道内的分泌物，有效缓解肺不张，具有显著疗效。纤维支气管镜能进入段支气管，甚至亚段支气管，准确、彻底地清除气道内分泌物、痰痂、血痂等气道阻塞物，保持气道通畅，改善通气和换气，还可避免吸痰管盲目吸痰导致的黏膜损伤。

(2)支气管镜下收集痰送培养，明确病原菌：根据痰细菌培养及药敏结果，选择抗菌药物，有利于控制感染。吸取分泌物做细菌培养及药敏试验的准确性和敏感性高，特异性高达 80%～100%，敏感性达 70%～90%，明显高于喉口痰的准确性，可更好地指导临床抗生素的使用。

(3)明确诊断，指导治疗：ARDS 机械通气患者行 TBLB 检查有一定的敏感性和特异性，有利于明确诊断，指导临床治疗。ARDS 患者由于机械通气要求较高，行 TBLB 检查时易导致低氧等并发症的发生，所以必须严格掌握适应证。由技术熟练、经验丰富的医师进行操作，术前做好准备，尽量减少操作时间，出现并发症时及时采取相应的处理措施，避免加重病情。把握好 ARDS 患者 TBLB 检查的时机，如果在疾病晚期才进行肺活体组织检查，即使能够明确诊断，也难以改变患者的预后。

(4)经支气管镜给药：对 ARDS 患者进行支气管肺泡灌洗补充外源性肺表面活性物质，可改善 ARDS 肺的呼吸力学参数，对 ARDS 的临床治疗有重要的价值。

(5)协助进行气管插管：ARDS 患者均存在呼吸衰竭，而指南推荐的治疗方案是尽早给予 PEEP 通气，对 ARDS 患者气管插管，可采用经纤维支气管镜引导

41

进行。此种方法对于插管困难的患者,因为有可视纤维支气管镜引导,减少插管造成鼻咽部损伤,提高插管成功率。

三、影像学检查

(一)放射影像学检查

柏林定义修订了 ARDS 定义。从影像学的角度看,双肺阴影仍然是诊断标准之一,在影像诊断和随访中发挥着重要作用,并可提供预后信息。

1.胸部 X 线检查

柏林定义强调了胸部 X 线检查对临床诊断的重要性,ARDS 胸部 X 线检查中典型改变被认为是肺部阴影是双侧的、弥漫性的、斑片状的,且无法用胸腔积液、肺不张或结节病变解释清楚。X 线也同样可以用来对 ARDS 并发症进行诊断与鉴别诊断。

ARDS 在 X 线上的多样表现与疾病的不同发展阶段和不同病因有关。早期胸部 X 线表现可无明显异常或仅见血管纹理增多,边缘模糊,双肺散在分布的小斑片状阴影。此后伴随肺毛细血管膜通透性增强及间质和肺泡渗出加重,即可发展为两肺弥漫性渗出为主的改变。病灶可在短期内进展为分布更为广泛的、弥漫的双肺片状阴影,通常分布不均匀。早期特征性的病变常分布于肺外周,但也可出现以肺门为中心分布的蝶翼样阴影。随着病情进展,上述的斑片状模糊阴影会进一步扩散,融合成大片状,或两肺密度均匀一致增加的磨玻璃样改变,伴支气管充气征,心脏边缘不清或消失,称为"白肺"。

随着 ARDS 进展到增生、纤维化阶段,实变将更为明显,边缘渐趋清晰。此后,病变形态多样,可见网状、条索状,甚至蜂窝状阴影。部分患者病愈后影像学表现可恢复正常,但多数患者则表现为一些继发改变,如条索状、网格状阴影,肺气肿,胸膜下或肺内的小囊气腔。与心源性肺水肿相比,ARDS 患者的心脏大小常在正常范围,kerley 线可出现也可不出现,血管纹理增粗,有支气管充气征,叶间裂出现更为常见。

某些治疗可影响 ARDS 在胸部 X 线上的表现。俯卧位通气时,由于重力原因,原肺背侧阴影可转移至近前胸部。PEEP 是一种常见的 ARDS 机械通气治疗策略,不同水平 PEEP 可对影像学表现产生不同影响。随 PEEP 的提高,血管纹理变为稀少,肺间质气肿(小叶中心透亮区),血管周围透亮圈,气囊形成,胸膜下气肿。过高的 PEEP 可导致气压伤,出现气胸、纵隔气肿、皮下气肿。疾病早期,提高 PEEP 可使双肺阴影密度降低。

通常 ARDS 在胸部 X 线上最常见的表现是双肺广泛分布片状阴影,以外周为多,有时为不均匀分布的多发肺实变,其内可见支气管充气征。

2.胸部 CT 检查

虽然 ICU 患者进出病房存在困难和风险,但是随着转运能力的提高,胸部 CT 检查手段的运用越来越多。在发现 ARDS 发生的病因和并发症方面,与胸部 X 线比较,胸部 CT 的准确度更高。此外,胸部 CT 还能了解 ARDS 的病理生理及肺脏与机械通气之间复杂的相互作用规律,有助于提高治疗效果。

与胸部 X 线表现相比,胸部 CT 影像尤其是高分辨 CT 可更为清晰地显示出 ARDS 的肺部病变分布、范围和形态,为 ARDS 的早期诊断提供帮助。

一些研究表明,ARDS 在 CT 上的影像表现并非与胸部 X 线上的表现一致。疾病早期,由于肺毛细血管膜通透性一致增高,可引起血管内液体渗出,呈现重力依赖性影像学变化,在液体渗出局限于肺间质时即可发现。随着病情进展,渗出液充满肺泡后,由于重力依赖性作用,渗出液易坠积在下垂的肺区域(仰卧时主要在背部)。在胸部 CT 上表现为病变分布不均匀:①非重力依赖区(仰卧时主要在前胸部)正常或接近正常;②前部和中间区域呈磨玻璃样阴影;③重力依赖区呈实变影。这提示 ARDS 肺实质的实变是出现在受重力影响最明显的区域。无肺毛细血管膜损伤时,两肺斑片状阴影均匀分布,既不出现重力依赖现象,也无变换体位后的重力依赖性变化。这一特点有助于与肺部感染性疾病鉴别。

过去常认为 ARDS 患者较少出现胸腔积液,除非在疾病后期或出现肺栓塞和继发肺部感染。然而,随着胸部 CT 在 ARDS 早期诊断中的应用,发现疾病早期即可有少量的胸膜渗出,Kerley 线则不常见。

ARDS 晚期,胸部 CT 在检测评价肺纤维化方面较胸部 X 线更为可靠,可见到支气管扭曲牵拉,肺段或肺叶体积缩小,出现网状影、条索状影、蜂窝影,严重者发展为蜂窝肺。

胸部 CT 在显示 ARDS 病变形态、性质、范围较胸部 X 线更为敏感,能提供更多的影像学评价资料,大多数情况下这些改变并不具有太多的临床意义。主要在诊断是否继发肺部感染、临床高度怀疑气压伤、有无胸腔积液等方面,胸部 CT 可显示出其优越性。但是,将 ARDS 患者搬移 ICU 进行胸部 CT 检查途中也要冒着极大的风险,这也限制了胸部 CT 在 ARDS 患者中的应用。因而可以根据需要,对 ARDS 患者选择性地进行胸部 CT 检查。

(二)超声医学检查

一直以来,对 ARDS 的诊断和肺部情况的评估都依赖胸部影像学检查。近年来,随着重症超声技术的快速发展与推广,肺部超声床旁操作简单、方便、迅速,已成为发现与评估肺部和胸腔病变的有力手段。肺部超声检查不仅在 ARDS 的诊断与鉴别诊断具有较为重要的作用,而且在评估 ARDS 肺复张效果及指导 PEEP 通气的选择、指导 ARDS 右心保护与机械通气策略等方面也具有较高的临床价值。

四、血流动力学监测

(一)脉搏指示连续心排血量监测

脉搏指示连续心排血量监测(pulse indicator continous cadiac output,PICCO)是将经肺热稀释技术与动脉搏动曲线分析技术相结合,采用热稀释法测量单次心排血量,并通过分析动脉压力波型曲线下面积与心排血量存在的相关关系,获取个体化的每搏输出量、心排血量和每搏输出量变异,以达到多数据联合应用监测血流动力学变化的目的。临床上传统用肺部影像学作为间接判断肺水肿的辅助检查,但其影响因素多、准确性差。PICCO 技术经肺热稀释法可以直接监测分布于肺血管外的液体,能够及时发现血管外肺水的变化。研究提示 PICCO 所测得的分布于肺血管外的液体可以作为肺水肿的定量监测指标,可早期、灵敏地对肺水肿程度进行动态监测。同时,有助于肺水肿和肺不张的鉴别。

1.监测方法

(1)首先放置中心静脉导管(颈内静脉或者锁骨下静脉置管),同时在患者的动脉(如股动脉)放置一条 PICCO 专用监测管。

(2)测量开始,从中心静脉注入一定量的冰水(0～8℃),经过上腔静脉→右心房→右心室→肺动脉→血管外肺水→肺静脉→左心房→左心室→升主动脉→腹主动脉→股动脉→PICCO 导管接收端。

(3)计算机可以将整个热稀释过程画出热稀释曲线,并自动对该曲线波形进行分析,得出一基本参数。

(4)然后结合 PICCO 导管测得的股动脉压力波形,得出一系列具有特殊意义的重要临床参数。

2.临床意义

PICCO 常用参数正常值及其意义,见表 2-1。

表 2-1　PICCO 常用参数正常值及其意义

参数	正常值	意义
CI(心脏指数)	3.5~5.5 L/(min·m²)	低于 2.50 L/(min·m²)时可出现心力衰竭,低于 1.8 L/(min·m²)并伴有微循环障碍时为心源性休克
ITBI(胸腔内血容积指数)	850~1 000 mL/m²	小于低值为前负荷不足,大于高值为前负荷过重
GEDI(全心舒张末期容积指数)	680~800 mL/m²	小于低值为前负荷不足,大于高值为前负荷过重
ELWI(血管外肺水含量指数)	3~7 mL/kg	大于高值为肺水过多,将出现肺水肿
PVPI(肺血管通透性指数)	1~3	反映右心室后负荷大小
SVV/PPV(每搏输出量变异率/动脉血压变异率)	≤10%	反映液体复苏的反应性
SVRI(体循环阻力指数)	1 200~2 000 dyn·s·cm⁻⁵·m²	反映左心室后负荷大小;体循环中小动脉病变,或因神经体液等因素所致的血管收缩与舒张状态,均可影响结果
dPmax(左心室等容收缩期压力上升速度)	1 200~2 000 mmHg/s	反映心肌收缩力

(二)中心静脉压测定

中心静脉压(central venous pressure,CVP)测定是通过中心静脉置管测得的胸腔内大血管或右心房内的压力,是反映有效循环血容量的压力指标。ARDS 发病早期(1~4 天),肺脏病理改变以肺毛细血管渗出为主,加强液体管理十分重要。在维持有效循环血量的前提下,保持液体负平衡,可明显改善氧合。适当的血流动力学监测评价患者液体负荷状态,对于 ARDS 患者的治疗有重要指导意义。CVP 可作为 ARDS 患者容量管理的监测指标。

1.监测方法

(1)用物准备:治疗盘、中心静脉测压装置(包括带刻度的测压管、三通开关等)及输液导管。其他用物有 1‰~2‰普鲁卡因、5 mL 注射器、无菌手套和 0.9‰氯化钠溶液 100 mL。

(2)患者准备:患者仰卧,测压管"0"点应与腋中线同一水平面。

(3)操作步骤:①患者取平卧位,暴露插管部位,铺好橡皮巾及治疗巾,协助医师常规消毒皮肤。②备好中心静脉测压装置,插管前应预先接以三通阀,连于输液器持续输液。固定导管测压管使零点与腋中线第四肋在同一水平面上。③术者戴无菌手套,经皮穿刺将中心静脉导管可经锁骨下静脉、颈内静脉穿刺插管至上腔静脉,也可经股静脉穿刺插管至下腔静脉。但在腹压增高等情况下,应选择上腔静脉测压。导管置入后再次用注射器回抽,确认导管在静脉内。④"L"形测压管固定于木板上,与三通阀连接。静脉导管通过三通一端与测压装置连接进行连续测压,另一端可连接静脉输液。测压前后应冲管。⑤测压完毕,将连通测压计侧导管夹紧,使输液管与静脉导管相连接,继续输液保持静脉导管相通。⑥安排患者舒适卧位,整理用物,记录测压数值。

2.临床意义

(1)CVP升高:临床可见补液量过多或过快、右心衰竭、血管收缩、心包压塞、急性或慢性肺动脉高压等。

(2)CVP降低:临床可见血容量不足如失血、缺水;血管扩张;血管收缩扩张功能失常如败血症等。

第三节　诊断标准与评分

ARDS的定义自1967年以后一直在进行不断演变。至目前为止,应用比较广泛的诊断标准主要包括1988年Murry肺损伤评分标准、1994年欧美联席会议诊断标准(AECC)及2011—2012年柏林标准。

一、1988年Murry肺损伤评分标准

为提高抢救成功率,制定ARDS定义时应致力于提高诊断的敏感性和特异性,包括早期的ARDS患者和所谓的临床急性肺损伤者。1988年,Murry及同事倡导扩展ARDS的定义,并制定量表来衡量轻、中、重度肺损伤,即肺损伤评分量表,见表2-2。

该量表由4项指标组成(X线、低氧、PEEP、呼吸系统顺应性),其中X线和低氧为所有ARDS患者所必备。每项评分幅度1～4分,总分除以项目数得出总评分。0分代表无肺损伤,0.1～2.5分代表轻、中度肺损伤,若>2.5分代表重度肺损伤或ARDS。该评分的优点:考虑到PEEP和肺顺应性的因素,将损伤程度予以区分,同时影像学变化更具特征性。该标准也存在一些缺陷:未排除心源性肺

水肿导致的低氧血症,未涉及危险因素,以及预后判断能力差,同时该标准操作相对繁琐,限制了其在临床上的广泛应用。

表 2-2 肺损伤评分量表

项目	分数	项目	分数
胸部 X 线		$60\sim79$	1
无肺泡实变	0	$40\sim59$	2
1 个区域肺泡实变	1	$20\sim39$	3
2 个区域肺泡实变	2	19	4
3 个区域肺泡实变	3	PEEP(cmH_2O)	
4 个区域肺泡实变	4	<5	0
低氧(mmHg)		$6\sim8$	1
$PaO_2/FiO_2>300$	0	$9\sim11$	2
$PaO_2/FiO_2\,225\sim229$	1	$12\sim14$	3
$PaO_2/FiO_2\,175\sim224$	2	>15	4
$PaO_2/FiO_2\,100\sim174$	3	最后评分	
$PaO_2/FiO_2<100$	4	无肺损伤	0
呼吸系统顺应性(mL/cmH_2O)		急性肺损伤	$0.1\sim2.5$
>80	0	严重肺损伤	>2.5

二、1994 年欧美联席会议诊断标准

1994 年欧美危重病及呼吸疾病专家召开 ARDS 联席会议,以统一概念和认识,提出了 ARDS 的现代概念和诊断标准,即 ARDS 的欧美共识会议(AECC)诊断标准,见表 2-3。

表 2-3 ARDS 的欧美共识会议(AECC)诊断标准

时间	急性发作
氧合情况	$PaO_2/FiO_2\leqslant26.6$ kPa(200 mmHg)[急性肺损伤则为 $PaO_2/FiO_2\leqslant39.9$ kPa(300 mmHg)]
PEEP 需要达到的要求	无
胸部影像学检查	胸部 X 线正位片:双肺浸润
肺水肿来源	没有左心房高压证据,PAWP$\leqslant$2.4 kPa(18 mmHg)

此诊断标准与过去比较,区别如下。

(1)急性而非成人:ARDS 可发生于任何年龄组,而不仅限于成人。因此,

ARDS 中的"A"由成人(adult)改为急性(acute),称为急性呼吸窘迫综合征。

(2)以低氧血症的严重程度作为区别 ALI 和 ARDS 的唯一标准。

(3)不把机械通气列入诊断指标。

(4)简化了诊断指标,便于记忆,加强了临床的可操作性。

(5)新标准将 ALI 和 ARDS 共同列入诊断标准,将重度 ALI 定义为 ARDS,便于 ARDS 的早期诊断和早期治疗。

(6)诊断标准包括急性发病;胸部 X 线表现为双肺弥漫性渗出性改变;$PaO_2/FiO_2 < 39.9$ kPa(300 mmHg);PAWP≤ 2.4 kPa(18 mmHg),或无左心房高压的证据。符合上述标准为 ALI,当 $PaO_2/FiO_2 < 26.6$ kPa(200 mmHg)时即为 ARDS。AECC 标准同样存在很多受人质疑及值得改进的地方:①没有考虑直接影响氧合的机械通气模式及 PEEP 水平;②肺动脉导管不能常规应用的限制;③急性起病的界定不明确;④危险因素没有提及等。

中华医学会呼吸病分会提出的《ALI/ARDS 的诊断标准(草案)》基本接受了 AECC 的标准,另外增加了两条标准:①有发病的高危因素;②急性起病,呼吸频数增加和/或呼吸窘迫。与 AECC 诊断标准比较,进一步强调了发病的高危因素和临床表现,但并没有解决 AECC 制定标准中存在的上述问题。

三、2012 年柏林标准

2011 年 10 月德国柏林举行的第 23 届欧洲重症医学年会上,ARDS 柏林诊断标准,见表 2-4,由此诞生。

表 2-4　柏林诊断标准

	轻度	中度	重度
起病时间	1 周之内急性起病的已知损伤或者新发的呼吸系统症状		
胸部影像学	双肺透亮度下降——不能由胸腔积液、肺叶不张和/或肺不张或结节完全解释		
肺水肿原因	不能由心力衰竭或液体超负荷完全解释的呼吸衰竭;没有危险因素的静水压力性水肿,需要客观评价指标(如超声心动图)		
低氧血症	100<氧合指数≤300,且 PEEP 或持续气道正压 ≥0.49 kPa	100<氧合指数≤200,且 PEEP 或持续气道正压 ≥0.49 kPa	氧合指数≤100,且 PEEP ≥0.49 kPa

柏林定义较欧美共识更加严谨和规范,是专家共识结合临床研究数据的结晶,也是 1994 年欧美共识延续和改良。该标准基于当前的流行病学证据,生理学概念及相关临床研究的结果,由欧美等国重症医学专家协商制定。于 2012 年

全文正式发表。新的诊断标准从起病时间、氧合指数、肺水肿的来源和胸部 X 线表现共 4 个方面对 ARDS 进行诊断,而并未采用平台压、无效腔量、血管外肺水、炎症指标、CT 或电阻抗断层成像等其他非常规检查手段,因此提高了临床的可操作性及依从性。柏林标准将 ARDS 依据氧合指数分为轻度、中度及重度,摒弃了 ALI 的诊断标准;考虑了 PEEP 对氧合指数的影响,剔除了 PAWP 对心功能不全的诊断,从而使其应用不局限于能放置 SWAN-GANZ 肺动脉导管的医院及科室。与以往的诊断标准相比,柏林诊断标准能更有效、细化 ARDS 的严重程度,在临床上更具可操作性和可靠性。

　　几十年来,随着医学的发展及进步,ARDS 的诊断不断更新,其诊断依据逐渐倾向于临床可行、可靠的指标,提高了临床的可操作性及依从性,而其诊断的准确性和对预后的判断仍需要临床研究进一步证实。在今后的临床实践和科学研究中,ARDS 诊断标准可能会得到更进一步完善,进而提高诊断的准确性与时效性。

第四节　鉴　别　诊　断

一、重症肺炎

　　重症肺炎可出现呼吸急促、低氧血症表现,临床表现有时与 ARDS 难以鉴别,而且重症肺炎往往诱发 ARDS。一般有发热、咳嗽、咳痰等呼吸道症状,白细胞计数及中性粒细胞计数增高(细菌性肺炎),降钙素原(procalcitonin,PCT)增高>0.5 ng/mL(细菌性肺炎)。病毒感染导致的重症肺炎可表现为发热,肺部影像出现弥漫性间质改变或肺叶的实变,而 PCT 可以不升高,流感病毒导致的重症肺炎可伴随血液三系细胞减少。X 线表现提示一侧肺叶,或超过两个肺叶实变(肺炎球菌)或弥漫分布(卡氏肺孢菌、病毒)。与 ARDS 不同的是,这些患者吸氧后往往低氧血症可以得到一定程度的缓解。按照美国胸外科学会/美国感染疾病协会的诊断标准,需机械通气或血管活性药物维持血压稳定为重症肺炎或次要标准符合两条及以上。弥漫分布的重症肺炎有时难以与 ARDS 鉴别,需密切观察,随访危重病评分和氧合指数,以早期、及时发现和诊断 ARDS。

二、特发性肺纤维化急性加重

特发性肺纤维化患者多为中老年人,起病较缓慢,临床上以活动后气急为主要表现;典型 CT 表现为肺周边部位为主的网格状纤维化;肺功能检查提示,限制性通气功能障碍,弥散功能减退;体检双肺可闻及细湿啰音,以吸气末明显。特发性肺纤维化急性发作时临床表现类似 ARDS,表现为呼吸困难加重、低氧血症显著、氧合指数<300 及双肺渗出性改变。特发性肺纤维化急性发作的原因尚未完全明确,部分与感染有关(病毒),一般经过激素冲击治疗后可缓解。部分特发性肺纤维化急性加重符合 ARDS,应该按照 ARDS 的治疗原则。

三、心源性肺水肿

心源性肺水肿即左心衰竭。该类患者有高血压和/或冠状动脉粥样硬化性心脏病、风湿性心脏病病史,既往曾出现过心力衰竭发作。起病较急,不能平卧,咳有粉红色泡沫痰。听诊两肺满布哮鸣音和湿啰音。X 线片提示以肺门为主的蝶形阴影。血气分析可见低氧血症,但程度较轻,吸氧后症状及血氧分压可显著改善。右心导管检查肺毛细血管楔压往往>2.4 kPa(18 mmHg)。心脏超声可见左心收缩及舒张功能减退。血清 B 型脑钠肽水平升高。

四、右心衰竭

该类患者往往有慢性阻塞性肺疾病、哮喘或肺源性心脏病病史。可出现呼吸急促、口唇发绀等,但一般有右心肥大的临床表现和右心衰竭的特殊体征,表现为颈静脉充盈,静脉压升高,双下肢水肿,肝大,肝下界下移,胃肠道淤血致肠胀气。心电图提示电轴右偏,X 线或 CT 片提示右心肥大,X 线片示右下肺动脉与右下支气管横径比值>1.05,肺动脉段突出等(同时存在肺动脉高压时)。

五、非心源性肺水肿

补液过量或短时间内过快,常见于外科术后补液,由于麻醉药物未完全消散,全身血管处于扩张状态,一般补液量不能使患者血压明显升高,故补液量过快过大易诱发急性肺水肿。一些限制性补液患者,如肾衰竭患者,正在进行血透和血滤的患者,如果液体出入量掌握不好,也容易出现肺水肿。气胸抽气过快,或胸腔积液一次性放出过多,导致复张性肺水肿。患者颅脑损伤后会出现神经性肺水肿。上述这些非心源性肺水肿出现往往时间较短,有明确诱因。可有呼吸急促、低氧表现,部分伴有肢体水肿。X 线片显示肺血管纹理粗乱,肺内渗出改变呈蝶形阴影。血气分析示氧分压稍偏低,吸氧后可明显改善。去除诱因,如适当利尿后肺水肿可有明显改善。

六、肺动脉栓塞

肺动脉栓塞患者有胸痛、呼吸困难和咯血,可伴有低氧血症,往往具有三联征的患者不到30%,可伴惊恐、咳嗽或晕厥。如有肺梗死,影像学提示楔形三角,一般X线或CT可见局部乏血管区,诊断主要依靠肺动脉CT造影。若有禁忌证或无条件做,可行同位素通气/血流扫描。实验室检查主要是D-二聚体升高,其特异性较高,阴性可基本排除肺动脉栓塞。

七、高原肺水肿

在高原地区突发呼吸困难、咳嗽,伴有低氧血症,往往感冒诱发。影像学提示双肺弥漫性肺水肿表现。吸氧或转移至低海拔地区后,症状迅速好转。

八、气胸

自发性气胸常见于瘦长体型男性,有基础疾病或机械通气的患者,可突发胸痛,呼吸困难,伴烦躁不安、窒息感、休克、出汗等。根据气胸种类不同,临床表现有所差别。张力性气胸因其影响血流动力学,需紧急处理。检查可见一侧胸腔饱满,叩诊呈鼓音,听诊呼吸音减弱或消失。影像学检查往往可协助明确诊断。

九、心肌梗死

患者有冠状动脉粥样硬化性心脏病、动脉粥样硬化病史,突发胸前区压榨性疼痛,持续1小时不能缓解,可有出冷汗、休克表现。心电图特征性改变,包括ST段抬高、T波高尖、最后出现宽大Q波。心肌酶谱增高,具有较好的特异性和敏感性。

十、慢性阻塞性肺疾病急性发作

该类患者有慢性阻塞性肺疾病病史的患者,往往上呼吸道感染或环境污染诱发,出现咳嗽咳痰加重,呼吸困难,以活动后气急为主,口唇发绀,有或无发热。X线或CT片显示双肺肺气肿样改变,横膈下移。肺功能检查示阻塞性通气功能障碍。血气分析示低氧伴或不伴CO_2潴留,低氧在吸氧后可迅速改善。

第三章

急性呼吸窘迫综合征的呼吸支持治疗

第一节 氧 疗

氧疗是通过增加吸入氧浓度,提高肺泡氧分压,加大肺泡膜两侧氧分压差,促进 O_2 弥散,提高 PaO_2 和 SaO_2。氧疗有两种含义:①各种可能增加吸入气氧浓度的措施,包括机械通气供氧和高压氧等特殊氧疗;②通过简单的连接管道,在常压下向气道内增加氧浓度的方法。故氧疗可大部分改善或纠正因吸入低浓度 O_2 和肺呼吸功能障碍所致的低氧血症;在某些特殊类型的缺氧患者,合适的氧疗也有一定或较高的治疗作用。

一、氧疗指征、目标和要求

(一)氧疗指征

氧疗主要用于治疗低氧血症,合理氧疗可明显改善或纠正低氧血症及其引起的一系列代谢障碍和生理功能紊乱,防止并发症,改善临床症状和生活质量。具体适应证如下:①$PaO_2 < 8.0$ kPa(60 mmHg)的急性低氧血症;②$PaO_2 < 7.3$ kPa(55 mmHg)的慢性低氧血症,或 PaO_2 为 $7.3 \sim 8.0$ kPa($55 \sim 60$ mmHg)伴有慢性肺动脉高压,或继发性红细胞增多症,活动后 PaO_2 明显下降;③睡眠性低氧血症或睡眠呼吸暂停低通气综合征。

某些患者静息状态下 PaO_2 在合适范围,但运动后出现明显低氧血症,是否需要氧疗有较大的争议,我们的观点是不特别强求,有条件者可在运动时吸氧。

(二)氧疗目标

氧疗目标为改善或纠正低氧血症及其导致的代谢障碍和生理紊乱,故氧疗后使 $PaO_2 \geq 8.0$ kPa(60 mmHg)或 $SaO_2 \geq 90\%$ 即可;若合并慢性高碳酸血症可允许目标适当降低,具体要求是 $PaO_2 \geqslant 7.3$ kPa(55 mmHg)或 $SaO_2 \geqslant 85\%$。继续增加 FiO_2 一般并不增加疗效,在某些情况下反而增加不良反应。

(三)氧疗要求

1.摄氧不足

低氧环境所致的缺氧,适当吸氧即可。

2.换气功能障碍

换气功能障碍多表现为单纯低氧血症,无 CO_2 潴留,是氧疗的最佳适应证。氧疗对改善通气/血流比例失调和弥散功能障碍导致低氧血症有较好的疗效,但对动静脉血分流率较大的患者疗效不佳,多需在机械通气的基础上氧疗。首选中低浓度氧疗($FiO_2 \leqslant 60\%$);若无效或效果不佳,则采用高浓度氧疗($FiO_2 > 60\%$),但需注意氧中毒的可能,在病情改善后及时降低 FiO_2。

3.通气功能障碍

通气功能障碍除低氧血症外,常有 CO_2 潴留。需要根据 PaO_2 与 $PaCO_2$ 的变化选择 FiO_2。总体原则为在 $SaO_2 \geqslant 90\%$ 的基础上,采取持续低浓度吸氧。因为高浓度氧疗可加重高碳酸血症;而间歇氧疗时,在间歇期,$PaCO_2$ 很少下降至氧疗前水平,PaO_2 常比吸氧前更低。

4.康复治疗

对于由 COPD、慢性肺间质纤维化或其他疾病所致的慢性低氧血症应采取长期低浓度氧疗,每天氧疗时间 $\geqslant 12$ 小时,特别是夜间睡眠时应持续吸氧。长程氧疗是延长低氧血症患者生存时间和改善生活质量的最有效手段。

二、氧疗的工具

(一)鼻导管与鼻塞

1.鼻导管

鼻导管为一细长、顶端和侧面开孔的橡胶或塑料导管,插入鼻前庭,曾强调插入至会厌部,但试验证实两种方法提高氧浓度的效果相似且前者的刺激轻微,故普遍采用前一种方法。鼻导管价格低廉,使用简单,不存在重复呼吸,患者乐于接受;但吸氧浓度不易被控制,插入时易损伤鼻黏膜。(目前国内各级医院普遍使用的给氧工具)。

2.鼻塞

一般是用较硬而光滑的硅橡胶、有机玻璃或塑料材料制作成的球形体,与导管连接。使用时紧密置于鼻前庭,比使用鼻导管舒适,易被患者接受,氧疗效果与鼻导管相仿。

临床上也经常使用双侧鼻导管和鼻塞,同时插入双侧鼻前庭,依从性好,插入较浅,患者易接受。

3.适应证

鼻导管、鼻塞吸氧时,FiO_2一般不会超过 40%,故适用于有自主呼吸、需要FiO_2较低的患者,特别适用于慢性阻塞性肺疾病、慢性肺间质病等所致的慢性呼吸衰竭患者。

(二)经鼻高流量氧疗装置

经鼻高流量氧疗装置是一种优化的吸氧装置,基本特点是充分加温、湿化、调节氧浓度,是目前最理想的吸氧装置(详见氧疗方法)。

(三)气管内导管

对一些需长期氧疗的患者给予气管内供氧,可有效改善低氧血症,降低吸气通气量,减少呼吸功,提高运动耐受性;而用氧量仅为鼻导管吸氧的 $1/4\sim1/2$。缺点是分泌物黏稠时易堵塞导管,需经常清洗。对于建立人工气道的患者,若不需要机械通气或在停机过程中,常采用该供氧方式。

(四)吸氧面罩

与鼻导管吸氧相比,经面罩供氧可提供比较恒定的中等氧浓度,并能根据需要调整,可部分或全部避免重复呼吸;但由于面罩属于固定装置,使用时不能咳痰与进食,主要用于急救或需较高氧浓度的患者。目前使用的面罩有多种形式,简述如下。

1.简单吸氧面罩

简单吸氧面罩为无储气囊、无活瓣的开放式面罩,面罩两侧有气孔排出呼出气。为消除面罩无效腔产生的重复呼吸,氧流量必须 >4 L/min。FiO_2不稳定,不适用伴明显 CO_2 潴留的慢性低氧血症患者。

2.可调式通气面罩

可调式通气面罩又称文丘里(Venturi)面罩。氧气通过一狭窄管道,利用氧喷射(射流)产生的负压从面罩侧口夹带空气,空气夹带量受管道狭窄程度及侧口大小控制。管道越狭窄或侧口越大,夹带空气量就越多,FiO_2越低;面罩即根据该原理调节 FiO_2。FiO_2可以被精确、恒定地予以控制,但氧的浪费较多,是目前使用较广泛的吸氧面罩。

3.可调式吸氧面罩

可调式吸氧面罩由通气面罩、呼气阀、氧气袋通过连接管组成的吸氧装置。面罩两侧有侧孔,关闭时吸入气皆来源于氧气袋,FiO_2可达 100%,有利于迅速改善严重低氧血症;若打开侧孔,则吸气时有空气进入,使 FiO_2 降低;打开侧孔的数量越多吸入空气越多,FiO_2 越低,从而有助于满足不同程度的吸氧需求,减少或避免氧中毒或其他不良反应的发生。

4.部分重复呼吸面罩

部分重复呼吸面罩为配有储气囊的面罩,呼气时部分呼出气进入储气囊,与囊内氧气混合后再重复吸入。当氧流量较高时可提供高浓度氧气,同时吸入气中可保持一定浓度的 CO_2。主要用于严重低氧血症伴呼吸性碱中毒的患者。

5.非重复呼吸面罩

非重复呼吸面罩具有防止呼出气进入储气囊的单向活瓣面罩,临床上常用呼吸机的通气单向活瓣。单向活瓣可防止呼出气进入面罩保障高 FiO_2,且无重复呼吸,适应证同部分重复呼吸面罩。

6.氧帐

氧帐系围绕头部至全身的供氧装置,应用于小儿,能提供各种浓度的氧气,但氧气浪费较大,不适用于成人,也不适合伴有明显 CO_2 潴留的慢性低氧血症患者。

三、氧疗方法

(一)无呼吸氧疗

患者呼吸骤停或处于无效呼吸状态下,气体交换仍能维持一段时间,有助于维持适当氧合,并可能延缓 $PaCO_2$ 升高,为进一步呼吸支持提供时机。

呼吸停止可以是气道阻塞所致,也可以单纯呼吸停止而气道仍保持通畅,两者的气体交换有较大差异,氧疗效果也有较大差异

1.呼吸停止后肺泡与气道之间的气体交换

(1)肺泡与肺泡毛细血管之间气体交换的基本变化:呼吸骤停时,若循环功能存在,肺内气体交换将继续进行。假设肺泡气成分及混合静脉血气体分压的初始值正常,呼吸停止后 P_ACO_2 将从 5.3 kPa(40 mmHg)升高至 6.1 kPa(46 mmHg),P_AO_2 从 13.8 kPa(104 mmHg)下降至 5.3 kPa(40 mmHg)。如果暂不考虑混合静脉血成分的改变,并假设功能残气量恒定,则在正常肺容积条件下,肺泡气与混合静脉血的平衡需排出 21 mL CO_2 和吸入 230 mL O_2。因为

CO_2的溶解度非常高,且在 1 个循环周期内即能达到平衡,因此 21 mL 的 CO_2 可在数秒内完成转运;而转运 230 mL O_2 则需要较长时间,一般 1 分钟以上。但具体变化特点视气道畅通情况和环境气体成分而定。

(2)气道阻塞时的气体交换:气道阻塞时肺泡气、混合静脉血、动脉血之间的 PCO_2 可很快达到平衡,因为 CO_2 的溶解度大,机体 CO_2 的 90% 以上储存在体液内,故 $PaCO_2$ 以 3~6 mmHg/min 的速度逐渐上升;O_2 溶解度非常低,机体储备又非常少,P_AO_2 和 PaO_2 将迅速下降,并接近混合静脉血水平。

由于动脉和混合静脉血的氧分压差始终存在且不可能达到平衡(除非血液循环终止),随着气体交换的不断进行,气道内的 O_2 借压力差向肺泡内扩散;肺泡内 CO_2 向气道内扩散。由于气道容积有限,且较长,故扩散量有限。假如患者是在呼吸空气和正常功能残气量位置窒息,则大约 1.5 分钟出现严重低氧血症。

随着 O_2 吸收量和 CO_2 排出量之差的增大,肺泡内压下降,肺含气容积降低,开始降低速度约为 O_2 吸收量和 CO_2 排出量之差,即 230 mL/min－21 mL/min＝209 mL/min。

(3)气道通畅吸入空气时的气体交换:在气道通畅并且环境气体为空气时,P_AO_2 下降和 PCO_2 上升的速度不均衡,肺泡内压下降,外界大气与肺泡之间形成压力差,气道内的新鲜气体以"气团运动"或"容积运输"的形式向肺泡内移动;而相同容积的环境气体也被以同样的方式(与常规机械通气的相似)吸入到气管中。如上所述,因为气道-肺泡间存在一定的氧分压差,O_2 将逐渐扩散至肺泡;随着氧的迅速消耗,氮浓度逐渐升高,直至约 2 分钟后出现明显低氧为止,此时氮浓度可达 90%;环境空气借气团运动方式进入气管也阻止了 CO_2 的排出,气道 CO_2 浓度会升高至 8% 左右。此时若在口腔测量气体成分,可显示氧气吸入,但无 CO_2 排出,呼吸气体交换率为 0。

综上所述,呼吸骤停后必须使患者头后仰,避免舌根后坠,保持呼吸道通畅,这样可为抢救多提供 1/3 的时间,即(2－1.5)min＝0.5 min,0.5 min/1.5 min＝1/3。习惯上将上述氧气进入血液循环的过程称为弥散呼吸,但实际上包括了弥散呼吸和气团运动两种方式。

2.呼吸停止、吸氧状态下肺泡与气道之间的气体交换

(1)气道通畅、吸氧时的气体交换:当气道畅通、环境气体为氧气时,肺泡、气道、环境之间的气体交换与吸入空气有较大差异。O_2 主要通过气团运动被吸入气道,与弥散呼吸共同作用进入肺泡,最终通过肺泡毛细血管膜进入血液。因吸氧时肺泡氮浓度不会增加,P_AO_2 的下降速度与 $PaCO_2$ 上升速度相同,即均为 0.4～

0.8 kPa(3~6 mmHg)/min,因此数分钟内不会出现严重缺氧。若患者在呼吸停止前吸纯氧,则初始 P_AO_2 将约为 101.1 kPa(总压)(760 mmHg)－5.3 kPa(PCO_2)(40 mmHg)－6.3 kPa(P_AH_2O)(47 mmHg)－1.7 kPA(P_AN_2)(13 mmHg)＝87.8 kPa(660 mmHg),理论上生存时间可达 100~200 min,当然前提是呼吸性酸中毒需维持在适当水平。

(2)持续高流量吸氧时的气体交换:若呼吸骤停前吸纯氧且气道通畅,进行高流量吸氧(气管内吹氧),则可促进 CO_2 排出,在 100 分钟内不仅能维持氧合的稳定,也可使 $PaCO_2$ 维持在稍高于 13.3 kPa(100 mmHg)的水平。实际上该理论早在几十年就已在动物实验和临床试验中证实。同样胸外按压,也可通过"对流"等作用促进 CO_2 的排出,延缓高碳酸血症的进展。

总之,在发生呼吸骤停、即将发生呼吸骤停或准备气管插管的患者,建立人工气道前及时采取措施,保持上呼吸道通畅,迅速给予纯氧吸入或高浓度氧疗可显著延缓低氧血症和高碳酸血症的发展,为抢救提供时机。

(二)高压氧疗

高压氧疗是在密闭高压氧舱内,使用超过一个 atm(标准大气压强单位)纯氧的氧疗方法。常用 2~3 atm 的氧气,故可以大幅度提高 PaO_2,增加 O_2 在血液中的溶解量和氧含量,从而解除 PaO_2 正常者的缺氧,主要用于一氧化碳中毒、减压病、脑水肿、某些急性中毒、脑炎和中毒性脑病等的治疗。

1.作用机制

(1)提高 PaO_2 和氧含量:血液携氧有两种基本方式,一种是 O_2 与 Hb 结合,形成化学结合氧;另一种是溶解在血液中,称为物理溶解氧。在常压空气下,健康人血液中结合氧约为 8.79 mmol/L(19.7 mL/100 mL);PaO_2 为 12.0~13.3 kPa(90~100 mmHg),溶解氧约为 0.13 mmol/L,氧含量约为(8.79＋0.13)mmol/L＝8.92 mmol/L(20 mL/100 mL 血液)。吸入高压氧时,PaO_2 与吸入气氧分压成正比,当 PaO_2 达 20.0 kPa(150 mmHg)时 Hb 完全饱和,结合氧不再增加;溶解氧却随 PaO_2 升高而增加,如 2.5~3.0 atm 下吸纯氧,PaO_2 可达 235.4~285.0 kPa(1 770~2 140 mmHg),血液溶解氧增至 2.36~2.85 mmol/L(5.6~6.4 mL/100 mL 血液),比常压下吸空气时提高 17~20 倍,相当于正常静息状态下动、静脉氧含量之差(2.50 mmol/L)。换言之,若无 Hb 结合氧,仅靠血液溶解氧就能满足机体需要。

(2)增加组织氧含量和氧储量:高压氧状态下,由于 PaO_2 明显升高,氧含量增加,O_2从毛细血管向组织的弥散量明显增加,故组织氧含量和氧储量也随之增加。如在 3 atm 下,每千克组织氧储量从 13 mL 增加至 53 mL,这对纠正组织缺氧和提高组织对缺氧的耐受性均有重要意义。

(3)提高血氧弥散率和增加氧的有效弥散距离:气体总是从高分压向低分压方向弥散,压力梯度愈大,单位时间内气体弥散量愈多,弥散距离也相应增大。如给予 3 atm 的氧气,组织氧分压增加 10 倍,组织氧含量增加 4 mL/kg,O_2从毛细血管向组织弥散的有效距离从 30 μm 延长至 100 μm,对改善组织缺氧有重要价值,也对治疗微循环障碍性疾病十分有利。

2.适应证

高压氧是一种特殊的氧疗方式,根据其治疗机制,理论上可用于各种原因所致的低氧血症,但实际上仅主要用于非低氧血症性缺氧,主要是一氧化碳中毒、各种有害气体及毒物中毒;也常用于心肺脑复苏后、意外事故(溺水、电击、脑外伤)、其他原因所致脑缺氧与脑水肿,也用于心肌梗死、出血性休克、缺血性脑病、眼底病及突发性耳聋等疾病的辅助治疗。

(三)经鼻高流量氧疗

经鼻高流量氧疗(high-flow nasal cannula oxygen therapy,HFNC)是一种相对比较古老的氧疗方法,需经过特殊鼻塞持续高流量(8～80 L/min)的供氧方式,能够提供可自由调节并相对恒定的氧浓度(21%～100%)、温度(31～37 ℃)和充分湿化的吸入气。早期由于未能有效解决湿化、温化问题,没有获得临床应用;随着这些问题的解决,HFNC 成为目前最理想的氧疗方式;加之简单方便,仅需简单培训即可使用,临床应用日益广泛。

1.基本组成

根据结构、功能特点,HFNC 可分为以下 3 部分。

(1)空氧混合装置和高流量产生装置:将空气和氧气按预设氧浓度混合,通过涡轮等装置产生可调的高流量输出。

(2)气体加温和湿化装置:将输出的高流量空氧混合气行充分加温,湿化。

(3)气体输送管路:将充分加温、湿化的空氧混合气以恒定流量输送至高流量鼻塞,进入患者气道。高流量鼻塞的尖端呈斜面型出口,质地柔软,通过具有弹性可调节的过耳头带固定于患者面部。

2.生理学作用

(1)提供合适的供氧浓度和供氧方式:吸入气氧浓度(FiO_2)可调节范围大

（21%～100%），充分湿化、温化；不影响进食、咳痰，故可安全有效地改善低氧血症，是 HFNC 的基本和主要作用方式。

（2）一定通气效应：HFNC 通过提供恒定、可调节的高流量空氧混合气，冲刷鼻腔、口腔及咽部的解剖无效腔，减少患者下一次吸气时吸入的 CO_2 容积，因此同样通气条件下，肺泡通气量必然增大。高流量本身及其导致的湍流还产生一定的通气效应。气流量越大，通气效应越强，故 HFNC 不仅可用于单纯低氧血症患者，也可用于较轻的高碳酸血症患者。

（3）持续气道正压效应：HFNC 输送高流量气流，必然产生一定水平的持续气道正压（不是 PEEP，尽管两者的作用相似），对改善或维持上气道开放、对抗周围气道陷闭、扩张肺泡内径或防治肺泡陷闭、改善肺水肿皆有一定作用。与呼吸机密闭送气、自由调节的持续气道正压不同，HFNC 是开放性的，上气道持续气道正压压力最高，下气道下降，肺泡内明显下降；漏气越多，持续气道正压越低。当然与通气效应类似，该作用与流量密切相关。研究显示，HFNC 流量每增加 10 L/min，咽腔持续正压通气增加 0.05～0.10 kPa（0.5～1.0 cmH_2O）。流量增加至 60 L/min 时，口腔闭合条件下，女性受试者的咽腔压可达约 0.9 kPa（8.7 cmH_2O），男性约 0.5 kPa（5.4 cmH_2O）；张口呼吸时女性约为 0.3 kPa（3.1 cmH_2O），男性约为 0.2 kPa（2.6 cmH_2O）。由于大量漏气，张口呼吸必然导致持续气道正压明显下降。

（4）改善气道分泌物引流：HFNC 提供相对恒温、恒湿的高流量空氧混合气，符合机体正常状态下呼吸道的气体温度和湿度，改善呼吸道黏液纤毛系统的功能；高流量刺激也有助于改善纤毛运动和咳嗽反射，进一步改善引流。

3.适应证

（1）Ⅰ型呼吸衰竭：HFNC 是优良的供氧装置，多种治疗作用的效果有限，故主要用于不需要治疗压力（如慢性肺间质纤维化）或较高治疗压力（如轻中度心源性肺水肿）的单纯低氧血症患者，较普通鼻导管吸氧或面罩吸氧的范围广，后两者仅提供较高氧浓度，无治疗作用。由于价格昂贵，故 HFNC 主要用于普通鼻导管、面罩吸氧效果差或依从性差的患者。由于不能像呼吸机一样提供可调整的较高压力，对疾病治疗作用有限，故不宜作为无创或有创通气的替代方式用于重症患者。

（2）Ⅱ型呼吸衰竭：由于 HFNC 有适当的氧疗和一定的通气效应，故可用于轻中度Ⅱ型呼吸衰竭的治疗，特别是慢性呼吸衰竭的治疗；但作用有限，不宜作为有创或无创通气的替代方式用于重症患者。

（3）上气道阻塞：主要见于阻塞性睡眠呼吸暂停低通气综合征。HFNC有一定持续气道正压作用，可以应用；但持续气道正压呼吸机更简单、优越，故主要用于其他疾病合并阻塞性睡眠呼吸暂停低通气综合征的患者，如COPD合并阻塞性睡眠呼吸暂停低通气综合征，即使发生Ⅱ型呼吸衰竭，也可能有较好的治疗效果。

（4）慢性肺实质疾病：主要表现为慢性过程和单纯低氧血症，呼吸肌力、气道阻力正常，轻中度患者首选鼻导管吸氧；重症患者宜选择面罩或HFNC。

（5）重症肺炎：表现为单纯低氧血症，不同类型的特点和治疗要求不同。①单纯多叶段大叶性肺炎：主要病理改变为肺泡内充满大量渗出物、肺泡容积增大，气道阻力和呼吸肌力正常，是HFNC的合适指征。②重症间质性肺炎：主要病理改变为肺泡毛细血管膜损伤，大量肺泡萎陷，实质是肺内型ARDS。HFNC产生的持续气道正压非常低，达不到扩张陷闭肺泡的作用，除轻症患者外不宜选择；人工气道是首选治疗方式。

（6）ARDS同上。除轻症外，HFNC不宜应用。

（7）心源性肺水肿：对于轻度低氧血症患者，HFNC除提供合适的氧疗外，持续气道正压也有一定治疗作用，可选用；重症患者则需选择无创或有创机械通气，给予足够和适当的压力改善肺水肿和左心室后负荷。

（8）肺血管病：气道、肺实质、呼吸肌力正常或变化不大，肺循环、支气管循环吻合支开放是低氧血症的主要原因，单纯吸氧即可，轻度低氧血症首选鼻导管，重症低氧血症可选择面罩吸氧或HFNC。

4.应用方法

HFNC参数设置如下。

（1）Ⅰ型呼吸衰竭：气体流量初始设置较高，为 $30\sim40$ L/min，FiO_2 初始设置亦较高，以维持有效氧合，然后根据经皮血氧饱和度调整，后者达 $90\%\sim97\%$ 较合适，进一步调整需结合动脉血气；温度设置范围为 $31\sim37$ ℃，依据患者舒适度和耐受性调节。

（2）Ⅱ型呼吸衰竭：气体流量初始设置较低，为 $20\sim30$ L/min；如果 $PaCO_2$ 较高，流量设置可升高至 $45\sim55$ L/min 或更高，以加强通气效应。FiO_2 初始设置较高以保障足够氧合，然后根据监测结果调整经皮血氧饱和度至 $90\%\sim97\%$，进一步调整需结合动脉血气；温度设置范围为 $31\sim37$ ℃，依据患者的舒适性和耐受性调节。

四、氧疗要点

为使氧疗能达到预期效果,纠正低氧血症,同时避免氧疗的不良反应,需注意以下几点。

(一)合理选择吸氧浓度

合适 FiO_2 可以有效改善低氧血症,又能避免引起 CO_2 潴留、肺泡萎陷和氧中毒等不良反应。总体上以 $PaO_2 \geqslant 8.0$ kPa(60 mmHg)或 $SaO_2 \geqslant 90\%$ 为原则,在此基础上尽量降低 FiO_2。如慢性高碳酸血症患者的 FiO_2 一般不超过 30%,急性高碳酸血症可稍高,但也无须超过 60%,否则需机械通气治疗。单纯低氧血症患者宜选择低、中浓度氧疗,避免长时间高浓度氧疗;否则也需机械通气等治疗。

(二)吸入氧气的湿化

氧气的湿化有助于保护气道黏膜,防止分泌物干结。目前常用的方法是将氧气先经过湿化瓶湿化,然后再吸入,但湿化效果有限。

在室温下,即使在湿化器内达到 100% 的湿化,到达呼吸道时其相对湿度也将降至 50% 左右。为保障充分湿化,需将吸入气体适当加温,可以利用电热器将湿化罐内的水加温并产生水蒸气,使吸入氧气加温、湿化。加温使吸入气温度到达呼吸道时的温度不能超过 $40\ \text{℃}$,否则有可能影响纤毛运动,亦可能造成呼吸道的损伤。经鼻高流量氧疗有效解决了上述问题,临床应用明显增多。

(三)氧疗的监护

氧疗时需密切观察患者的神志、发绀程度、呼吸频率及幅度、心率、心律等,特别是经皮血氧饱和度和动脉血气分析。前者应用简单、方便,可持续应用,可比较准确地判断氧疗效果;动脉血气分析可确切了解氧疗效果和整体情况,有效指导吸氧流量或调整 FiO_2 及整体治疗方式,以达到最佳氧疗效果和避免氧疗的不良反应。

(四)器械的消毒

吸氧装置包括鼻导管或鼻塞、面罩、水封瓶等在使用前皆必须严格消毒,定时更换,防止交叉感染。使用鼻导管或鼻塞时要经常检查是否有分泌物堵塞。

(五)停止氧疗的指征

氧疗的目的在于提高 FiO_2 纠正低氧血症及其导致的代谢障碍和生理功能紊乱,维持脏器功能。只要 PaO_2 达到并稳定在 8.0 kPa(60 mmHg)或以上,或

$SaO_2 \geqslant 90\%$，即能满足机体的生理需要。因此呼吸空气时 $PaO_2 \geqslant 8.0$ kPa（60 mmHg）即可以停止吸氧。当然不同疾病或不同患者的具体情况不同，停止氧疗的指征可适当放宽，如脑卒中、急性左心衰竭患者。

（六）停止氧疗后的观察

停止氧疗后必须密切观察患者的神志、发绀、呼吸、心率、心律、血压的变化，进行动脉血气分析；如有病情变化需恢复吸氧。

第二节　无创机械通气

无创机械通气（non-invasive mechanical ventilation，NIV）是指无需建立人工气道（气管插管等）的机械通气方法，包括气道内正压通气、胸外负压通气、腹部正压带、植入型膈肌起搏、摇动床等。无创正压通气（non-invasive positive pressure ventilation，NPPV）是指不需要建立人工气道，通过多种类型的接口器连接患者与呼吸机的正压通气方法。双水平正压通气其实质是压力支持或压力控制＋PEEP 和持续气道内正压（continuous positive airway pressure，CPAP）是目前最常用的通气模式。随着无创通气技术的不断发展和临床研究的深入，NPPV 的应用日益普遍，几乎取代了其他几种无创通气的方法，现在狭义的无创机械通气通常是指 NPPV。因此，本节的叙述主要是针对 NPPV 的临床应用等问题。

一、NPPV 的适应证

（一）NPPV 的总体应用指征

总的来说，与有创通气相似，NPPV 通过提供有效的呼吸支持，改善患者的通气及气体交换，并降低患者呼吸做功。因此其应用的指征是各种疾病导致的急性呼吸衰竭和慢性呼吸衰竭。对于急性呼吸衰竭患者，NPPV 应用的参考指征主要从以下几个方面考虑。

1.患者的病情严重程度
即是否符合需要辅助通气的指标。
（1）中至重度的呼吸困难，表现为呼吸急促（COPD 患者的呼吸频率＞24 次/分，充血性心力衰竭患者的呼吸频率＞30 次/分);动用辅助呼吸肌肉或胸腹矛盾运动。

(2)血气异常[pH＜7.35,PaCO2＞6.0 kPa(45 mmHg),或 PaO$_2$/FiO$_2$＜26.6 kPa(200 mmHg)]。

2.对 NPPV 治疗的反应性

症状和血气改善,基础疾病控制;症状和血气改善,基础疾病稳定;症状和血气保持稳定,基础疾病有所进展,但无紧急插管的指征;符合以上条件者均可继续应用 NIV 治疗。

3.暂时无应用 NPPV 的禁忌证

对于慢性呼吸衰竭患者,NPPV 应用的参考指征有以下几方面。

(1)疲劳、晨起头痛、嗜睡、夜梦、遗尿、呼吸困难等症状。

(2)肺心病体征。

(3)气体交换障碍:对于限制性肺病和中枢性低通气患者,白天 PaCO$_2$＞6.0 kPa(45 mmHg)或夜间 SaO$_2$＜90%并持续 5 分钟以上或＞10%的总监测时间。

(4)急性呼吸衰竭缓解后仍持续较长时间的 CO$_2$ 潴留。

(5)因急性呼吸衰竭反复住院。

(6)无应用 NIV 的禁忌证。

对于处于疾病终末期的患者也可应用 NIV 治疗,但其主要目的是缓解呼吸肌肉疲劳、改善呼吸困难和生活质量。目前暂时缺乏相关的 NIV 应用指征,因此,只要患者感觉舒适且无相关应用 NIV 的禁忌证就是 NIV 的适应证。

(二)NPPV 在不同疾病的应用

1.慢性阻塞性肺疾病急性加重期

多项随机对照研究及其他分析均显示,与常规氧疗相比,NPPV 可显著改善慢性阻塞性肺疾病急性加重期患者的呼吸困难症状,减少入住 ICU 概率及缩短住院时间和降低住院病死率。如何在慢性阻塞性肺疾病急性加重期中选择合适的患者接受 NPPV 治疗,临床上仍然缺乏统一的标准。目前多数采用动脉血 pH 来对慢性阻塞性肺疾病急性加重期导致的呼吸衰竭进行分层:轻度呼吸性酸中毒(pH≥7.35)、中度呼吸性酸中毒(pH7.25～7.35)和重度呼吸性酸中毒(pH＜7.25)。中、重度呼吸性酸中毒的慢性阻塞性肺疾病急性加重期患者,为了减少慢性阻塞性肺疾病急性加重期患者气管插管事件及病死率,应尽早实施 NPPV 治疗。轻度呼吸性酸中毒的慢性阻塞性肺疾病急性加重期患者中 NPPV

的获益及必要性仍存在争论。虽然动脉血 pH 是目前决定是否使用 NPPV 治疗的最重要的决定因素,但应综合考虑其他,如呼吸急促、呼吸困难的严重程度及辅助呼吸肌的使用等临床因素。对于出现意识水平改变的慢性阻塞性肺疾病急性加重期患者是否适合尝试 NPPV 的问题,目前的研究结果不支持在有意识障碍的患者中使用 NPPV 治疗。然而,如果患者的意识改变与 CO_2 潴留有关,NPPV 治疗后意识显著改善,可以继续 NPPV 治疗。

2.稳定期慢性阻塞性肺疾病

对于稳定期慢性阻塞性肺疾病患者 NPPV 应用指征尚无统一标准,目前暂时应用的参考指征如下。

(1)伴有乏力、呼吸困难、嗜睡等症状。

(2)气体交换异常,$PaCO_2 \geqslant 7.3$ kPa(55 mmHg)或在低流量给氧情况下 $PaCO_2$ 为 6.7～7.3 kPa(50～55 mmHg),伴有夜间 $SaO_2 < 88\%$ 的累积时间占监测时间的 10% 以上。

(3)对支气管扩张剂、激素、氧疗等内科治疗无效。通常治疗 2 个月后重新评价,如果依从性好(>4 h/d)且治疗有效则继续应用。

3.心源性肺水肿

多个随机对照试验和 meta 分析均证实了持续气道正压和 NPPV 改善患者的临床症状及心功能;降低气管插管率和病死率。目前建议用于常规药物治疗效果不佳的患者,特别是存在明显低氧血症的患者,而合并心肌梗死或低血压患者慎用。

4.免疫功能低下合并呼吸衰竭

各种免疫功能低下患者(如恶性血液病、艾滋病、实质性器官疾病或骨髓移植术后等)的呼吸衰竭以低氧性呼吸衰竭为主。2017 年国内学者发表的 meta分析结果显示,与单纯吸氧治疗比较,早期 NPPV 治疗显著降低其短期病死率、降低插管率和缩短入住 ICU 时间,但两者的远期病死率无显著性差异。由于此类患者总体的病死率较高,建议在 ICU 密切监护的条件下使用。

5.NPPV 辅助撤机

目前 NPPV 辅助撤机主要应用于以下 3 种情况。

(1)有创-无创序贯辅助撤机。我国的多中心随机前瞻对照研究显示,NPPV可提高撤机慢性阻塞性肺疾病患者的成功率和降低住院病死率。提出了 NPPV辅助撤机策略的应用指征:①急性发作前生活基本可以自理。②感染是慢性阻塞性肺疾病急性加重期的原因。③经过治疗后肺部感染得到有效控制。④全身一般状态比较好,神志清晰。⑤痰液不多和气道清除能力较好。⑥需要的通气参数:吸入氧浓度<40%、压力支持<1.2 kPa(12 cmH$_2$O)、控制通气+自主通气模式频率<12 次/分。

(2)治疗撤机后再发呼吸衰竭高风险的患者,避免再次气管插管。再发呼吸衰竭高风险的指标:①年龄>65 岁。②心力衰竭是初次气管插管的原因。③拔管时急性生理与慢性健康Ⅱ评分>12。④慢性阻塞性肺疾病急性加重期。⑤因慢性肺病机械通气>48 小时且自主呼吸试验时出现高碳酸血症。⑥符合以下任何一项条件:连续多次脱机失败,慢性心功能不全,拔管后 PaCO$_2$>6.0 kPa(45 mmHg),多种合并症,拔管后咳嗽能力差或伴喘息。

(3)治疗撤机后 48～72 小时内发生呼吸衰竭,防止再次气管插管。但现有的研究结果显示,与立即气管插管组对比,NPPV 治疗组的病死率更高。

6.支气管哮喘急性严重发作

支气管哮喘是慢性气道炎症性疾病,与变态反应相关。研究结果提示:NPPV 治疗可以帮助支气管哮喘急性加重患者降低呼吸肌负荷,减轻呼吸肌的做功,缓解呼吸肌疲劳,辅助通气帮助吸入支气管舒张剂的吸入,从而增加支气管扩张剂的疗效。目前应用的参考指征如下。

(1)经过系统的药物治疗无改善。

(2)有一定程度的呼吸窘迫(辅助呼吸肌动用或讲话困难等)。

(3)pH7.25～7.35,PaCO$_2$在 6.0～7.3 kPa(45～55 mmHg)。

7.肺炎

当肺炎引起急性呼吸衰竭时往往需要机械通气辅助呼吸。现有的研究结果表明:与氧疗对比,NPPV 治疗可降低肺炎导致严重呼吸衰竭的气管插管率。目前建议,如果 PaO$_2$/FiO$_2$<39.9 kPa(300 mmHg),而患者一般状况比较好,可以尝试使用 NPPV 治疗,尤其适合于有基础 COPD 的合并高碳酸血症的肺炎患者。肺炎患者 NPPV 治疗必须在 ICU 中密切监护下实施,避免延误气管插管。

8.ARDS

ARDS 是临床各科常见的呼吸危重症,除控制原发病外,机械通气是最为重要的治疗手段。从现有的应用经验和研究的结果来看,不建议常规应用无创机械通气。对符合以下条件者可试行治疗。

(1)患者清醒合作,病情相对稳定。

(2)无痰或痰液清除能力好。

(3)无多器官功能衰竭。

(4)急性生理学评分Ⅱ≤34。

(5)NIV治疗1～2小时后PaO_2/FiO_2>23.3 kPa(175 mmHg)。

(6)基础疾病容易控制和可逆(如手术后、创伤等)。

但NIV只是一种呼吸支持治疗,而不是病因治疗。开始治疗有改善并不代表最终治疗的有效。需要密切监测病情变化,一旦病情恶化并达到气管插管的指标则转为有创通气,避免延误气管插管。

9.手术后呼吸衰竭

术后胸肺部并发症仍然是外科手术后的常见问题,尤其是胸腹部手术,是影响临床疗效、增加手术风险和病死率的重要因素之一。手术后NPPV应用缺乏统一的指征。从应用策略来说,可以分为预防性应用和治疗性应用。预防性应用主要是针对术后呼吸衰竭发生率高的人群,如老年人、肥胖、COPD、心脏疾病等。治疗性应用的指征参照NPPV总体的应用指征。在选择应用时,还需要总体考虑患者的情况,尤其是导致术后呼吸衰竭的原因是否容易控制和可逆,患者的总体健康状况等。

10.拒绝气管插管的呼吸衰竭

对于拒绝气管插管的呼吸衰竭患者,NPPV可以作为一种有效的替代治疗。其成功率与基础疾病类型、感染的情况、疾病的严重程度、患者的综合健康状况等多种因素有关。对于清醒且有较强咳嗽能力的COPD或急性充血性心力衰竭等基础疾病合并呼吸衰竭且有一定的可逆性的患者,NPPV替代治疗的有效率相对较高。NPPV应用的参考指征可参照总体的应用指征。

二、禁忌证

NIV的禁忌证可以分为绝对禁忌证和相对禁忌证。目前,多数专家共识或指南中建议的禁忌证见表3-1。

表3-1　NIV的禁忌证

绝对禁忌证	相对禁忌证
心跳或呼吸停止	血流动力学不稳定(如休克、严重心律失常)
自主呼吸微弱、昏迷	未引流的气胸或纵隔气肿
严重呕吐及消化道大出血/穿孔	近期面部、颈部、口腔、咽腔、食管及胃部手术者
误吸危险性高及不能清除口咽及上呼吸道分泌物、呼吸道保护能力差	明显不合作或极度紧张
颈部面部创伤、烧伤及畸形	严重低氧血症[PaO_2<6.0 kPa(45 mmHg)]、严重酸中毒(pH≤7.20)

绝对禁忌证	相对禁忌证
上呼吸道梗阻	严重感染 气道分泌物多或排痰障碍

三、NPPV 的连接方式及使用方法

(一)NPPV 的连接方式

1.鼻罩

鼻罩是早期应用 NPPV 治疗急性呼吸衰竭的常用连接方式之一。与口鼻面罩相比,鼻罩连接较舒适简便,增加的无效腔量小,较少出现幽闭恐惧症,佩戴时患者能说话、排痰、摄食饮水,耐受性较好。对于神经肌肉疾病和胸壁畸形的患者,需长期运用 NPPV 治疗,鼻罩是最受欢迎的连接方式。然而,部分阻塞性睡眠呼吸暂停综合征患者入睡后无法闭口呼吸,产生漏气;急性呼吸衰竭患者呼吸困难,常需张口呼吸,影响通气效果。张口呼吸是经鼻罩行 NPPV 治疗失败的最主要原因。另外,对于鼻腔畸形、鼻腔阻塞的患者,通气有效性常常会显著降低。鼻枕比鼻罩具有更低的无效腔量,患者的耐受性更好,但压力高时易漏气。它的优点和缺点与鼻罩相似,与鼻罩不同的是,它不对鼻背施压,但可能产生局部刺激。在临床中,可与鼻罩或面罩交替使用,这样能增加患者对 NPPV 的耐受性,延长正压通气时间,改善通气效果。

2.口鼻面罩

口鼻面罩指的是要同时罩住鼻部和口部的连接方式。因口鼻面罩能允许患者经口呼吸、对患者的要求较低、不易漏气,并能给予较高的吸气压力,常被应用于急性呼吸衰竭患者。研究报道,口鼻面罩改善通气和血气的效果要优于鼻罩。一般认为鼻罩耐受性优于口鼻面罩,但在急性呼吸衰竭的情况下,口鼻面罩的耐受性似乎更好。它的缺点主要是阻碍了患者日常交流和进食饮水,因此慢性呼吸衰竭患者对其耐受性较鼻罩较差;另外存在呕吐误吸风险,无效腔增大导致 CO_2 重复呼吸,出现幽闭恐惧症等。

随着面罩材料和设计的改进,患者对口鼻面罩的耐受性逐渐增强。快速拆除扣的发明使患者在发生呕吐或窒息等紧急情况时,可以快速地摘除面罩;当呼吸机故障或管路断开时,面罩上的安全阀可自动打开与外界空气相通,防止患者重复呼吸和窒息;双流向面罩,有利于改善 CO_2 潴留患者的 $PaCO_2$。

3.全面罩

全面罩相当于放大的口鼻面罩,覆盖额头至下颌之间的全部脸部。该面罩在下颌附件的接触面与口鼻面罩相似,但上部利用了额头的平面作为密封接触面,避免了对鼻背附件组织的压迫。使用全面罩过程中患者可以通过鼻或口腔呼吸,气流抵抗减少。与鼻罩和口鼻罩相比,它更能增加患者的耐受性、减少漏气和有效地改善通气。一些急性呼吸衰竭患者的回顾性研究中发现,全面罩不需要特别配合,最适合急性呼吸衰竭的患者。还能有效地应用于不能耐受传统鼻罩和口鼻面罩的 NPPV 患者,它不仅能改善酸中毒,降低 $PaCO_2$,增加 PaO_2,还能减少 NPPV 相关并发症的发生,如漏气、鼻背及面部皮肤的压伤等。为改善 NPPV 连接方式的漏气和增加患者耐受性可考虑使用全面罩,英国胸科协会和英国重症监护协会推荐对于 COPD 患者入院 24 小时常规先用全面罩,再按患者舒适度和意愿换鼻罩;对于急性呼吸衰竭的患者,将全面罩作为第一考虑。此连接方式的缺点是同时盖住眼、鼻和口,无效腔效应较大(通常是采用双流向的排气设计来避免无效腔效应),易使患者产生幽闭恐惧症,胃胀气和眼睛刺激等症状,但在目前研究中此类并发症的发生并不明显。

4.头盔型面罩

头盔型面罩最早是为高压氧治疗时提供高浓度氧气而设计的,从 20 世纪 90 年代才开始逐渐应用于 NPPV 治疗。头盔由一个透明的头罩、一个固定头罩于颈部的柔软领口及连接头罩和领口的硬塑料圈组成。头盔不接触面部,不会造成面部的压伤;允许患者说话和阅读,医患交流方便。对于面部有创伤或结构异常等因素不能应用面罩的患者可考虑使用头盔。目前应用头盔较成功的经验是通过 CPAP 方式治疗心源性肺水肿。有些学者应用头盔进行 NPPV 治疗时采用压力支持通气模式,与面罩相比,能同样有效地改善通气和氧合,漏气量小,并且 NPPV 相关的并发症更少,患者更容易耐受。

与面罩相比,头盔的同步性较差;增压和提高辅助通气效果的作用受到一定的影响;噪声较大,必要时需使用耳塞;不能进行气体湿化。头盔主要的缺点还有无效腔量较大。

5.咬口器

咬口器的主要优点是使用方便和患者的耐受性较好,易于撤离和无效腔量小。但咬口器需要患者用力咬住和容易出现大的漏气量,故仅适用于意识清楚,能主动配合的患者。目前此连接方式常应用于需长期 NPPV 治疗的慢性呼吸衰竭患者,如神经肌肉疾病患者和囊性纤维化患者等。总的来说,咬口器的连接不是很理想,漏气多,特别是压力高时从唇周和鼻孔漏气,不同步,更不舒适,还可能会增加唾液分泌、刺激咽反射,导致呕吐误吸,诱发患者吞咽气流导致腹胀。目前有针对咬口器特点的 NPPV 辅助通气模式,其目的是减少持续大量漏气的发生。

在临床上,应该准备多种类型的连接方式,根据临床需要、连接方式的特点和患者试用后的效果来选择应用。鼻罩和口鼻面罩临床上最常用。鼻罩比较适合病情不严重的患者使用,出现明显漏气或患者张口呼吸难以纠正时,可考虑更换口鼻面罩。口鼻面罩和全面罩在疾病严重的情况下优先考虑。目前我国指南推荐:轻度呼吸衰竭患者可先应用鼻罩,当呼吸衰竭比较严重时,尤其张口呼吸者,初始治疗时应选用口鼻面罩,待病情改善后可以更换为鼻罩。NPPV 初始治疗,在患者不熟悉通气辅助的情况下,都应优先考虑使用口鼻面罩。

(二)使用方法

(1)协助患者摆好体位,选择好给氧的通路。

(2)根据患者面型和临床状况选择适合的连接方式。

(3)在氧疗状态下佩戴罩。首先将罩置于患者面部合适的位置,鼓励患者用手扶持罩,操作者用头带将罩固定;调整好罩的位置和固定带的松紧度,要求头带下可插入 1 或 2 根手指,使之佩戴舒适,漏气量最小。

无论何种连接方式都应遵循以下注意事项:①可以在不加绑带的情况下,让患者熟悉面罩和呼吸机。加绑带时,尽量减小鼻和面部的压力,漏气是所有连接方式难以克服的问题,但过度加压固定罩会增加接触皮肤坏死和损伤的危险;固定头带的松紧度需要反复调节,以避免明显漏气的最低张力为宜。②在吸氧状态下将罩或咬口器连接稳固、舒适后,再连接呼吸机管道。不能将呼吸机管道与罩或咬口器连接后再连接患者,以免在连接过程中由于漏气而使患者感到明显的不适。③对于自理能力较强的患者,应鼓励患者自己掌握佩戴和拆除的方法。④连接的舒适性、密封性和稳定性对疗效及患者的耐受性影响很大。目前尚无法预测每位患者应用哪一种连接方式好,指南建议备用各种类型和型号的面罩让患者试用。⑤无论选择什么样的通气连接方式,加热加湿法使 NPPV 回路中的气体达到温度 32～37 ℃和相对湿度达 100%,可增加患者的舒适感和气道分泌物的清除。⑥佩戴鼻罩、口鼻面罩和无创呼吸机的顺序:将供氧管连接到将要使用的鼻罩或口鼻面罩上,将罩固定好,调节松紧度;调高吸氧流量使 $SpO_2\%$ ＞90%;打开呼吸机和初始化设置参数;明确呼吸机能够正常工作和送气后,将呼吸机管道和排气阀连鼻罩/口鼻面罩。随后根据患者的情况调整呼吸机参数和吸入氧浓度。⑦呼吸机参数调节：根据患者的感觉和通气效果调节参数；根据患者的外周血氧饱和度调节吸入氧气浓度或供氧流量；随后仍然需要对患者进行监测和根据临床情况重复调整呼吸机的参数。⑧对于部分气道分泌物较多，但仍然有一定的自我排痰能力的患者，可以尝试带有接痰装置的 CPAP 阀进行 CPAP 治疗。患者可以随时咳嗽，由于压力可以释放，不会导致气压伤。⑨保证无创呼吸机测压管的通畅性：无创呼吸机需要检测到正确的面罩内压力来调节呼吸机的工作。如果测压管出现冷凝液，将会影响压力的检查和影响人机同步性。

四、NPPV 的模式和参数设置

(一)NPPV 的模式

1.CPAP

CPAP 是一种自主呼吸模式，呼吸机只给予一个持续的正压，患者自主完成呼吸过程。

2.自主调节气道正压

CPAP 水平根据呼吸机内部固化的特定算法进行自主调节以使气道阻塞相关的呼吸暂停或低通气最小化。

3.双相气道正压

双相气道正压(bi-level positive airway pressure，BiPAP)在呼吸周期中，吸气相气道正压(inspiratory positive airway pressure，IPAP)和呼气相气道正压(expiratory positive airway pressure，EPAP)交替切换两个压力水平的模式。

4.自主滴定双相气道正压

IPAP 和 EPAP 根据特定算法进行调节使气道阻塞事件最小化的模式。

5.自适应伺服通气

自适应伺服通气(adaptive servo ventilation，ASV)的通气目的是通过最小呼吸做功完成目标通气量，ASV 可根据患者肺部力学状况，自动调节吸气正压和呼吸频率，使其满足患者要求，避免过度通气和通气不足的发生。IPAP 在每个吸气相均进行调节，以维持动态的目标通气量，后者设置为数分钟内平均分钟通气量的 90%。另外一种算法则根据数分钟内漏气量进行设置。

6.容量支持通气

容量支持通气(volume support ventilation，VSV)模式是一种双重控制模式。呼吸机吸气相气体输送过程和压力支持通气模式是一致的，也是属于定压型辅助。但 VSV 模式下每一次通气辅助的压力支持通气水平并非是固定的,而是根据目标潮气量和实际潮气量的差别进行调节的。当实际潮气量大于目标潮气量时,下一次通气时呼吸机会降低压力支持通气水平;若实际潮气量小于目标潮气量时,则下一次通气时呼吸机会增加压力支持通气水平。

7.容量控制通气

容量控制通气是一种预设潮气量、呼吸频率,通气效率保证,气道压力可变的通气模式。

8.成比例辅助通气

成比例辅助通气(prortion alassist ventilation,PAV)是一种患者控制吸气容积和吸气流速,并由呼吸机通过测量流量和吸气容积来获得压力辅助的一种通气模式,在吸气过程中压力辅助是不断变化的,但是当患者的呼吸动作不能产生气流或者负压时,则不能触发呼吸机呼吸,这种模式提高了人机同步性,舒适度较好。

9.神经调节辅助通气

神经调节辅助通气(neurally adjusted ventilatory assist,NAVA)为一种通过放在食管中的导管测定横膈肌的肌电活动来实现触发呼吸机工作的一种辅助通气模式,呼吸机输送空气的压力值是根据横膈肌肌电活动按一定的比例增加,适用于有自主通气但无或低气流的患者。

10.平均容量保证压力支持通气

平均容量保证压力支持通气(average volume-assured pressure support,AVAPS)模式是将容量保障和压力支持通气联合在一起。与压力支持通气模式相比,AVAPS 模式更适合于呼吸不稳定的患者,提高了呼吸支持过程中的安全性。AVAPS 模式时吸气相气体由压力支持通气的按需流量与定容型的恒定流量同时输送,呼吸机在吸气早期迅速达到预定压力支持水平,此时呼吸机快速测算出已输送的潮气量,并与预设潮气量进行比较。如输送气量已达到预设潮气量,即转换为呼气;若输送气体小于预设潮气量,随着压力支持通气下流量降低,呼吸将从压力支持通气转换到定容型通气,此时流量将保持恒定,直至达到预设潮气量后转为呼气。

(二)NPPV 的参数设置

1.初始呼吸机设置和调节

NPPV 的主要目的是确保足够的通气和氧合、纠正呼吸衰竭,给予患者一定的舒适度,为患者所接受。呼吸机参数的设置和调节是达到上述目的的主要措施。初始呼吸机设置在于保证足够的潮气量,常为 $5\sim7$ mL/kg。可提供额外的呼吸支持,以使呼吸频率<25 次/分。调整吸氧流量使脉氧>90%以保证氧合。须动态监测动脉血气,观察疗效以指导进一步调节呼吸机参数。对于呼吸窘迫和从未使用过无创通气的患者,建议参照下列参数进行呼吸机初始设置。在长期进行无创通气支持的患者,参数设置应参考原来的支持水平,如原有设置不适当可增加患者不耐受或治疗失败的可能性。如无法确定原有参数设置,须在床旁进行参数滴定,增加患者舒适度或呼出潮气量。

2.初始 IPAP/EPAP 设置

(1)IPAP1.0 kPa(10 cmH$_2$O)/EPAP 0.5 kPa(5 cmH$_2$O)。

(2)不建议 IPAP/EPAP 低于 0.8 kPa/0.4 kPa(8 cmH$_2$O/4 cmH$_2$O)。

(3)初始调节应确保潮气量达到 $5\sim7$ mL/kg(IPAP/EPAP)。

3.治疗中的调节应根据动脉血气分析结果进行

(1)如存在持续高碳酸血症,可每次增加 IPAP 0.2 kPa(2 cmH$_2$O)。

(2)如存在持续低氧血症,可每次分别增加 IPAP 和 EPAP 0.2 kPa(2 cmH$_2$O)。

(3)IPAP 最大可致 $2.0\sim2.5$ kPa($20\sim25$ cmH$_2$O)(避免胃胀气,改善患者舒适度)。

(4)EPAP 最大可致 $1.0\sim1.5$ kPa($10\sim15$ cmH$_2$O)。

(5)吸氧 30 分钟后根据血氧饱和度调节吸氧浓度。如血氧饱和度<90%,逐步提高吸氧浓度,直到血氧饱和度达到 90%。吸氧浓度应保持在确保血氧饱和度达到 90%时的最低水平。

(6)备份呼吸频率为 $12\sim16$ 次/分。

4.压力控制通气和 AVAPS 通气

上述参数调节适合于 COPD 和慢性心力衰竭患者,二者是高碳酸血症或低氧性呼吸窘迫和呼吸衰竭的主要原因。神经肌肉疾病患者(肌萎缩性脊髓侧索硬化症、脊髓灰质炎后综合征、肌营养不良症)、胸廓疾病(严重脊柱后侧凸)患者更适合采用其他通气模式,包括压力控制通气或 VAPS 通气。在压力控制模式,需设定吸气压和吸气时间。而在 BiPAP,吸气时间由患者控制。神经肌肉疾病患者缺乏足够的呼吸肌力,不能产生适当的吸气压和吸气时间,所以这类患者尤其适合采用压力控制模式。在参数设置时,增加吸气时间可增加吸气容积;如果设置的吸气时间长于患者所需,也会增加人机不同步。另外,部分患者需设置备用呼吸频率,包括中枢性呼吸暂停相关的疾病(缺乏自主呼吸驱动)、持续性高碳酸血症(需增加分钟通气量)和神经肌肉疾病(自主呼吸微弱不能触发呼吸机)。

AVAPS 通气是神经肌肉疾病患者的另一个选择,也用于严重的肥胖低通气综合征患者。AVAPS 通气模式不能广泛用于 ARDS,更适合于急性失代偿疾病已经恢复或正在恢复的患者。虽然 AVAPS 模式大多用于治疗 COPD 慢性呼吸衰竭患者,但也有研究显示该模式用于治疗 COPD 急性失代偿期肺性脑病患者,患者神志和 $PaCO_2$ 恢复较快。

其他压力控制模式,如果人机同步性差、肺顺应性或阻力变化(体位变化时,尤其在肥胖患者),气体容积就会产生很大变化。固定值的压力支持不能代偿相应的气体容积变化,导致输出的潮气量下降。AVAPS 通过自动调节压力支持水平来保证设定的潮气量。当潮气量低于目标值时则提高压力支持,反之则降低压力支持。需预设目标潮气量或根据理想体重估算的肺泡潮气量,预设 EPAP、最大和最小 IPAP、备用呼吸频率及 IPAP 时间、最小和最大压力支持。AVAPS 通过内部算法使压力支持水平产生相应变化达到目标潮气量,但该变化的幅度较小且耗时数分钟[$0.10\sim0.25$ kPa/min($1\sim2.5$ cmH$_2$O/min)]。所以在患者的呼吸力学急性变化时,不宜采用 AVAPS 治疗。

AVAPS 的参数设置主要涉及以下 3 个方面。

(1)目标潮气量:需要参考患者体重与潮气量之间的换算关系($7\sim8$ mL/kg),但同时也要依据患者病情承受能力、临床效果等具体情况进行设置和调整,结合血气分析的指导综合确定更好。

(2)最小吸气压力设置:在关闭 AVAPS 的状态下常规使用呼吸机(即常规的压力支持),以目标潮气量为标准,找到一个可以基本维持目标潮气量的 IPAP。比如,患者需要大约 500 mL 潮气量,通过不断调整 IPAP 进行滴定,找到一个能够基本维持这个目标潮气量的 IPAP,如 1.0 kPa(10 cmH$_2$O)。那么在 AVAPS 状态下,以 1.0 kPa(10 cmH$_2$O)为基准进行最小吸气压力设置,略微下调 $0.2\sim0.3$ kPa($2\sim3$ cmH$_2$O)。最小吸气压力最低为 0.8 kPa(8 cmH$_2$O)。

(3)最大吸气压力设置:最大吸气压力通常设置为 $2.0\sim2.5$ kPa($20\sim25$ cmH$_2$O)。亦有将最大吸气压力设置为在最小吸气压力的数值上增加 $0.4\sim0.6$ kPa($4\sim6$ cmH$_2$O)。

五、NPPV 的人机不协调

(一)人机不协调的类型

1.无效触发

无效触发指患者有吸气努力(即食管压下降、跨膈压升高和/或膈肌肌电活动),但没有触发呼吸机送气,故也称为无效吸气努力。食管压曲线下降,而流量和气道压曲线未显示呼吸机送气。不同步指数是指无效吸气努力次数/患者总吸气努力次数的百分比,当不同步指数≥10%时被称为高发频率的无效吸气努力事件。在临床实践中,认真分析呼吸机版面上显示的时间-流量曲线和时间-压力曲线后,也可识别无效触发。在患者呼气时相内出现气道压力突然下降[通常>0.05 kPa(0.5 cmH₂O)],但没有发生呼吸机送气时,即被认为是无效触发。绝大部分的无效触发主要发生在患者的呼气相,但也可发生于吸气相,此时在压力支持通气中,可观察到流量波形突然抬高,但没有触发呼吸机额外送气。发生无效触发的原因:动态过度充气(即内源性 PEEP)、呼吸中枢驱动下降(包括对患者镇静过度)、通气压力支持水平过高、通气界面周围漏气量过大、呼吸肌无力和呼吸机触发灵敏度设置过低。

2.双触发

双触发即参照患者平均的吸气时间,如在半个平均吸气时间以内发生 2 次呼吸机送气,2 次呼吸机送气之间只有极短的呼气时间,称为双触发。即跨膈压曲线上升过程中,在半个平均吸气时间以内,可看到流量和气道压曲线出现 2 次上升,2 次上升之间有极短的时间间隔。如发生 3 次呼吸机送气则称为三触发。其原因主要与患者呼吸中枢驱动过高、呼吸机通气支持水平不足或者患者的吸气时间比设置的呼吸机送气时间更长等因素相关。

3.自动触发

自动触发指在缺乏患者吸气努力且无指令性呼吸机送气的前提下,呼吸机自动给患者送气。从食管压、跨膈压、气道压和流量等曲线上可看到,无食管压曲线下降和跨膈压曲线上升的前提下,有气道压和流量曲线的上升。主要与呼吸机触发灵敏度设置过高、漏气、呼吸机管道积水所致的瞬间流速变化或心脏搏动过强等因素有关。通常见于呼吸中枢驱动水平低、呼吸频率低和无内源性PEEP 的患者。

4.延迟触发

延迟触发指患者吸气努力后可触发呼吸机送气,但送气时间明显延迟。即跨膈压曲线从基线的上升(膈肌开始收缩)至流量和气道压力曲线开始从基线水平上升的时间差,这个时间段代表患者需要克服内源性 PEEP 所需的时间和因呼吸机固有的技术缺陷(如无效腔量增加及电磁阀的打开)所导致的延迟触发时间。常见于使用旧式呼吸机和 COPD 及支气管哮喘等呼气气流受限的患者。在吸气触发期间的触发延迟,T1 提示需要更高跨膈压才可以触发呼吸机送气。

T2 提示呼吸机对患者吸气努力的反应过慢。

5.呼气切换过早

呼气切换过早指患者还在吸气时,呼吸机提前停止送气。即压力曲线已经下降并接近基线时,跨膈压曲线持续抬高,提示呼吸机停止送气时吸气肌肉还持续收缩。这种人机不协调常见于呼吸机参数设置不当(如呼气切换灵敏度太高)、呼吸机送气流速不足、急性肺损伤和急性间质性肺炎等呼吸窘迫的患者。

6.呼气切换延迟

这也是一种临床实践中常见的人机不协调形式。患者吸气末膈肌已经放松时,呼吸机仍持续送气较长时间后才停止。即跨膈压曲线上升至峰值并开始下降后,流量和气道压力曲线仍持续维持一段时间才开始下降,其时间差称为呼吸机延迟停止送气时间。呼气切换延迟常见于漏气。如漏气量较大时,由于呼吸机对漏气的补偿性能很好,保持送气,吸气流量无法下降至呼气切换阈值。因此,现代的呼吸机厂家出于对患者安全的考虑,强制设定最长送气时间为 3 秒,之后呼吸机将自动切换进入呼气相。

7.流量不同步

流量不同步通常发生于呼吸机送气的流速或者压力上升时间过慢,不能满足患者的通气需求。常见于重症肺炎、急性肺损伤和急性间质性肺炎等呼吸中枢驱动水平很高的患者。它也是导致双触发的重要原因之一。流量不同步也指呼吸机送气的流速过快或者压力上升时间过快,导致患者屏气以阻断呼吸机送气。

(二)影响人机不协调的相关因素

1.患者的相关因素

(1)呼吸中枢驱动:患者呼吸中枢驱动下降可导致无效触发;高水平的压力支持通气也可通过减少患者的呼吸做功,诱发呼吸中枢驱动下降,从而增加患者的无效触发。

(2)患者呼吸时间:当患者的通气需求不能得到满足时,患者的吸气时间比呼吸机的送气时间长,从而导致双触发。相反,患者的吸气时间比呼吸机的送气时间短时,呼吸机的持续送气缩短患者的呼气时间,使下一次的吸气努力发生在肺容积的高容量位,以致无法克服呼吸系统的高弹性回缩力,发生无效触发。因此,患者吸气时间短和高水平压力支持通气均增加患者吸气时间和呼吸机送气时间不匹配的风险,并诱发人机不协调。患者开始呼气和呼吸机停止送气的时间不一致也可导致人机不协调。当患者通气需求高时,呼气肌在吸气相后期收缩,使肺容积低于功能残气位,膈肌处于最佳收缩功能位,此时呼气肌已减轻了下一次吸气的呼吸做功。当患者通气需求高且合并呼气气流受限时,呼气肌在吸气相后期的收缩不但不能减少肺容积,还诱发了人机不协调的发生。

2.呼吸机相关因素

(1)通气模式:压力支持通气是 NPPV 最常用的通气模式。理论上,压力支持通气允许患者控制呼吸频率和吸气时间已达到完美的人机协调;有研究报道高达 50% 患者行家庭无创压力支持通气时发生无效触发。出现较大漏气时,由于呼吸机送气流量不能下降至呼气切换阈值,患者会动用呼气肌主动对抗呼吸机送气以致人机不协调和 NPPV 治疗失败。PAV 是新一代无创机械通气模式,它不以固定的压力、流量和容量为目标,呼吸机产生与患者吸气努力成比例的压力,并随患者吸气努力和呼吸方式的变化而调整。理论上它比压力支持通气达到更好的人机协调。但由于 PAV 的吸气触发方式与压力支持通气一样,对于呼气气流受限的患者,患者的吸气努力需要克服内源性 PEEP 才能触发呼吸机送气,尽管应用 PEEP 可以抵消患者的内源性 PEEP。但在临床实践中,由于无法正确滴定患者的内源性 PEEP,因此 PAV 时的人机协调性并不让人满意。NAVA 是为解决以上两种通气模式固有的缺陷而提出来的一种新的通气模式,通过检测患者的膈肌肌电活动,定量评估呼吸中枢神经输出,从而准确判定患者的吸气和呼气时相及呼吸用力程度。因此,即使患者的内源性 PEEP、呼吸系统力学特征和漏气量等因素不断变化,患者和呼吸机工作的配合依然很协调。但这种通气模式还没在临床实践中广泛应用。

(2)呼吸机性能:目前临床上应用的大部分呼吸机的触发和切换延迟时间小于 100 毫秒,少数呼吸机 120～300 毫秒。漏气对每种呼吸机触发和切换延迟时间的影响不一致,有些呼吸机不受影响,有些延迟,有些则缩短。但呼吸机的触发灵敏度过高也会诱发双触发。

(3)通气界面:目前通气界面对人机协调性的影响的相关研究很少,大多数的研究结果提示,NPPV 时,与面罩对比,头罩时的人机协调性更差,触发延迟尤为明显。但也有研究证实在高压力通气支持水平时,头罩通气的人机协调性更好。总体来说,不同通气界面对人机协调性的影响取决于漏气量的大小。

(4)加湿器:理论上加湿器可增加患者吸气努力和无效腔量,从而影响人机协调性。但至今还缺乏相关的研究。

(5)镇静剂:理论上镇静剂可改善人机协调性,但也可能抑制患者的呼吸中枢驱动而导致无效触发,故镇静剂在 NPPV 中的应用需非常谨慎。

六、NPPV 患者的镇静、镇痛

镇静、镇痛普遍用于改善患者的舒适性和耐受性,降低不良刺激和应激反应,调节患者呼吸用力、驱动或节律。理想的镇静治疗一方面需要解除患者心理及生理应激、缓解疼痛、减少患者的激惹和谵妄、抑制躁动、减低交感兴奋阈值、保持安静舒适的状态、提高患者对 NPPV 的耐受性;另一方面又不能对患者的神经、呼吸、心血管中枢及咳嗽反射等造成抑制。

镇静和镇痛药物对呼吸功能的抑制作用个体差异很大,取决于药物的选择和剂量、镇静或镇痛效能及患者的敏感性和代谢能力。目前尚无强有力的数据支持哪种药物适合于 NPPV 镇静的所有标准,最终药物的选择取决于系列的临床原因。

临床上用于 NPPV 不耐受患者镇静、镇痛的常用药物如下:γ-氨基丁酸受体激动剂(丙泊酚)和阿片类药物(吗啡或瑞芬太尼)。但是这两类药物都抑制呼吸中枢,尤其是过度镇静后患者的咳嗽反射、咳痰能力下降,易导致痰液阻塞气道发生意外情况,同时苯二氮䓬类(艾司唑仑)和丙泊酚还有增加谵妄发生的风险。

右美托咪定是一种新型替代药物,是一种具有不同作用机制的 α2-肾上腺素受体激动剂,通过蓝斑核受体产生镇静和抗焦虑作用,同时通过在脊髓的止痛受体而产生镇痛作用,降低应激反应,而无明显呼吸抑制。由于没有呼吸抑制的不良反应,所以可能会更适合 NPPV 的患者。

第三节　有创机械通气

一、肺保护通气策略

适当地应用呼吸支持和机械通气治疗,可挽救许多危重患者的生命。但由于机械通气本身是非生理性的,常规应用可能引起患者肺损伤或使原有的肺损伤加重,导致所谓的"呼吸机所致肺损伤"。另有研究表明,严重的败血症和MODS 与机械通气的应用不当有关。在机械通气患者的肺中有细菌移位发生;不适当的机械通气可引起细胞因子的释放,它转移至血中可导致 MODS。为此,近年来提出了"肺保护通气策略"的概念。

(一)允许性高碳酸血症

高低压力的控制在部分患者可能导致潮气量和通气量的不足,从而导致 PaO_2 降低, $PaCO_2$ 升高和一定程度的酸中毒;而增加通气量又必然导致高通气压力和肺组织的过度充气。在维持适当气体交换和降低通气压力不能兼顾时,选择允许 $PaCO_2$ 适度升高和一定程度的酸中毒,称之为允许性高碳酸血症(permissive hypercapnia,PHC)。它有以下特点:①减轻肺损伤的一种策略。②操作者故意降低潮气量或通气压力使 $PaCO_2$ 升高,这与呼吸机本身条件或肺病变本身所限无法改善 $PaCO_2$ 是不同的。③有一定程度的酸中毒。④带有一定的强制作用,常需一定的镇静剂和肌肉松弛药。⑤增大通气压力可以使 $PaCO_2$ 下降和 pH 恢复正常。因此与定压通气比较,允许性高碳酸血症是"非生理性的"。在部分重症 ARDS 和哮喘患者可采用此种策略,但在绝大部分 COPD 患者不符合上述特点,不能称之为 PHC。

近年来研究发现,高碳酸性酸中毒可对缺血再灌注损伤起到保护作用,而呼吸性碱中毒则可加重损伤。有学者提出了"治疗性高碳酸血症"的观点,他们认为在肺保护通气策略中高碳酸性酸中毒起了相当重要的作用。由于急性高碳酸血症可引起很复杂的生理学改变,可能影响到全身几乎所有的细胞和器官系统的功能,且在关于"治疗性高碳酸血症"的研究中,仍有许多重要的关键问题有待解决,"治疗性高碳酸血症"目前只能停留在动物实验阶段。

(二)小潮气量通气策略

应用小潮气量同时限制吸气压进行机械通气的目的是为了避免大潮气量或高气道压通气引起肺泡过度扩张,从而导致呼吸机所致肺损伤。对于用小潮气量通气时选择潮气量的大小,以及与常规机械通气在减少患者 ICU 停留时间,改善患者预后等方面有无差别等关键问题。

小潮气量通气将引起 $PaCO_2$ 的增高,造成高碳酸血症。高碳酸血症可引起肺动脉压的升高,影响心肌收缩性,发生心律失常及颅内压升高等诸多不良影响,但如果 $PaCO_2$ 的上升速度较缓慢,许多患者可以耐受 13.3 kPa(100 mmHg)以内的 $PaCO_2$,必须避免引起 $PaCO_2$ 的突然升高或降低,这对患者都是极为有害的。

小潮气量通气的方法源自于 PHC。PHC 于 1990 年首次作为一种机械通气策略被介绍应用于临床 ARDS 患者,目的也是希望通过限制潮气量和气道压以避免造成肺损伤。现 PHC 在国内已广为人知,但临床实践证明小潮气量通气比

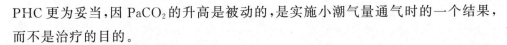

PHC 更为妥当,因 $PaCO_2$ 的升高是被动的,是实施小潮气量通气时的一个结果,而不是治疗的目的。

(三)"肺开放"策略

"肺开放"策略指在吸气时用吸气压使萎陷的肺泡复张,呼气时加以一定水平的 PEEP 维持肺泡开放。它充分利用了健康肺的特性,通过在整个人工通气过程中打开肺泡并使之保持开放,从而保留了肺的表面活性物质,使肺保持干燥,避免感染,它同时也避免了萎陷肺的反复开放和闭合所致的肺泡壁反复牵拉及顺应性不同的组织接合处局部形成的高剪切力,改善了肺的顺应性和肺泡处的气体交换,减少了肺水肿和感染的发生,最终使 MODS 的危险性降低。

"肺开放"策略在实际应用中可分为三步:①寻找使患者肺膨胀和塌陷时的压力。②张开肺。③保持肺开放。目前,"肺开放"策略已被认为是一种符合生理的过程,在世界各地逐渐被接受。且更为重要的是我们已经了解每个患者的肺需要不同的膨胀压力和不同保持肺开放的压力,两者都随着疾病的不同阶段,每个患者的肺在不断地发生改变。如能应用更先进的呼吸机支持呼吸,"肺开放"策略的临床应用将会更加普遍。

(四)最佳 PEEP

ARDS 是以顽固性低氧血症为特征的呼吸衰竭。PEEP 是纠正 ARDS 低氧血症的重要治疗手段,其疗效与水平密切相关,应用不当,不但会降低疗效而且可能导致气压伤。因此,临床上应采用最佳 PEEP 对 ARDS 患者进行呼吸支持。以下是最佳 PEEP 的选择方法。

1.动脉氧分压法

PEEP 使塌陷肺泡复张,改善肺通气和肺换气功能,提高动脉氧分压。该方法通过测定不同 PEEP 对应的动脉氧分压,以达到最高动脉氧分压对应的 PEEP 作为最佳 PEEP。

显然,这种方法简单,临床上易于实施;但它只关注 PEEP 对呼吸系统的作用,而忽略了 PEEP 对循环系统的干扰,患者低氧血症虽得到不同程度的纠正,但是过高水平 PEEP 减少心排血量,反而使氧输送减少。可见,动脉氧分压法片面,不能准确指导最佳 PEEP 的选择。

2.氧输送法

保证足够氧输送对维持细胞、组织、器官的正常生理活动具有重要意义。氧输送是指单位时间内输送到组织细胞的氧量,可通过动脉血氧含量乘以心排血量计算氧输送。ARDS 早期,低氧血症是最重要的临床特征,在血红蛋白一定的前提下,低氧血症势必导致动脉血氧含量降低,使氧输送减少,最终引起组织细胞缺氧。因此,临床治疗中应用 PEEP 纠正低氧血症,增加氧输送。

PEEP 的作用具有二重性,一方面 PEEP 可以防止呼气末肺泡塌陷,增加功能残气量,改善肺顺应性和通气/血流比值失调,提高动脉氧分压,进而提高氧输送;另一方面 PEEP 使胸内压增加,导致静脉回流减少,从而心排血量减少,反而使氧输送减少,加重组织缺氧。

应用 PEEP 时,不能单纯以达到最高动脉氧分压为标准,而应从保证全身氧输送的角度选择最佳 PEEP,即获得最佳氧输送又对循环系统影响最小的 PEEP。根据氧输送选择最佳 PEEP 需要阶梯式增加 PEEP 水平,并且需监测血流动力学和氧代谢改变,临床应用受到限制。

3.肺顺应性法

根据肺顺应性改变选择最佳 PEEP,主要有以下 3 种方法。

(1)公式法:根据不同水平 PEEP 对肺顺应性的影响,选择获得最大肺顺应性的 PEEP 为最佳 PEEP。

具体方法是测定气道峰值压(PIP)和气道平台压(Ppla)及相应的 PEEP 和潮气量(V_T),根据公式静态顺应性 $= V_T/(Ppla-PEEP)$、动态顺应性 $= V_T/(PIP-PEEP)$ 来计算顺应性。

在一定范围内,随着 PEEP 阶梯式增加,肺顺应性逐步增加,进一步增加 PEEP 水平,肺顺应性反而下降,则获得最大肺顺应性的 PEEP 为最佳 PEEP。

该方法简便易行,但具有以下缺点:①不能连续监测肺顺应性,使所选择的最佳 PEEP 精确性降低。②缺乏规律性,对于同一患者,需多次反复测定不同水平 PEEP 对应的肺顺应性,对于不同患者,必须对每个患者不同水平 PEEP 对应的肺顺应性重复测定,费时费力。③需要特殊呼吸机。上述缺点使这种方法在临床上的应用受到限制。

(2)静态顺应性曲线:该方法根据静态肺压力容积曲线,即静态肺顺应性曲线的低位转折点来选择最佳 PEEP。该曲线可反映肺顺应性、肺泡复张性及复张程度。曲线的起始段有一斜率突然增大的转折点,称为低位转折点,其对应的压力称为低位转折点压力;曲线的末端有一斜率突然减少的转折点,称为高位转折点,其对应的压力称为高位转折点压力。高、低位转折点之间曲线斜率的改变及低位转折点压力对临床选择最佳 PEEP 具有重要的指导意义。

(3)动态顺应性曲线:与静态肺压力容积曲线相比,动态肺顺应性曲线的测定方法简单,从呼吸机和呼吸功能监护分析仪上容易获取。但根据动态顺应性＝V_T/(PIP－PEEP)的计算公式可知,动态顺应性受气道阻力影响,因此,动态肺顺应性曲线低位转折点压力随气道变化而变化,它不能准确反映吸气期复张肺泡所需气道压力的变化规律,临床一直未能推广应用。

二、人工气道的建立与管理

(一)简易人工气道

简易人工气道包括口咽导管及鼻咽导管,适用于机械性因素,如舌后坠、呕吐物、血凝块或异物等引起的上呼吸道部分梗阻或完全梗阻。其步骤如下。

(1)首先清除口腔内的分泌物及异物,托起下颌,使患者头后仰并转向一侧。这是暂时开放上气道最有效的方法。

(2)放置口咽或鼻咽导管,这是保证患者上呼吸道通畅的最简单有效的方法,放置口咽或鼻咽导管各有优点,应视具体情况而定,口咽导管可防止舌和咽部软组织松弛而致上呼吸道阻塞,但清醒患者多难于接受。相比较而言,鼻咽导管有较多的好处,可解除上呼吸道梗阻,保证导管内供氧,利于咽后壁积存分泌物的清除及口腔护理,较易固定,患者耐受性较好。

(二)气管内插管

气管内插管常作为全身麻醉、心肺脑复苏和抢救各类危重病患者,施行人工辅助通气的首选人工气道,它具有保持呼吸道通畅、方便清除分泌物、避免误吸,并确保有效地进行人工通气等优点。

1.气管内插管的适应证

(1)内科危重症患者:①各种原因所致的上呼吸道梗阻导致的呼吸困难,心肺脑复苏患者。②各类中毒引起的痉挛、麻醉及昏迷。

(2)选择性或呼吸治疗性气管内插管:①COPD 伴急性加重致呼吸衰竭。②ARDS。③中枢神经系统疾病及神经肌肉疾病。④保证气道分泌物的清除。

(3)外科术后:①术后早期麻醉苏醒,全麻后保留插管以防咽喉缺乏保护性反射。②术后呼吸功能不全,术后通气量不足,心脏术后出现弥散功能受损,肺叶切除术后肺交换面积减少。③心胸及上腹部术后循环不稳定,保留气管内插管做辅助人工通气,以利于呼吸及循环功能的稳定及改善。

2.气管内插管的禁忌证

(1)绝对禁忌证:喉水肿、急性喉炎、喉头黏膜下血肿、插管创伤可引起严重出血,除非患者急救,否则以上情况禁忌气管内插管。

(2)相对禁忌证：①呼吸道不全梗阻者有插管适应证，但禁忌快速诱导插管。②并存出血性血液病（血友病、血小板减少性紫癜症等）者，插管创伤易导致喉头、气管黏膜下出血或血肿，继发呼吸道急性梗阻。③主动脉瘤压迫气管者，插管可能导致动脉瘤破裂，为相对禁忌证。如果需要施行气管插管，动作需熟练、轻巧，避免意外创伤。④鼻道不通畅、鼻咽部纤维血管瘤、鼻息肉或有反复鼻出血史者，禁忌经鼻气管内插管。⑤操作者对插管基本知识未掌握、插管技术不熟练或插管设备不完善者，应列为相对禁忌证。

3.经口气管内插管法

经口气管内插管法（图 3-1）适用于紧急抢救或留置时间不长者。一般认为经口插管保留时间<72 小时，超过此时间，若因病情而不能拔管，则应改为经鼻插管或气管切开。如患者能耐受，无明显躁动者可适当延长至 1 周。但必须注意加强气道管理及口腔护理。口腔插管有较大的机动性是其优点，且近年来多采用塑料导管和低压气囊，因此压迫和黏膜刺激引起的并发症已大为降低。但该法缺点颇多：①插管不易固定，咽部刺激性大，吞咽时易致胃肠胀气。②不利于气道分泌物的清除。③受压时间长易引起麻痹、溃烂、出血。故目前除紧急抢救和麻醉科全身麻醉手术外，多建议采用经鼻气管内插管法（图 3-2）。

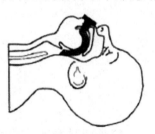

图 3-1　经口气管插管法

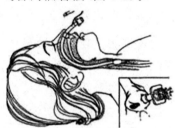

图 3-2　经鼻气管插管法

（1）插管前准备工作。①器械：喉镜（带弯片及直片）、不同型号的气管导管、管芯、牙垫、连接接头、吸痰管、吸引器、面罩、有贮气囊的简易人工呼吸器、供氧源、插管钳，吸 1 mg 阿托品注射液于注射器内。②气囊：应选用低压或常压气囊，压力<2.5 kPa(25 cmH$_2$O)。③患者：平卧位，除昏迷、有胃扩张或新近进食者外，若条件许可先停留胃管。若呼吸停止或严重缺氧患者，应先行人工呼吸及供氧。

（2）插管步骤要点。①开启床旁的各种监护仪，有条件应安排一人专门进行监测。②患者仰卧，头部不可过分后伸，检查口腔有无异物及牙齿情况，松动或义齿都应取出。③开放气道、固定面罩,用简易人工呼吸器先行辅助通气,尽可能改善患者的缺氧情况,使血氧饱和度维持 95％ 以上。④左手握喉镜柄,右手拇指、示指将患者口唇牵开,从患者右口角放入喉镜片(多用弯片),把舌头推向左侧,视野内不可露出舌体。⑤把镜片移向中线,垂直提起镜片进入直至见到会厌,应注意喉镜进得太浅会使舌后部膨出阻碍视线;如进得太深,则会使喉部过分抬高露出食管,切勿以上门齿为喉镜柄的支点,而是以向上向前抬起的力量以便暴露喉部,用力方向与镜柄一致。这时操作者右手移到患者的前额或枕部,将头进一步后仰,使喉镜和气管成一直线,以便于显露声门进行插管。⑥当看到杓状软骨和中线,最后看到声门和声带时,右手持气管导管从患者右口角进入口腔并进行必要的转动,在直视下通过声门,在导管进入声门约 1 cm 后及时抽出导管芯。⑦拔出管芯后,继续将导管稍向前伸送,插入深度以门齿为准,在成人一般为 22～24 cm。然后放入牙垫,退出镜片,左手固定导管和牙齿,右手用简易呼吸气囊立即通气供气或由助手帮助实施。⑧用胶布暂时固定导管和牙垫,并给套囊暂时充气以防误吸。⑨气囊充气,推荐采用最小漏气技术,具体方法:把听诊器放在颈部,缓慢向气囊充气,直至气流声消失;然后缓慢抽出 2 mL 气体,在送气峰压时可听到少许漏气;如有自主呼吸则在呼气末时可闻及少许漏气。

　　经口气管内插管后应立即检查导管位置,如有条件,应立即做床边胸部 X 线或纤维气管镜以证实管尖位置。为避免导管插入过深而进入一侧支气管可误入食管,必须时进行下列试验以资鉴别:①用一手指压在胸骨上凹可感觉到导管干或充气时的气囊膨胀感。②听两肺呼吸音以排除单侧支气管插管(通常易插入右支气管)。③在压呼吸囊时上腹部是否有气体通过音,而两肺无呼吸音,同时上腹部膨隆并叩诊呈鼓音,提示导管误插入食管。④监听气管导管气流强度,插入气管内气流强而大。⑤吸痰患者有呛咳反射。⑥使用透明气管导管插入气管后,可立即见到呼出蒸汽,误入食管则无。⑦CO_2 监测仪监测呼气末 CO_2 浓度即可知晓,误入食管者为零。⑧血氧饱和度监测仪:血氧饱和度作为插入气管和误入食管的鉴别诊断,与呼出末 CO_2 监测相比其敏感性较差,反应也较迟,误入食管导致的血氧饱和度下降,可能需要 3～5 分钟的时间。用纯氧机械通气时,患者血氧饱和度应迅速上升到 100％,如果不升反而从 98％ 下降,脉率变慢,这就要迅速找原因,在排除麻醉机、呼吸机脱落和呼吸道梗阻后,应考虑气管导管误入食管的可能性,立即拔出导管,重新插管或用口面罩进行人工呼吸,若情况许可,应用纤维支气管镜插入导管检查,更容易作出鉴别诊断,气管导管误入食管的后果严重。若不及时辨认,可因缺氧而导致患者死亡。⑨确定插管在气管内,常规用吸痰管通过气管导管借以了解是否通畅,并吸出气管内分泌物,如通过有障碍,应重新调整导管位置,直至吸痰管通过顺利为止,此时重新用胶布将导管牢牢固定于患者面部或当颊部有胡须潮湿时,用松节油去干后再固定。⑩当持续正压通气时,应采用最小漏气技术给套囊充气,然后检查呼吸机管道与给氧装置的接头连接是否牢固,有无扭折等。

4.经鼻气管内插管法

经鼻气管内插管法可以克服经口气管内插管法的缺点,并可减少并发症的发生,患者也较易忍受,口腔卫生也易于保持,尤以新生儿鼻腔内径比喉头者大,插管易成功。但在周岁以后,喉的直径大于鼻腔者;如鼻腔有畸形则使导管不易插入,一般经鼻气管内插管在技术上比经口气管内插管更为困难并费时,不适用于需要紧急气道控制的窒息患者。此外,还有损伤大(鼻出血等)和把鼻道细菌带入气管的危险。但在有自主呼吸、牙关紧闭或头不能后仰(怀疑颈椎骨折或脱位)的伤病者,可能需要经鼻气管内插管;需要较长期保留气管内插管者,宜用经鼻气管内插管。

经鼻气管内插管原则与经口气管内插管相同。选一通气良好鼻孔,表面麻醉喷雾,滴入血管收缩药及液状石蜡,在插管外壁涂滑润剂,将导管先行垂直插入鼻孔,再沿鼻腔自然通过鼻后孔达咽腔。

采用明视法,用喉镜监视导管方向,对准声门送入,不易对准时,再经口用插管钳调整方向,对准后送入声门。采用鼻腔盲插法时,依导管内呼气气流的强弱或观察气流使透明管壁受热气影响转为模糊的程度,以判断导管端口与声门间的位置。操作时,前倾后仰调整头位,旋转导管改变指向左、右的方向,触诊颈前皮肤可了解导管前端位置至最佳时,推进导管进入声门。如果导管推进中受阻,或气流声中断,提示位置偏斜或误入食管及梨状窝,应稍退出导管调整位置再试,必要时改变为明视下插入。经鼻气管内插管后,将导管直接固定于鼻面部。

(1)快速气管内插管法:凡在饭后因受伤或急症需要插气管导管施行手术或抢救饱胃伤病者,均应采用既迅速,又能防止胃反流和误吸的方法。①备好吸引器。②选好体位,仰卧头低位能防止误吸,而半坐位能阻止反流,何者为好尚无定论,用氧而不用正压给氧。通过压迫环状软骨以封闭患者的食管上端,然后静脉推注丙泊酚($1\ mg/kg$),快速插管,能防止误吸。脑外伤抽搐和窒息的患者均是需要快速插管的,脑挫伤患者用肌肉松弛药插管可防止咳嗽、挣扎加重的脑出血和脑水肿。但必须指出,缺乏经验者快速气管内插管可能有危险。

(2)清醒气管内插管法:全身麻醉前有误吸危险、严重肺功能不全、咳嗽无力、咽喉反射减弱或消失的患者,气管肿物或肿瘤压迫导致呼吸困难的患者,以及严重胸部外伤的患者需要进行清醒气管内插管法。

患者清醒气管内插管较困难,需要技巧和经验。其方法是用喷雾器向上呼吸道黏膜喷 1%普鲁卡因或 2%～4%利多卡因,顺序为喷舌根、口咽黏膜,并在插入部分喉镜片直视下喷下咽部和会厌上及喉黏膜,最后喷声门口,避免恶心反射和喉痉挛。气管黏膜表面麻醉常用多孔管,经声门插入气管内或用 7 号针头通过环甲膜注入 1%普鲁卡因 2 mL 或 2%～4%利多卡因 2～3 mL。经静脉注射镇静剂或镇痛剂,如地西泮 0.1～0.2 mg/kg,芬太尼 1～2 μg/kg,可使患者安静,减轻刺激反射,插管易于成功。但用量要合适,因病情而异,有的患者只需静脉给予地西泮 2.5 mg 和表皮下麻醉进行插管就很满意。保持清醒合作,注意不使患者对语言指令反应消失,否则不能配合。准备吸引器以便随时吸除口腔积存的痰液或反流物。若插管前已有反流或呕吐及误吸,可通过气管内插管反复吸引,刺激咳嗽反射以帮助患者清除气管内吸入物及分泌物。

(3)纤维光束喉镜引导插管法:颈短粗、下颌骨发育不良、牙突出、头不能后仰、张口困难、巨舌或解剖结构异常的患者,插管较难,可用纤维光束喉镜引导插管,可先把充分滑润的而直径小于气管导管内径的纤维光束喉镜或纤维支气管镜插入气管导管内,在直视下经鼻将纤维支气管镜插入导管内,而后把气管导管沿着纤维支气管镜滑入气管内,再把纤维支气管镜退出。此法只适于有困难的选择性插管者,而不适于紧急抢救的患者。急救时仍以经口气管内插管为首选。

(4)婴幼儿气管内插管法:幼儿(<3 岁)和婴儿(<1 岁)则以无气囊导管为好。其解剖特点是婴幼儿喉头的位置比成人高,会厌松软呈 U 形,喉呈漏斗形,在环状软骨水平处腔径最窄。导管选择太粗,在拔管后会在环状狭窄处引起窒息性喉炎及水肿,这在选择导管口径时必须慎重考虑。

婴儿特别是新生儿,用直喉镜片比弯喉镜片更为适合,因婴儿气管活动范围小且易滑入支气管。有学者主张新生儿复苏用锥形管,此管在喉的入口处有管户,能避免导管滑入支气管。但对于长期插管者,用无肩的普通型塑料管损伤较小,选择最理想口径和长度的导管,以及熟练无损伤操作并仔细观察,这些都是很重要的。

(三)气管切开术

气管切开术即气管造口术(图 3-3),是通过颈前正中线,切开气管上段的前壁,插入套管以开放呼吸道的急救手术。气管切开的目的是利于较长时间的呼吸道管理及人工通气,是解除喉源性呼吸困难、呼吸功能失常或下呼吸道分泌物潴留所导致呼吸困难的常见手术。它应该严格按无菌操作技术施行。

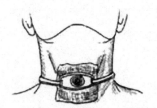

图 3-3 气管切开术

1.气管切开的适应证

(1)各种原因造成的上呼吸道梗阻所致呼吸困难:鼻咽喉肿物、急性炎症、喉水肿、喉神经性疾病、巨大甲状腺肿等。

(2)各种原因造成的下呼吸道阻塞所致呼吸困难:中枢性疾病、中毒昏迷、神经系统疾病(重症肌无力)导致呼吸肌麻痹、严重衰竭或严重创伤、胸腹术后不能有效清除下呼吸道分泌物。

(3)昏迷或心肺脑复苏的后期:长期昏迷不醒的植物人,严重肺部并发症,分泌物多不易咳出或吸出有发生窒息危险者。

(4)预防性气管切开:在施行咽喉、口腔、下颌等某些手术前,为防止血液及分泌物下咽,可先行气管切开术。

(5)其他治疗用途:麻醉给药、辅助呼吸、清除下呼吸道分泌物、提高雾化吸入的疗效。在此情况下适应证应从严把握。

2.气管切开的禁忌证

(1)张力性气胸者(插管闭式引流后可上机)。

(2)低血容量性休克、心力衰竭尤其是右心衰竭者。

(3)肺大疱、气胸及纵隔气肿未引流前。

(4)大咯血患者。

(5)心肌梗死者(心源性肺水肿)。

3.气管切开的优点

(1)便于清除气道分泌物。

(2)减少呼吸道无效腔及阻力。

(3)解除上呼吸道梗阻。

(4)便于供氧、气管内给药和雾化吸入等局部治疗。

(5)便于长时间人工通气治疗。

(6)患者顺从性较好。

4.气管切开的缺点

(1)手术创伤和外观上的损害。

(2)与气管内插管一样,气管切开也失去了上呼吸道对空气的过滤、湿化和温化作用,易导致和加重下呼吸道、肺部的感染。

(3)由于患者不能用语言表达思想,易引起焦虑等心理障碍。

5.气管切开的注意事项

(1)气管切开前必须作好充分准备,全过程中必须有专人进行监测。

(2)自环状软骨以下至胸骨上切迹和两侧胸锁乳突肌之间的三角区内无重要神经和血管,是气管切开术胸前安全区。

(3)术中注意勿损伤甲状腺(尤其是峡部易损伤)及环状软骨,以免引起大出血及破坏支持喉腔和气管完整性的结构。

(4)在特殊情况下,如颈部粗短或极危重的患者,施行紧急气管切开,随时有可能发生呼吸心跳骤停,因此最好在气管内插管后行气管切开术,或在有熟练专业人员在场的情况下进行,以免发生意外时能及时抢救。

6.气管切开术应遵循的原则

(1)低氧血症及高碳酸血症对人体的损害程度是决定气管切开时机的主要因素。

(2)吸入性呼吸困难的程度是决定是否行气管切开的决定因素。

(四)人工气道的固定

1.操作目的

固定人工气道,预防管路脱出,防止非计划性拔管。

2.操作要点

(1)操作前。①评估。双人核对医嘱;核对床号、姓名、病历号和腕带(请患者自己说出床号和姓名);评估患者的病情、意识、生命体征和合作程度;评估管路位置、深度、气囊压力、固定部位的皮肤情况。②准备。人员准备:仪表整洁,符合要求。洗手,戴口罩。物品准备:治疗车上层放置标尺、3 m长形胶布两条、听诊器、快速手消毒剂。以上物品符合要求,均在有效期内。治疗车下层放置医疗废物桶、生活垃圾桶。

(2)操作步骤:①核对患者床号、姓名、病历号和腕带(请患者自已说出床号和姓名)。②测量气管插管外露刻度,经口气管插管者应测量气管插管尾端距门齿处的长度,记录并做标记。③监测气管插管套囊的压力,吸净气管及口腔分泌物。④固定气管插管,将牙垫放置在导管的一侧嘱患者咬住,防止气管插管左右偏移,可在导管的两侧都放置牙垫。⑤采用蝶形交叉固定法,先固定气管插管和牙垫,再交叉固定气管插管,胶布末端固定于面颊部,或选择其他适宜的固定方法,如固定器。⑥气管切开导管固定时,在颈部一侧打死结或手术结,松紧度以能伸进一指为宜,用棉垫保护颈部。⑦操作后,测量气管插管的套囊压力,观察两侧胸部起伏是否对称。听诊双肺呼吸音是否一致。

3.注意事项

(1)操作前后测量气囊压力,保证气囊压力在正常范围。

(2)操作前后检查气管插管深度和外露刻度,避免气管插管移位。

(3)躁动者给予适当约束或应用镇静药。

(4)每天更换胶布固定部位,避免皮肤损伤,采取皮肤保护措施,气管切开患者注意系绳的松紧度,防止颈部皮肤受压或气切套管脱出。

(5)调整呼吸机管路的长度和位置,保持头颈部与气管插管活动的一致性。

(6)操作前后告知患者不要随意变换体位,以免气管插管不小心脱出。

(7)指导患者使用人工气道期间,可采用非语言性沟通方法与医护人员进行交流。

(五)人工气道的湿化

1.操作目的

人工气道的湿化通过专门的装置将溶液或水分散成极细微粒,以增加吸入气体中的湿度,达到湿润气道黏膜、稀释痰液、保持黏液纤毛正常运动的一种物理方法。

2.操作要点

(1)操作前。①评估。评估患者意识、生命体征及血氧饱和度、合作程度;评估痰液黏稠度、性状及量,气道通畅情况;评估环境温度、湿度。②准备。患者准备:向患者和家属做好解释,取得配合,取合适体位。用物准备:湿化装置,湿化液(0.45%氯化钠、灭菌注射用水或1.2%碳酸氢钠)。

(2)操作步骤:①检查各连接管是否连接紧密,防止脱开。②向湿化器内注入湿化液,调节适宜的温度。③湿化过程中,应定时查看并及时添加湿化液。需要时更换人工鼻。④湿化后及时清除呼吸道分泌物,询问患者主观感受。⑤操作完毕,清理用物,洗手、脱口罩、记录。⑥观察患者意识、生命体征、血氧饱和度,注意有无呼吸困难及人机对抗表现。⑦观察痰液黏稠度、性状及量,听诊患者肺部痰鸣音,气道通畅程度。

3.注意事项

(1)预防湿化过度:观察患者痰液性状、量,听诊肺部痰鸣音,评估液体入量。

(2)预防冷凝水误吸、患者窒息:积水瓶应处于呼吸机管路的最低位置,并及时倾倒。

(3)预防院内感染:湿化罐内的湿化液应每天更换,若污染随时更换;人工鼻按需更换。

(4)预防气道烫伤:湿化器加热以气道开口端温度在37℃为宜,并注意及时调整。

(六)人工气道气囊的管理

1.操作目的

改善呼吸道分泌物的引流;改善声门的功能,提高咳嗽频率;提高人工气道的清除功能。

2.气囊充气方法

(1)注射器充气:较为简便,临床常用。此法凭个人经验和指感来判断气囊充气程度,测压准确率低。

(2)最小漏气技术:是指吸气时有少量气体漏出。方法:听诊器置于气管处,向气囊内注气直到听不到漏气声为止,然后抽出气体,每次0.1 mL,直到吸气时听到少量漏气为止。优点:不易发生气道黏膜损伤。缺点:易发生误吸。

(3)最小闭合技术:是指吸气时刚好无气体漏出。方法:将听诊器置于气管处,向气囊内注气直到听不到漏气声为止,然后抽出气体,每次0.5 mL,直至可闻及少量漏气声,再注气,每次0.1 mL,直到吸气时听不到漏气声为止。优点:不易发生误吸。缺点:易发生气道损伤。

3.气囊压力监测

(1)监测方法:①血压计测定法。②床旁自动调节监测气囊压法。③无液气囊测压计测定法。

(2)监测步骤:①气管插管或气管切开套管确认后向套囊内注入5～10 mL空气。②使用测压计紧密连接导管套囊线,测得压力,压力应维持在1.5～2.5 kPa(15～25 cmH$_2$O)。③调节合适压力后,分离测压装置。④每8～24小时监测气囊压1次。⑤气囊充气方法,推荐最小漏气技术和最小闭合技术。

(3)注意事项:①无特殊原因,不主张常规放气。②气囊放气前,应吸净口鼻腔分泌物。③气囊压力大小的变化是一个动态过程,当有异常时要全面评价,不能持续充气或放气。④如果怀疑气囊已过度充气和/或气管损伤,可用胸部X线片来评价气囊直径与气管直径的比例。⑤插管前应将套囊线放入牙垫内加以保护气囊,避免患者咬裂。

(七)人工气道并发症及对策

1.气管内插管的并发症

(1)即发并发症:出血,喉及气管裂伤、擦伤、声带损伤,喉及声门下水肿、杓状软骨脱位、插管脱落致窒息等。经鼻或经口气管内插管导管误入食管而未被立刻发现是最危险的并发症。前述的鉴别方法有助于发现,应立即对其进行处理。少数病例插管后出现呛咳、憋气,可用 $1\%\sim2\%$ 利多卡因分次气道内滴入,也可使用镇静剂,甚至肌肉松弛药,以便保证气道通畅。熟练掌握插管技术并严格按照操作规程是预防和避免上述并发症最有效的措施。

(2)迟发并发症:声带肉芽肿、喉部软骨炎、气管内肉芽肿、气管狭窄、气管塌陷,长期插管导致气管黏膜溃疡、出血、肺部反复感染。处理措施主要包括选择合适的、刺激性小的导管,采用最小漏气技术,减少气囊的容积,监测气囊的压力,条件允许时及早拔管。气管导管撤除时,即发并发症可能有气管塌陷导致呼吸道梗阻或胃内容物及异物误吸,故必备气管内插管及气管切开器械,经鼻气管内插管拔除后的并发症有鼻孔溃烂、鼻中隔穿孔,部分患者可引起鼻窦炎,处理及预防措施效果欠佳,均宜早日拔管。

2.气管切开的并发症

(1)早期并发症:①伤口渗血、出血。②皮下气肿或纵隔气肿。③气胸。

(2)晚期并发症:①伤口感染。②气道阻塞。③吞咽障碍。④食管气管瘘。⑤气管无名动脉瘘致大出血死亡。

(3)后期并发症:①切开部位气管不愈合。②气管肉芽肿引起气道狭窄、梗阻。

一般来说,只要手术仔细操作,及时止血,气管套管正确置入气管腔,上述并发症并不常见。

(八)人工气道的撤离

1.撤机指征

(1)一般情况稳定:原发病及诱发因素基本控制或显著改善,生命体征稳定。

(2)有适当的呼吸系统功能:有适当的中枢兴奋性;患者有一定的自主呼吸能力,吸气肌力量足以克服气道和胸肺的阻力;有一定保留或残存的肺功能。目前应用更多的标准是自主呼吸试验。

HFNC 或人工气道导管低流量吸氧时动脉血 pH＞7.3,PaO_2＞8.0 kPa (60 mmHg),且能持续 2 小时可撤机。该标准可反映呼吸系统的整体功能,是呼吸中枢、呼吸机、肺功能的综合反应。

随着无创通气应用技术和护理技术的不断提高,NPPV 的应用范围不断扩大,可提前拔管,进行有创-无创序贯机械通气。

全身麻醉术后,不论选择性或治疗性气管内插管的拔管,一般以拔除后 24 小时内无须重新置管为拔管成功的标准。

2.拔管的注意事项

(1)拔管前须先向患者详细解释,以期获得患者的合作。

(2)先清除患者的口咽和鼻咽部积存的分泌物,然后用另一消毒吸痰管清除气道内分泌物。

(3)提高吸入氧浓度 2～3 分钟,让患者用力深吸气或给予正压通气,吸气末时放出气囊内的气体,快速拔出插管。

(4)立即给予合适的途径供氧,多选用双腔鼻氧管供氧。

(5)观察患者气道情况,以判断是否存在阻塞、呼吸困难,鼓励患者做深吸气及主动咳嗽。

(6)确保患者撤离人工气道后能维持有效的自主呼吸,床边应备有全套的气管内插管及气管切开的器械,拔管后常用地塞米松 2 mg 雾化吸入,以预防气道痉挛及减轻声门水肿,在小儿中更是如此。气管切开套管的撤离(拔管),拔管前准备与气管导管的拔除相同,拔管方法可根据基础疾病及病情的不同采用逐步拔管或一次拔除套管 2 种方法。拔管后伤口用细纱覆盖,让伤口自然愈合。

(九)人工气道建立后的其他辅助治疗

1.急诊胸腔引流

严重胸部伤或应用机械通气的患者,均有发生张力性气胸的可能,一旦发现应及时行胸腔闭式引流,以利肺复张。在未行引流的张力性气胸患者,行气管内插管人工通气可致患者死亡,应予警惕。

2.胃肠减压

有胃肠胀气者应及时停胃管进行减压,可防止呕吐误吸。对于昏迷患者,建议应在气管内插管后再插胃管,因为停胃管的操作过程可致呕吐、反流和误吸。操作应由有经验的人员完成,如徒手操作有困难者,常用纤维支气管镜协助完成。

3.预防和控制呼吸道感染

人工气道的建立破坏了上呼吸道的防御功能,且危重患者机体抵抗力较弱,又处在极易发生呼吸道交叉感染的 ICU 中。因此,防止呼吸道感染及对已有感染者加强监护治疗极为重要。首先要排除来自人工气道、机械通气及反复气管吸引和其他呼吸器械造成的医源性污染,其次可定期做气道分泌物的细菌培养(经纤维支气管镜用防污毛刷结果较为可信),根据药敏试验及临床情况调整抗生素。

第四节　俯卧位通气

俯卧位通气(prone ventilation,PV)是指将患者安置于俯卧状态下进行的机械通气。研究显示 PPV 能改善肺重力依赖区的通气血流比,减少肺内分流,从而增强机体氧合功能,当前主要用于 ARDS 患者的呼吸支持。直至近十年人们对俯卧位时重力对通气与血流影响及 ARDS 认识水平的提高,相关设计合理的临床试验证明 PV 可以降低重症 ARDS 病死率后,应用俯卧位通气治疗 ARDS 才开始受到越来越多的关注。

一、PV 的原理

(一)PV 对通气血流分布的影响

PV 时,腹侧肺、心脏和腹内脏器提高了背侧胸膜腔压力,这个压力减小背侧肺区的跨肺压。由于 ARDS 时肺质量增加,进一步提升了腹侧至背侧的胸腔压力梯度,并减少背侧依赖性的通气区域。估计解剖位置上心脏对其下面肺组织的压力增加 $0.3 \sim 0.5$ kPa($3 \sim 5$ cmH$_2$O)。试验研究表明,PV 时心下肺区的通气提高。除了心脏重力,腹腔内压优先传递给经常处于麻痹和松弛状态的膈肌,进一步压迫背侧肺区。虽然这些因素有助于背侧依赖区肺泡塌陷,但肺血管的重力梯度优先灌注这些区域,使这一区域成为低通气/高灌注区域,临床上表现为低氧血症。胸廓顺应性差,除了影响氧合,还造成跨肺压增加,机械通气时气道压稍高,容易造成呼吸机相关性肺损伤。

PV 时,正常人从非依赖区至依赖区的胸腔压力梯度降低,胸腔内负压由背侧向腹侧逐渐减小,背侧胸腔内负压增大,跨肺压增大,促进背侧肺泡重新开放。

腹侧胸腔内负压减小,跨肺压减少,腹侧通气量减少,但仍能维持腹侧肺泡开放。同时,PV后,解剖位置上位于心脏下方受心脏压迫的肺叶体积缩小,部分被心脏压迫的萎陷肺泡复张。PV需要镇静剂甚至肌肉松弛药,有利于膈肌松弛,跨膈压降低,促进部分背侧肺泡复张,增加气血交换面积。这种呼吸力学机制部分是通过重力效应及肺与胸腔匹配引起的构象改变,造成肺通气和应变力分布更加均一。仰卧位时,重力和胸壁压迫依赖区肺段,造成通气在腹侧-背侧轴上极大的不均衡。相反,在PV时,解剖因素支持更均衡的通气分布。PV时膈肌的运动方式和位置改变,肺和胸廓顺应性改善,均有利于肺依赖区通气/血流比值均一。腹内高压的动物模型提示,PV时跨膈压分布更加均匀,肺实质的均一性明显改善。

不像对背侧肺通气的影响,PV对肺血流的区域分布没有太大的影响。在仰卧和PV时,背侧肺血流在正常和损害肺都是通畅的。因此,区域肺灌注分布在很大程度上由非重力依赖因素(肺/心解剖因素,血管的空间压缩,腹侧区域低氧性血管收缩减小等)决定。由于PV灌注模式相对恒定,通气的均一性显著改善,肺内分流分数大幅度下降。研究表明,PV时损伤肺的分流分数平均减少约30%。

(二)PV对肺保护的机制

虽然PV的主要临床试验提示改善氧合,但是唯一显著降低病死率的PROSEVA(proing severe ARDS patients)试验提示呼吸机使用时间降低。显然,气体交换的改善并不能解释病死率下降。一方面,PV改善依赖区的肺通气,有效地复张肺实质,另一方面,非依赖区肺泡过度膨胀显著降低,二者的净效应是肺通气非常均一,从而降低肺区剪切应变力,降低呼吸机相关性肺损伤。PV和高PEEP通气可以实现受益互补。ARDS患者,高PEEP防止肺泡去复张,但可以促进通气良好的肺泡过度膨胀,PV有助于减小PEEP的不良反应。PV进一步提高肺通气,同时降低区域肺充气,减少呼吸周期中小气道开/闭事件,提示PV降低气压伤和萎陷伤,因此可以预防呼吸机相关性肺损伤。PV可使血浆和支气管肺泡灌洗液中炎症标记物减少,反映可能较少发生呼吸机相关性肺损伤。PV还有助于呼吸道分泌物从背侧至腹侧气道排出,提高分泌物清除,降低呼吸机相关性肺炎的发生率。

(三)PV改善氧合作用

俯卧位后受重力影响,背侧肺组织通气增加,氧供增加;腹侧肺组织通气减少,氧供减少。背侧肺组织通气增加量大于腹侧通气减少,背侧血流灌注优于腹侧,因此俯卧位后,肺通气血流比值改善,氧合状态得以改善。回顾历史,俯卧位机械通气最初得以应用是因为能显著改善 ARDS 患者的氧合状态。大量研究表明 ARDS 患者通过 PV 氧合状态改善明显,对比仰卧位,约 75% 患者氧分压或氧合指数上升超过 20%,对个别患者改善氧合作用相当显著。有些患者未能得到改善,甚至恶化,原因尚不明确。可能的原因如下:ARDS 早期较多肺不张存在时,较 ARDS 末期肺纤维化后氧合改善更明显;大叶性肺损伤及其导致的 ARDS 较弥漫性 ARDS 氧合改善更明显;重症 ARDS 患者改善更明显。PV 改善氧合作用机制复杂,效果上个体差异较大,对最终生存率改善效果不确切等因素,增加了对 PV 的质疑。因此,具体应用指征与技术还需探讨。

(四)PV 对血流动力学的影响

体位的改变并不引起明显的血流动力学指标变化,这是大部分学者认知比较一致的一点。但必须指出的是,这些患者都是在充分镇静和肌肉松弛的条件下进行的,否则体位变动可能引起心率等指标的变化。另外,转为俯卧位后心脏的位置发生移动,如未相应调整零点水平也会得出某些压力值发生变化的结果。但是这些生理上的益处是否会转换为临床上的获益,尚需随机对照试验进行验证。

二、适应证

(1)中、重度 ARDS[诊断条件 FiO_2>60%、PEEP≥1.0 kPa(10 cmH_2O)] PaO_2/FiO_2<20.0 kPa(150 mmHg),尤其 PaO_2/FiO_2<13.3 kPa(100 mmHg)。

(2)早期应用(48 小时以内诊断)。

(3)与保护性肺通气和镇静联合使用。

(4)不推荐用于轻度 ARDS。PV 其他适应证有待进一步研究。有研究 PV 用于重症 COPD,可降低气道阻力和动态肺膨胀。

三、禁忌证

(一)绝对禁忌证

(1)头面、颈部创伤。

(2)不稳定的脊髓损伤/骨折(椎体、骨盆、多发骨折、连枷胸等)。

(3)颅内高压。

(4)严重烧伤,尤其是大面积腹侧烧伤。

(5)大咯血。

(6)气管切开。

(7)有进行心肺复苏术或电除颤的可能。

(二)相对禁忌证

(1)腹部手术后。

(2)腹腔高压。

(3)孕妇。

(4)血流动力学不稳定。

四、操作方法

(一)操作准备

(1)选择患者,监护稳定。

(2)评估患者俯卧位可能性与风险,核对有无禁忌证(注意相对禁忌证)。

(3)充分镇静、镇痛、肌肉松弛。

(4)可靠固定气管导管、输液通道及其他导管,准备负压吸引装置,充分气道清理,夹闭引流管,停止不必要的静脉输液。

(5)停止胃肠营养并确保胃肠排空。

(6)确定翻身方向。

(7)创面的保护与规避设计。

(8)备好升压药。

(9)熟练的医护和呼吸治疗师共3～5人(头侧1人,身体两侧各2人)。

(二)操作过程

(1)首先使患者保持平卧位,然后头侧者负责抬患者头部及确保气管导管未移位、打折,身体两侧者负责抬患者肩部、腰部、臀部及腿,确保动脉导管、静脉导管、留置胃管、留置导尿管等未脱出。

(2)将患者平移至翻身方向对侧,沿身体纵轴翻转90°成侧卧位,继续翻转患者90°成俯卧位。头偏向一侧,避免眼睛受压,气管导管平行于床面,呼吸机管路低于气管导管。

(3)检查各管道是否通畅或脱落,着力点(面、肩和骨盆前)处有无压伤。面部、胸部、会阴部及双膝垫以软枕,双肩、双膝、面部、前额使用防压疮敷料。双臂抬起置于头两侧,双腿自然放置。

(4)心电监护电极贴于背部相应部位。

(三)PV 期间的护理

俯卧位时间的长短目前尚无定论。PV 期间,注意观察气管插管是否移位、扭曲、阻塞、气囊漏气等,可为患者充分拍背,使痰液松动,有利于痰液引流,根据患者的具体情况适时调整呼吸机参数;注意监测血压,避免因血管内导管移位、扭曲、阻塞导致血管活性药物泵入中断;注意避免导尿管扭曲导致尿潴留。

(四)PV 的主要并发症

(1)气管插管意外堵管、扭曲和脱管,最为常见。

(2)口、气道分泌物临时增加,阻塞气道。

(3)血管内导管扭曲。

(4)腹内压增高,胃潴留增加。

(5)一过性氧合下降及低血压。

(6)呕吐、压疮。

(7)颜面部水肿。

(8)镇静剂用量增加。

(五)PV 的疗效评估

(1)准确客观的评估依靠胸部 CT,但床旁 CT 难以实现。

(2)PaO_2 或 SpO_2 改善,首先反映了俯卧位治疗有效;反应性好的患者大多 <1 小时 SpO_2 改善,仅少数需要 >4 小时以上。

(3)PaO_2/FiO_2 升高 ≥20%,提示 PV 反应性好,60%~80% 患者 PV 反应性好。

(4)$PaCO_2$ 下降也提示有效:PV 可改善通气,减少无效腔通气量。

(5)不耐受的表现:SpO_2 下降、心率上升、心律失常。

(六)PV 停止标准

PV 停止最佳的时机还不清楚,PV 应直到气体交换、呼吸力学和总的临床过程明显改善为止。

(1)有效终止:PaO_2/FiO_2≥20.0 kPa(150 mmHg)[PEEP<1.0 kPa(10 cmH$_2$O),FiO_2≤60%],且仰卧位通气后 4 小时氧合指数不恶化。

(2)无效终止:俯卧位 PaO_2/FiO_2 降低 >20%,或 <7.3 kPa(55 mmHg)(FiO2 为 100%)持续 >5 分钟;心脏骤停、血流动力学不稳定;或出现俯卧位并发症(脱管、堵管、出血、误入单侧主支气管)。

（七）PV 治疗时间

（1）肺泡复张具有时间依赖性，需要长时间 PV，防止肺泡去复张。

（2）临床建议：重度 ARDS 早期 PV 每天至少在 16 小时，一般一天 16～20 小时。

（八）PV 注意事项

（1）严密监测生命体征（心率、心律、血压、呼吸、指脉氧）。

（2）俯卧位 30 分钟、4 小时及恢复仰卧位前，复查血气分析。

（3）恰当的镇静深度与肌肉松弛。

（4）生命体征不平稳及动脉血气恶化立即恢复仰卧位。

（5）双臂可置于头两侧或躯体两侧，每 2 小时交换 1 次；面部偏向左侧或右侧，每 2 小时交换 1 次。

（6）避免气管导管等导管脱落。

（7）防止压疮。

第五节 体外膜肺氧合

体外膜肺氧合（extracorporeal membrane oxygenation，ECMO）是通过体外循环代替或部分代替心肺功能，挽救生命或为挽救生命赢得宝贵时间的支持治疗手段。ECMO 能够通过膜肺和泵提供氧合血，部分替代心功能，有利于心功能恢复；改善低氧血症，排出 CO_2，避免了高条件机械通气可能造成的呼吸机相关肺损伤或氧中毒；并且能够降低肺动脉压力，减轻右心脏后负荷，有利于呼吸功能的恢复，或为心肺移植提供短期支持。随着 ECMO 设备和技术的进步，尤其是近年来在临床研究和实践的进展，ECMO 的临床应用越来越广泛。

一、组成部分

ECMO 的基本结构：血管内插管、连接管、动力泵（人工心脏）、氧合器（人工肺）、供氧管、监测系统。临床上常将可抛弃部分组成套包，不可抛弃部分绑定存放，并设计为可移动，提高应急能力。

（一）动力泵

动力泵（人工心脏）的作用是形成动力驱使血液向管道的一方流动，类似心脏的功能。临床上主要有两种类型的动力泵:滚轴泵、离心泵。由于滚轴泵不易移动,管理困难。在急救专业首选离心泵作为动力泵。其优势是安装、移动方便,管理方便,血液破坏小;在合理的负压范围内有抽吸作用,可解决某些原因造成的低流量问题;新一代的离心泵对小儿低流量也易操控。

(二)氧合器

氧合器(人工肺)的功能是将非氧合血氧合成氧合血。ECMO 氧合器有硅胶膜型与中空纤维型两种。硅胶膜型膜肺相容性好,少有血浆渗漏,血液成分破坏小,适合长时间辅助。例如,支持心肺功能等待移植、感染所致呼吸功能衰竭。其缺点是排气困难、价格昂贵。中空纤维型膜肺易排气,2～3 天可见血浆渗漏,血液成分破坏相对大,但由于安装简便仍首选为急救套包。如需要,稳定病情后可于 1～2 天内更换合适的氧合器。

(三)肝素涂抹表面技术

在管路内壁结合肝素,肝素保留抗凝活性,这就是肝素涂抹表面技术。目前常用的有 Carmeda 涂抹。肝素涂抹表面技术的成功对 ECMO 技术有强大的促进作用。使用肝素涂抹表面技术可以使血液在低全血凝固时间水平不在管路产生血栓;肝素涂抹表面技术可减少肝素用量、减少炎症反应、保护血小板及凝血因子。因此,肝素涂抹表面技术可减少 ECMO 并发症、延长支持时间。

(四)监测设备

ECMO 的监测设备可用来持续监测 ECMO 系统和患者的情况,以降低设备失灵的风险。包括管路上的血气和血氧饱和度监测器、流量测定装置、气泡探测器等。而与人工材料表面接触的血液会形成血块,所以要输注肝素抗凝,为确保凝血时间保持在可接受的范围内,每 1 小时需从管路中抽取少量血液测定激活凝血时间,根据结果调整肝素或其他抗凝药物用量。

二、工作原理

ECMO 依靠泵(离心泵或滚轴泵)提供动力,从患者的静脉引流血液至体外,进行气体交换(氧合和排除 CO_2)后回输体内。相当于在患者衰竭的自身心肺循环基础上,并联了一套人工"心"和"肺"装置,暂时替代病变的心肺,为组织与器官提供稳定的血流供应,给衰竭的心脏和/或肺脏恢复功能争取宝贵时间。

三、适应证

ECMO 主要用于病情严重(预计病死率 80% 以上),但病因可逆的急性呼吸循环衰竭患者,进行心肺功能支持,等待心肺功能恢复,或作为心肺移植的短期支持手段。ECMO 在成人的适应证包括以下几个方面。

(一)循环辅助

ECMO 具有安装快捷、价格相对低廉的优点,同时提供双心室联合肺辅助作用,且安装不受地点限制,可以在医院内、医院外任何地点建立。近年来广泛用于急性、严重心源性休克(cardiogenic shock,CS)的辅助治疗。CS 是指由于心脏功能减低、心排血量不足而引起的全身组织和器官低灌注现象,其血流动力学诊断标准:收缩压<12.0 kPa(90 mmHg)持续超过 30 分钟;与基础值相比较,平均动脉压下降>4.0 kPa(30 mmHg);心脏指数(cardiac index,CI)<1.8 L/(min·m²)或使用机械循环辅助装置(mechanical circulatory support,MCS)时 CI<2.2 L/(min·m²);肺毛细血管楔压>2.0 kPa(15 mmHg)。合并器官低灌注表现,如神志淡漠、外周皮肤湿冷、无尿或少尿(<30 mL/h)和血浆乳酸水平进行性升高(>2 mmol/L)等。临床常见 CS 的病因主要常见:急性心肌梗死(acute myocardial infarction,AMI)、心脏术后难治性低心排、心脏移植术后心脏功能障碍、急性重症暴发性心肌炎、急性大面积肺栓塞、严重心肌病、重度感染、心脏骤停复苏后综合征和难治性室性心律失常等。

目前认为 CS 是由一种炎性反应介导的从组织器官血流灌注不足到严重休克状态等一系列病变过程。尽早启动 ECMO 辅助,能够逆转 CS 的病变过程,取得较好的临床效果。目前,ECMO 辅助的介入时机仍然没有统一标准,也无较大规模的随机对照试验研究提供指导性意见。目前仅有单中心临床经验报道和体外生命支持组织的回顾性总结。由于缺乏相关的随机对照试验研究来证实 ECMO 用于 CS 患者的有效性和安全性,欧美国家的相关指南中并没有明确提出 CS 患者开始行 ECMO 辅助的合适时机,仅提出对于双心室功能衰竭联合肺功能衰竭患者,可以考虑行 ECMO 辅助。临床工作中,CS 患者经传统常规治疗手段,如补充足够血容量、使用大剂量血管活性药物/正性肌力药物和主动脉内气囊反搏辅助等情况下,仍然难以维持血流动力学平稳,需在出现持续性恶化的组织器官低灌注损伤之前(组织或器官功能恶化、血浆乳酸水平升高、混合静脉血氧饱和度下降等),就应该考虑 ECMO 辅助。

(二)呼吸辅助

近年来,严重呼吸功能不全、ARDS 患者接受呼吸机正压通气时,可引起呼吸机相关肺损伤,如持续性气压伤、容量伤、萎陷伤和氧中毒等,严重影响患者临床预后。部分呼吸衰竭患者,接受 ECMO 辅助后,能够降低呼吸机参数,实施保护性肺通气,积极避免呼吸机相关肺损伤的发生,有可能改善患者临床预后。另外,少部分重度呼吸衰竭患者,可能同时合并不同程度心脏功能障碍,接受 ECMO 辅助后,允许患者采取保护性肺通气策略,降低呼吸机参数,等待病变的肺脏功能恢复。目前已有多个指标可以评估 ARDS 的严重程度,在较高的呼吸机辅助通气参数情况下,患者出现动脉氧肺泡氧比率低于 0.15,且持续 12~72 小时;肺泡动脉氧分压差>450,且持续 24 小时;氧合指数>40 等,就应考虑 ECMO 辅助。另外,Murray 评分系统除了包括患者低氧程度、胸部 X 线表现之外,还考虑到 PEEP 水平和肺耐受性,可以更好地评估肺损伤程度。通常 Murray 评分>3.0 或者>2.5,且患者病情迅速恶化,同时合并吸气压较高时,即可考虑 ECMO 辅助。

(三)抢救辅助

近年来,随着便携式 ECMO 设备与环路应用于临床,越来越多的院内、院外患者能够有机会接受 ECMO 辅助治疗,即体外心肺复苏(extracorporeal cardiopulmonary resuscitation,ECPR)技术。自从有学者发文证实 ECPR 能够提高院内患者出院存活率的里程碑式研究,引起了世界范围内 ECPR 的广泛开展,与其相关的临床与基础研究也成为热点。欧美国家发布的癌症患者心肺复苏抢救指南中,提出对于常规心肺复苏持续 30 分钟,仍不能恢复有效自主循环患者,可考虑启动 ECPR 抢救流程,实施 ECMO 辅助。受到院内 ECPR 抢救成功的影响,国外已有多家单位开展院外患者的 ECPR 抢救工作,但目前相关的回顾性研究结果存在一定争议。部分 ECMO 中心对院外积极实施 ECPR 抢救仍然持保守态度。总之,ECPR 患者的临床转归主要与患者癌症开始到建立有效 ECMO 辅助的时间间隔、是否进行后续冠脉造影或介入治疗有关。

四、禁忌证

(一)绝对禁忌证

ECMO 大多数禁忌证是相对的,需要权衡患者获益的利弊关系,进行个体化评估。其绝对禁忌证如下。

(1)不可逆脑损害。

(2)恶性肿瘤晚期。

(3)活动性出血或严重凝血功能障碍。

(二)相对禁忌证

(1)高龄患者(年龄＞70 岁)。

(2)慢性进展性心肺功能衰竭的患者,无器官移植条件。

(3)严重的原发基础疾病难以恢复。

五、ECMO 的转流模式与导管置入方式

(一)转流模式

目前应用的 ECMO 有两种转流模式,即静脉-动脉体外氧合(VA-ECMO)和静脉-静脉体外氧合(VV-ECMO)模式。VV-ECMO 适用于仅需要呼吸支持的患者,VA-ECMO 可同时进行呼吸和循环支持。对于呼吸衰竭,VV 方式比 VA 方式的并发症和病死率都低,是最为常用的方式。在有效改善氧合及通气的同时,通过降低吸氧浓度、气道压、潮气量和呼吸频率,使肺脏得以充分休息,从而最大限度地降低呼吸机相关性肺损伤的发生风险。

1.VV-ECMO

ECMO 引血端(多为股静脉)及回血端(多为颈内静脉)均位于腔静脉内,相当于人工膜肺与患者肺串联,从而使患者动脉血氧含量得以改善。改善程度与以下因素有关。

(1)ECMO 血流量。

(2)静脉回心血量。

(3)再循环血流量,即引血端及回血端之间距离过近造成的部分血流再循环至 ECMO 引血端,这种再循环血流会减少经膜肺充分氧合的血液进入肺循环,从而影响氧合。

(4)混合静脉血氧饱和度。

(5)患者残存肺功能。

尽管 VV-ECMO 不能提供循环支持,但由于其运行中所需正压通气支持压力的降低及冠状动脉氧供的增加,患者的心功能往往也能在一定程度上得以改善。

2.VA-ECMO

VA-ECMO 通过腔静脉(股静脉或颈内静脉)置管,人工泵将体循环血流引至体外,经膜肺氧合后再经颈动脉或股动脉导管回到体内,相当于膜肺与患者肺并联,这种方式与传统的体外循环相同。VA-ECMO 主要用于循环衰竭、心搏骤停及心脏外科手术后的辅助支持,同时也可用于呼吸衰竭患者。有时在采用股

动静脉 VA 模式时,上腔静脉血流经过肺循环后灌注冠脉、右手和头部,与股动脉灌注血流在主动脉弓水平或者降主动脉水平混合。如果患者存有严重的呼吸衰竭,则上半身的循环氧合不佳,而下半身的氧合很好,产生所谓"双循环综合征"。解决方法是通过右颈内静脉进行右心房灌注,从而使得动脉血直接灌注股动脉和右心房。这种方法称为 VA-V 模式。该模式可以很好地同时支持心脏和肺,一旦患者自身肺功能逐渐恢复,右心房插管可以用做附加静脉引流。

　　一般来说,如果患者心功能满意,可选择进行 VV-ECMO。多采用下腔静脉通过股静脉进行静脉引流,而氧合后的"动脉"血通过右颈内静脉回到右心房。如果患者同时伴有严重的心功能不全(如心肌炎、心外科术后和复苏后患者)或严重肺动脉高压无法吸入 NO 或前列环素,需要进行 VA-ECMO。一旦需要进行 VA-ECMO,右颈内静脉是很好的静脉引流部位,而动脉血流回路可选择颈总动脉、腋动脉或股动脉。在治疗过程中,患者出现严重的心功能不全,对小剂量正性肌力药物反应不佳,应及时转为 VA-ECMO 模式,通常直接切开颈总动脉插管。如果由于转运或开始时血流动力学不稳定建立的是 VA-ECMO 模式,则一旦心肌功能恢复良好应及时转成 VV-ECMO 模式。近年来,一种通过动脉-静脉压差驱动的 AV-ECMO 也逐渐在临床得到应用,但其提供的血流量较低(一般不超过 1 L/min),对氧合有轻度改善作用,主要用于 CO_2 的清除。

(二)导管置入方式

目前常规 ECMO 导管置入方式包括穿刺法和切开法两种。

1.穿刺法

目前有 ECMO 血管内导管穿刺置管套包供临床使用,采用 Seldinger 法进行置管。按常规消毒、铺巾、局麻后,超声引导下穿刺目标血管,通过穿刺针芯将导引钢丝置入血管内,退出穿刺针。根据导管直径穿刺点切开皮肤和皮下组织,沿导引钢丝扩张血管,注意避免血肿和出血。带有内芯的 ECMO 导管沿导引钢丝置入,根据不同血管和穿刺部位置入合适的位置。床边操作时,置管前应先初步测量需置入导管的深度,操作结束后 X 线检查或超声检查确定导管尖端位置。

2.切开法

手术分离出股动静脉直视下插入导管。适用于穿刺困难的病例如休克、股动脉硬化者、股动脉触摸困难者或体外循环术中。由于需手术植入,操作费时,出血和感染的机会多,现在多被穿刺法取代,只在穿刺法失败或无法进行穿刺才考虑使用。

六、建立与管理

(一)建立

1.操作前评估

准备进行 ECMO 辅助患者,需全面评估患者病情,权衡利弊,向家属交代相关病情并发症等,取得患者家属知情同意。目前已有对呼吸衰竭 ECMO 的 RESP 评分和针对心源性休克的 SAVE 评分对患者可能预后进行评估,为临床提供参考。

另外患者还需要进行以下必要的检查:胸部 X 线,动脉血气分析,血乳酸,凝血功能(凝血酶原时间、部分凝血酶原时间、D-二聚体、纤维蛋白原),全血细胞计数(保证患者的血红蛋白≥90 g/L),血清电解质,肾功能,肝功能,心脏超声检查等。

2.操作准备

(1)仪器耗材与药品:检查离心泵、进行氧合器和管路的安装预充。根据患者病情选择模式和患者血管情况选择合适的动静脉穿刺导管;还需准备预充上机需要的药品和抢救用药,包括复方氯化钠注射液或生理盐水、肝素、肾上腺素、碳酸氢钠、清蛋白等;根据患者病情准备血制品。很多单位采用"ECMO 战车",将所需要的仪器设备耗材药品集中放置在可移动推车上,需要时可以快速到达床边进行紧急抢救。

临床常用的 ECMO 仪器各有优缺点,Maquet 采用一体化的套包使用时间可到 14 天,某种氧合器使用时间较短。临床常用的动静脉导管,动脉导管为红色标记,静脉导管为蓝色标记,有单节段和多节段导管可供选择,单节段导管仅仅在导管尖端一个节段有开数个开孔,而多节段导管除了导管尖端外,在导管上有多个侧孔,增加了静脉引流量,降低流速和阻力。导管直径根据患者体重初步进行动静脉导管的选择,但需要根据血管超声来确认,导管直径要小于血管内经的 2/3。尤其是动脉导管在使用了大量血管活性药物的情况下血管强烈收缩,导致置管困难或置管后远端缺血、下肢坏死的严重并发症。

(2)人员准备:ECMO 医师(具备重症超声、ECMO 管路预充和置管操作、ECMO 管理能力的医师),血管外科医师(必要时进行外科切开动静脉置管),ICU 医师(进行穿刺或建立动静脉通路、进行循环功能的监测和评价)和护理人员(处理静脉内输液或给药并监测患者的生命体征变化)。

3.选择 ECMO 的模式和穿刺部位

ECMO 的模式根据患者具体情况灵活选择。总体来说 VV-ECMO 模式为肺功能替代的转流方式，VA-ECMO 模式为心肺联合替代的转流方式。呼吸功能衰竭选用 VV-ECMO 模式；心脏功能衰竭及心肺衰竭病例选 VA-ECMO 模式；如呼吸衰竭救治过程中选择了 VV-ECMO 模式，心功能恶化可考虑加用 VA-ECMO 模式。正确的模式选择可对原发病起积极作用，提高 ECMO 治疗成功率。

（1）静脉-静脉通路：是治疗呼吸衰竭最常用的途径。目前多采用经皮穿刺置管建立静脉-静脉通路，可以采用股静脉-颈内静脉通路，或者颈内静脉单针双腔导管建立循环通路。静脉-静脉 ECMO 的优点是穿刺简单、出血并发症发生率低、对血流动力学影响小、下肢缺血危险小；但对心脏无辅助作用。股静脉-颈内静脉置管导管尖端临床常常采用超声引导下血管穿刺置管和确认导管位置。

（2）静脉-动脉通路：是治疗心肺功能衰竭的常用途径，应用经皮 Seldinger 法穿刺股静脉，将导管置入右心房或下腔静脉内作为引血管，另一根导管通股动脉置入作为回血管。静脉-动脉通路的优点是对心肺同时进行辅助，保证主要器官的灌注和氧供；但股动脉置管容易导致肢端缺血。

4.管路安装

在建立 ECMO 循环之前，必须建立血管内通路和准备好管路及预充等准备工作，一般由多名医师配合同时进行，便于快速建立 ECMO 循环。准备预充液，管路预充液一般选用平衡盐 2 000 mL 加肝素（预充液内肝素 5 mg/500 mL）配置而成。也可根据患者情况加入清蛋白、血浆、红细胞（多用于婴幼儿）。管路和氧合器预充完全，确认管路内无气体，管路通畅无误，固定各连接处，检查渗漏，连接管路准备运行 ECMO。动脉穿刺、建立静脉通路等应在患者全身肝素化之前完成。

5.管路连接

将管路与患者连接，调整血流速度，逐渐增加流速到 50～80 mL/(kg·min)，静脉-动脉模式时调整 ECMO 血流速以维持合适的氧合、血压和内环境状态；静脉-静脉模式时调整血流速和气流速维持合适的氧合和酸碱平衡。

（二）管理

1.原发病的治疗

ECMO 仅能提供循环氧合支持，却不能治疗心搏呼吸骤停的病因，因此辅助治疗期间，应积极寻找发病原因，并对原发病进行治疗，促进自身心肺功能恢复。对于急性心肌梗死的心搏骤停患者，应尽快进行冠状动脉介入治疗。

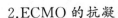

2.ECMO 的抗凝

ECMO 使用肝素进行抗凝,调整并维持活化凝血时间在 160～220 秒,或部分凝血活酶时间维持在 40～60 秒(根据患者凝血情况决定),如患者有明显出血,因 ECMO 流速高,现在的氧合器和管路均有肝素涂层,短期内可采用无肝素,不用抗凝剂。

3.机械通气参数调整

患者的氧合和循环改善后,可逐渐降低呼吸机条件,以减轻肺损伤。

4.监测治疗

ECMO 期间密切观察患者的生命体征变化,进行下列必要的实验室检查:胸部 X 线,肝功能,肾功能,血电解质(钾、镁、钙和磷等),全血细胞计数,凝血功能检查(全血凝固时间、部分凝血活酶时间、国际标准化比值、纤维蛋白原、D-二聚体),血气分析,血糖和乳酸等。应每小时检查 1 次穿刺侧肢端血运情况(动脉搏动、肢体皮肤温度和颜色等)。

5.ECMO 期间的目标

(1)血红蛋白≥100 g/L。

(2)血小板计数≥50 000×10^9/L。

(3)保温,血温 36.0～37.5 ℃。

(4)活化凝血时间在 160～220 秒或部分凝血活酶时间维持在 40～60 秒。

(5)灌注良好。

(6)平均动脉压≥8.7 kPa(65 mmHg),CVP 维持在 1.1～1.6 kPa(8～12 mmHg)。

(7)肝功能正常。

(8)尿量≥1 mL/(kg·h)。

6.镇痛、镇静

ECMO 患者需要适当镇痛、镇静,定期进行镇痛、镇静评估及方案调整。

七、撤离

(一)撤离标准

(1)小剂量血管活性药物即可维持血流动力学稳定。

(2)无致命性心律失常。

(3)无酸碱失衡及电解质紊乱。

(4)辅助流量减少到正常心排血量的 10%～20%。

(5)超声心动图显示左室射血时间＞200毫秒、左室射血分数＞40％。

撤机时,使用额外肝素后,将循环管路夹闭10分,观察心律、血压、肺动脉压、氧饱和度及是否出现致命性心律失常等重要指标。如上述参数在可接受范围内,且未出现致命性心律失常,则可断开体外循环支持。去除导管的方法取决于置管方法。一般先拔出静脉插管,再拔出动脉插管和下肢灌注插管。

(二)撤机前准备与心肺功能评估

1.呼吸机准备

患者应具有较好的肺功能,呼吸机可以在较低设定参数下能为机体提供气体交换,如潮气量＜6 mL/kg、气道峰压＜3.0 kPa(30 cmH$_2$O)、PEEP＜1.2 kPa (12 cmH$_2$O);当呼吸机吸入氧浓度(FiO$_2$)＜60％时,动脉血气分析结果示 PaO$_2$ ＞9.3 kPa(70 mmHg)或 PaO$_2$/FiO$_2$＞26.6 kPa(200 mmHg),pH＞7.3,PaCO$_2$ ＜6.7 kPa(50 mmHg)。ECMO 辅助期间,部分患者可在 ECMO 辅助撤机之前,提前拔除气管插管,这部分特殊患者只需定期复查血气即可。

2.调整血管活性药物

血管活性药物用量较低,能够维持循环稳定,无外周组织和器官灌注不足表现,如四肢末端湿冷、少尿或无尿、谵妄或神志不清等。有研究报道,心脏术后难治性低心排患者接受 VA-ECMO 辅助期间,撤机时血管活性药指数＜10 或者多巴胺和多巴酚丁胺剂量＜10 μg/(kg·min),米力农＜0.5 μg/(kg·min)情况下,患者成功撤机概率和出院存活率较高。

3.心脏功能评估

CS 患者接受 VA-ECMO 辅助期间,心脏经历缺血-再灌注损伤,其功能恢复通常需要48～72小时。因此,循环衰竭接受 VA-ECMO 辅助开始后的前48小时内,一般不考虑撤机。VA-ECMO 辅助期间,监护仪有创血压监测显示有脉压[收缩压－舒张压＞2.7 kPa(20 mmHg)],当联合主动脉内球囊反搏术辅助时,暂停主动脉内球囊反搏术辅助,也可观察到此现象。患者右手指氧饱和度数值出现先降低后升高现象,说明患者自身心肺循环血量逐渐增多,心脏功能呈现出一定程度恢复迹象。有 ECMO 专家建议,VA-ECMO 辅助期间,最好能够由一位固定的、经验丰富的超声医师,每天进行心脏功能评估,判断心脏各室壁运动情况,根据心脏功能恢复程度来指导逐步减低 VA-ECMO 辅助流量。

(三)撤机策略

VA-ECMO 辅助期间,患者自身心肺功能有一定恢复,能够承担自身血液循环时,可以考虑撤离 ECMO。目前循环辅助 VA-ECMO 撤机有"快撤机"和"慢撤机"两种,多数 ECMO 中心选用后者。即 VA-ECMO 撤机期间,逐渐缓慢减低辅助流量 1.5 L/(min·kg),在无或血管活性药物剂量较低,患者循环稳定,复查血气、电解质和内环境基本平稳至少持续 2 小时。需注意患者除心脏功能恢复外,肺功能基本良好。较低 ECMO 辅助流量,呼吸机吸氧浓度较低(<60%)时,氧合指数基本正常。如氧合指数<13.3 kPa(100 mmHg),应考虑将 VA-ECMO 转为 VV-ECMO 辅助。如较低流量辅助下,患者循环稳定,心肺功能良好,即可开始撤机试验。在 VA-ECMO 辅助的动-静脉管路之间安装侧支,即可开始进行 ECMO 撤机试验。撤机试验期间,交替钳夹 VA-ECMO 辅助动-静脉管路和"桥",观察患者循环是否稳定及全身其他器官血液供应情况,是否出现肢体末梢灌注不良,如发冷、湿汗等现象。有研究指出,撤机试验期间如观察到左心室射血分数>40%,主动脉瓣瓣口血流流速与时间积分>10 cm 时,即可以考虑撤机。撤机试验期间,应适当增加静脉泵入肝素剂量,维持全血凝固时间 250 秒左右。

另外,有学者提出 VA-ECMO 撤机试验期间,除观察左、右心功能之外,同时也需要注意肺功能状态,维持指氧饱和度处于合适水平,并实时监测动脉压、CVP、心律和心率变化。当 ECMO 全流量辅助时,即开始评估左、右心功能。心脏功能恢复可逐渐降低 ECMO 辅助流量。至 ECMO 半流量时,评估心室功能和容量状态。每减一次流量,需观察和监测至少 30 分钟。减流量期间,如出现左、右心明显扩张或低血压发生,应停止撤机试验,恢复 ECMO 辅助流量。当 ECMO 流量减为最低(1.2~1.5 L/min)时,进行液体负荷测试,即输注 5% 浓度清蛋白 10 mL/kg,持续观察患者的血流动力学是否平稳。最后,使用多巴胺和/或米力农,评估左、右心功能,并持续观察>1 小时。如在较小剂量血管活性药物作用下,即可维持血流动力学稳定,可考虑撤除 ECMO 辅助。对于少数危重患者,撤机前联合使用左西孟旦增强左心室心肌收缩力,提高撤机成功率。

八、并发症

ECMO 作为一种对心肺功能衰竭有效的支持治疗手段,越来越得到危重症医学的重视。但 ECMO 技术复杂,支持时间长,因此常会发生各种并发症。这些并发症严重影响 ECMO 支持治疗患者预后,因此,必须引起我们的高度重视,积极预防,一旦发生,应及时积极有效地处理。据体外生命支持组织建议,将 ECMO 并发症可以分为机体并发症和机械并发症两大类。

（一）机体并发症

1.出血

在机体并发症中，出血是 ECMO 最常见的并发症。出血的部位主要是手术切口出血和插管部位出血，主要原因有插管或手术部位止血不彻底，肝素抗凝，长时间心肺转流等导致凝血因子缺乏，血小板减少等。处理好出血是 ECMO 成功的最基本条件。术后早期胸腔引流液较多，应及时补充新鲜全血和血小板及凝血因子，同时也可积极应用止血药物。但这些都必须以精细的外科止血为基础。

2.血栓

与出血相对应，血栓也是 ECMO 支持患者不可忽视的并发症。目前对于出凝血并发症仍缺乏确切有效的预防措施，在临床应用时注意以下原则可减少此类并发症的发生：ECMO 期间抗凝不足，有血栓形成的风险；而抗凝过度又常引起出血，维持合适的抗凝状态非常重要。治疗期间适当使用前列环素类或抑肽酶等药物，以减少术后出血，防止血栓形成。ECMO 期间血小板消耗较为严重，一般血小板应维持在$>5\times10^9$/L，低于该水平应及时补充。如怀疑活动性出血，应积极外科手术止血。出血严重时，如果能在呼吸支持下维持生命体征，可考虑终止 ECMO。

3.溶血

溶血也是 ECMO 期间常见的并发症，严重的溶血会引起肾功能不全和弥散性血管内凝血，甚至导致患者死亡。血浆游离血红蛋白能够较准确地反映溶血趋势，对于监测患者的溶血状态具有重要作用。在本组病例中，溶血的发病率是 14.0%，略高于体外生命支持组织统计数字。在 ECMO 中，溶血的主要原因有泵头内血栓形成，管路扭折、血栓形成，静脉引流负压过大，长时间流量过大等。主要表现为血浆游离血红蛋白升高（>2.8 mmol/L），电子显微镜下检查及肉眼可见血红蛋白尿等。一旦出现溶血，应积极处理，减少对肾脏等的损害。处理的主要措施针对原因，如更换管路和离心泵头，减小负压等，此外，同时也要碱化尿液，利尿，必要时可行血浆置换。

4.肾功能不全

肾功能不全也是 ECMO 最常见的并发症之一，在机体并发症中处于第二位。有研究发现，肾衰竭患者死亡率较肾功能正常组明显升高。因此，在 ECMO 支持治疗过程中应高度重视肾脏的保护，降低死亡率，提高 ECMO 救治的成功率。ECMO 期间，肾功能不全的发生原因尚不明了，可能与 ECMO 期间溶血、非搏动灌注、低血压、低容量、儿茶酚胺分泌增加、栓子形成栓塞、全身炎性反应等因素有关。

5.感染

感染也是 ECMO 支持患者较常见的并发症,预防感染始终是 ECMO 期间的重要问题。ECMO 期间感染发生率较高主要与手术创伤过大及插管时间过长有关,这些因素是血液感染发生率高的主要原因,ECMO 过程增加了感染的机会。在进行 ECMO 支持时,注意环境的清洁,保证各个操作环节严格无菌,合理使用有效的抗生素,缩短 ECMO 的时间可减少感染并发症的发生。应早期进行血液培养和药敏试验,一旦发现感染迹象,应积极和有针对性地加强抗感染治疗,以拯救患者生命。营养不良在临床上经常被忽视,但实际上这也是影响人工心脏手术成功的关键之一。营养不良可使 T 细胞功能受损,从而易引起感染,致使人工心脏的使用寿命缩短,甚至危及患者生命。如果患者体重指数<22,因感染导致手术失败的风险明显增高。

6.神经系统并发症

患者如有脑出血倾向或已经出现脑出血,应立即停止 ECMO 辅助,否则会加重脑出血,导致脑疝等严重并发症。相反,如果发现患者有脑梗死表现,应该适当提高 ECMO 辅助流量,进而提高患者的收缩压,加强脑部灌注,防止出现缺血缺氧性脑病,这对患者的整体预后非常关键。

7.其他

多器官功能衰竭、弥散性血管内凝血等是 ECMO 中严重的并发症,一旦发生这些并发症,则提示预后不良。ECMO 期间及术后多器官功能衰竭、弥散性血管内凝血等严重并发症的发生直接威胁着患者的生命,如何进一步提高 ECMO 辅助效果从而减少甚至避免上述并发症的发生,需要 ECMO 团队更加深入的研究,同时对严重并发症的治疗措施也是提高 ECMO 临床结果的有力保障。此外,有研究发现,肢体远端缺血对 ECMO 预后具有统计学意义。肢体缺血坏死与 ECMO 插管有较为明确的关系,插管部位远端肢体缺血较为常见。一旦发生肢体缺血,则提示预后不良。

(二)机械并发症

在机械并发症中,氧合器血浆渗漏、氧合能力下降在 ECMO 管理中是最为常见的。血浆渗漏的发生与氧合器类型有关。ECMO 目前主要使用硅胶膜、微孔型中空纤维膜及聚甲基戊烯(polymethylpentene,PMP)膜式氧合器。硅胶膜生物相容性高,无微孔,长时间使用不会发生血浆渗漏,目前文献报道新型硅树脂膜式氧合器可以连续使用 34 天而无血浆渗漏发生。但为了保证足够的气体交换,硅胶膜氧合器的膜面积较大,预充量大,跨膜压差大。微孔型中空纤维膜式氧合器,膜气体交换面积较小,预充量小且跨膜压差小,但由于有微孔,渗漏发生的可能性较高,使氧合能力下降。PMP 膜肺是最新一代氧合器,结合了微孔型中空纤维膜和硅胶膜各自的优点。PMP 膜是致密中空纤维,具有疏水性,增加血液相和气相的分离度。从而防止血浆渗漏,延长氧合器使用时限。目前,有关 PMP 膜肺的临床报道还不多,且多数为小儿患者或呼吸衰竭患者的使用。有学者利用动物实验比较了硅胶膜及 PMP 膜肺的性能发现,PMP 膜肺气体交换能力、血小板消耗及跨膜压差等指标皆优于硅胶膜肺,两种膜肺均出现血浆渗漏,他们认为 PMP 膜肺适用于长时间 ECMO 支持治疗。

血浆渗漏的发生还与跨膜压差、辅助流量、血液破坏程度等因素有关。跨膜压差取决于流量和动脉端阻力,若动脉插管过细、流量过高容易发生漏出。血液破坏产生的游离血红蛋白及其代谢产物对氧合器也有潜在威胁。氧合器血浆渗漏、氧合能力下降虽然发生率较高,但是对 ECMO 预后无显著性意义。

ECMO 系统血栓也是 ECMO 支持患者不可忽视的并发症。ECMO 中虽然使用了组织相容性较好的材料,但是长时间 ECMO 支持导致大量血液成分破坏仍难以避免,再加上抗凝不充分的因素等均可导致血栓形成,造成 ECMO 系统栓塞。血栓脱落则会导致重要器官栓塞,与各种 ECMO 并发症的发生有密切关系,主要表现为脑血管栓塞、肢体血管栓塞、左心血栓等。

九、注意事项

ECMO 成功取决于需要合适的病例选择、早期及时的应用和严密的监测治疗。在 ECMO 的临床实践中,必须清楚地认识到患者生命本处于垂危状态,ECMO 支持下监护仪上的貌似正常数据是"人造"的;EMCO 只是为心肺功能的恢复争取时间,最终预后取决于患者器官功能的恢复;ECMO 也是一项系统工程,需要医护人员、患者及家属齐心协力,共同渡过难关。

ECMO 治疗的患者病情危重,支持时间长,机械辅助生命支持过程中并发症可能多半难以完全避免,只有轻重程度差异。ECMO 并发症的防控重于预防和早期处理,避免并发症由次要矛盾变为患者病情的主要矛盾。出现并发症不一定可怕,最可怕的是在错误的时间由没有经验的人做出了错误的医疗行为,导致不可挽救的临床后果,甚至直接威胁患者生命。患者生命垂危,不要因为并发症再雪上加霜;患者凝血功能"障碍"、严重缺血缺氧/再灌注过程是造成大多数并发症的根本原因;缩短 ECMO 支持时间是防治 ECMO 并发症的最好方法;并发症可能难以避免,主要是预防和控制并发症的发生、发展;一个人不可能管理 ECMO,依靠团队工作最重要。

第六节　液 体 通 气

液体通气(liquid ventilation,LV)是近几年来逐渐发展起来的一种治疗 ARDS 的新疗法。它以全氟化碳取代气体作为呼吸媒介,通过注入肺部的充氧液体来维持生理性的气体交换,具有降低肺表面张力、改善肺顺应性、改善气体交换、维持酸碱平衡及心血管稳定的作用。由于具有较低的肺泡通气压,LV 可减少气压伤的发生。LV 主要有两种方式,完全液体通气(total liquid ventilation, TLV)和部分液体通气(partial liquid ventilation,PLV)。LV 技术的发展经历了以下 4 个阶段。

第一阶段:LV 概念提出阶段。1962 年 Kylstra 等将小鼠放入经氧合的平衡盐水中,发现小鼠肺仍可进行气体交换,最早提出了 LV 的假设,但由于平衡盐水溶解 O_2 和 CO_2 的能力不足,试验动物常伴有 CO_2 潴留,无法作为理想的呼吸介质。4 年后氟碳化合物问世,人们开始研究以全氟化碳为呼吸介质的 LV 方式。

第二阶段:TLV 研究阶段。1976 年 Shaffer 等提出"完全液体通气"方案,即在机械通气时,将全肺充满全氟化碳,相当于潮气量体积的全氟化碳被呼吸机泵入和泵出肺部,在每个呼吸周期中,充分氧合的全氟化碳将 O_2 带入肺内,同时将 CO_2 排出体外。TLV 设备要求高,需要特殊的液体呼吸机,全氟化碳用量也较大,费用昂贵,且对循环和呼吸功能的不良影响大,临床应用受到限制。

第三阶段:PLV 研究阶段。Norris 等对 TLV 方案进行简化,提出"部分液体通气"方案,即将一定量(小于功能残气量)全氟化碳注入肺内,然后连接传统呼吸机进行机械通气。PLV 设备要求不高,普通的呼吸机即可,且全氟化碳用量小,对循环不良影响也相对较小。但一项临床试验表明,PLV 并未改善 ARDS 患者气体交换及预后。

第四阶段:LV 新模式发展阶段。在 PLV 基础上,液体通气技术进一步发展,对多种新的全氟化碳应用方式进行了创新研究,比如以下创新研究:①低温LV,将低温全氟化碳注入肺内进行LV。②全氟化碳吸入LV,将全氟化碳汽化吸入肺内以达到治疗目的。③全氟化碳腹腔注射,将全氟化碳注入腹腔,经腹膜吸收发挥作用。现有的数据资料表明,这些LV新模式在改善肺顺应性和氧合功能、抗炎效应、体温调节等方面取得了令人鼓舞的研究结果,很多研究者对此寄予厚望。

一、通气介质的特性

(一)全氟化碳的理化性质

(1)化学性质稳定、无色透明、无味、不溶解于水、部分溶解于脂肪和有机溶剂。

(2)其化学键能量和热容高、密度较水和软组织高、表面张力与黏滞性低。

(3)部分全氟化碳化合物蒸汽压较水高,体温条件下较水蒸发快。

(4)有极高的气溶性,对 O_2 和 CO_2 的溶解力较水分别高出 20 倍及 3 倍;与 O_2 结合力是全血的 2～3 倍。

(5)无毒,对 X 线有不同透过度。

(6)机体不能代谢全氟化碳,只可通过呼吸蒸发或皮肤将其排出体外。

(7)常规通气或呼吸时,进出肺泡的气体在肺泡膜形成气液界面进行气体交换。LV 进出肺泡的液体在肺泡膜形成液液界面进行气体交换。因此,LV 时首要条件是进出肺泡的液体必需有充分的携 O_2 和 CO_2 的功能而载体本身较少或不能进入毛细血管。全氟化碳是惰性有机化合物,其中所有氢原子被卤素代替,常常是氟原子,且不会与活组织发生反应;全氟化碳分子间作用力较小、表面张力低,但其运动黏滞度与水相近;全氟化碳既不能和疏水溶液混合,也不能和亲水溶液混合;大气压和机体正常体温环境中全氟化碳溶解大量气体,尤其是 O_2 和 CO_2。气体在全氟化碳中的溶解度按以下顺序递减: $CO_2 > O_2 > CO > N_2$。

(二)全氟化碳的生理特性

肺泡内的全氟化碳可抑制炎症细胞、肺泡上皮细胞、炎症介质间的相互作用、减轻肺泡炎症反应。将全氟化碳和鼠肺动脉内皮细胞一起孵育,发现内皮细胞抗氧化损伤能力明显增强,而将内皮细胞表面的全氟化碳完全冲洗干净后,内皮细胞的氧化损伤和未与全氟化碳孵育的内皮细胞程度一致,提示全氟化碳是通过其物理屏障作用阻止超氧化物攻击内皮细胞。有学者研究也发现全氟化碳通过物理屏障作用减弱 TNF 对肺泡上皮细胞的刺激,使上皮细胞分泌 IL-8 明显减少。

(三)全氟化碳的细胞保护作用

全氟化碳可直接抑制中性粒细胞介导的肺部炎症反应。有研究结果表明，全氟化碳抑制核转录因子 NF-κB，从而抑制细胞内信号转导，减弱单核巨噬细胞对炎性刺激的反应。有学者发现，全氟化碳可融入红细胞膜和卵磷脂小泡中，增加红细胞抗低渗性溶血能力和减弱血小板聚集能力。分别将 CgF6 和 CgF60 与Ⅱ型肺泡上皮细胞一起孵育，发现 2 种全氟化碳均可被上皮细胞摄取，贮存在层状小体，并可促进表面活性物质的分泌。在猪 ARDS 模型中，与传统机械通气相比，TLV 使肺组织总过氧化氢和次级氧化蛋白产物浓度明显降低，提示可有效减轻肺氧化损伤。

(四)全氟化碳细胞抗炎效应的机制

(1)全氟化碳具有表面活性物质样作用，可降低细胞间表面张力，有效减小牵张反应对细胞的刺激。

(2)高脂溶性的全氟化碳可通过与细胞膜脂质成分相融合，改变细胞膜的流动性和通透性，发挥其抗炎效应。

(3)全氟化碳可被中性粒细胞等炎性细胞吞噬、消化，在炎性细胞内干预细胞信号传导途径，调节细胞对炎症的反应。

(4)全氟化碳抑制细胞间黏附分子的表达，抑制炎症细胞肺内聚集和活化。

二、工作原理

(一)膜肺样效应

全氟化碳具有较高的携带 O_2 及 CO_2 的能力，注入的全氟化碳下沉到肺泡内渗出液、细胞及纤维蛋白等渗出物下，形成夹层结构，促进渗出物排出和肺泡开放，全氟化碳的机械作用也可直接防止肺泡塌陷或间歇性塌陷，类似于"在体膜肺"，使整个呼吸周期都可以进行气体交换。

(二)降低肺泡表面张力，重新开放萎陷的肺泡

全氟化碳具有高分布系数和低表面张力的特征，均匀分布在肺泡表面，从而取代损伤肺的气液界面改为液液界面，降低了肺泡表面张力和肺泡弹性回缩力，促使肺泡复张、保持开放状态。全氟化碳在肺内增加了肺容积，并能在呼气时保持肺泡不萎陷，持续进行气体交换，消除了肺内分流。

(三)PEEP 样效应

由于重力作用,全氟化碳主要分布在通气不良的基底部肺区,形成的静水压迫使肺毛细血管的血流向通气良好的非基底部肺区,使肺血流在肺内分布更加均匀,改善通气/血流的比例,减少分流,改善气体交换。

三、通气方式

(一)TLV

TLV 是指向肺内注入相当于肺总量(功能残气量与潮气量之和)的全氟化碳液体,通过特殊的 LV 装置进行通气,这是 LV 发展早期使用的方式。该机械辅助的液体呼吸系统由液体呼吸机和氧合系统构成,其工作程序是先将氟碳溶液加热至 37 ℃,经氧合后,由呼吸机注入肺内,频率是每分钟 2~3 次,然后再借助重力作用将氟碳溶液从肺内引出,以此达到气体交换的目的。

1.TLV 的治疗机制

(1)改善肺功能:有学者比较了 PLV、TLV 和传统 LV 3 种通气方法对 ARDS 新生羊气体交换功能的影响,发现与其他 2 种通气方法比较,TLV 动脉血氧合较好、通气效率较高、肺内生理性分流较小。

(2)TLV 对心功能影响:在早期的 TLV 动物实验中 TLV 常会损害心功能,导致心排血量下降、平均动脉压降低,同时伴有高碳酸血症和代谢性酸中毒等现象。近年来,随着液体呼吸机的改进和对 TLV 认识的深入,TLV 对心功能的影响也逐渐减轻,并可维持正常的 pH 和 PCO_2。TLV 时,由于全氟化碳较重且不可压缩,以及 TLV 所需的大潮气量使肺过度膨胀,均易导致动物模型的血流动力学随呼吸周期发生波动。据文献报道,TLV 期间,在维持 PCO_2 正常的情况下,呼气末和吸气末平均动脉压压差可≥2.7 kPa(20 mmHg)。

2.TLV 的优势

(1)TLV 时全氟化碳充盈所有肺泡,使萎陷、实变的肺泡复张,募集更多肺泡参与气体交换。

(2)全氟化碳具有液体 PEEP 的作用张力,可维持功能残气量正常。全氟化碳在肺内均匀分布,可完全消除肺泡气液交界,最大程度地增加肺顺应性;全氟化碳的高密度可改善肺内血流分布,增加通气血流比值。

(3)TLV 无需传统机械通气辅助,可避免机械通气造成的气压伤和容积伤。

(4)TLV 可有效进行支气管肺泡灌洗,有利于排出肺泡内的炎性渗出物和坏死细胞。

(5)TLV还可通过全氟化碳的物理作用和细胞保护作用治疗ARDS。

3.TLV的不足

该种TLV存在诸多不足,限制了其进一步的应用,例如,需要特殊设备、全氟化碳用量较大、费用昂贵、全氟化碳液体替代气体导致气道阻力增加、全氟化碳对CO_2清除效率低于传统呼吸机通气、对循环产生负面影响。

4.TLV的并发症

(1)TLV吸气相肺内压力过高可造成液气胸。

(2)过大的潮气量可导致血流动力学恶化。

(3)TLV呼气末负压过高可导致肺出血和肺损伤。

这些并发症的发生与目前的LV设备尚缺少精密的压力和容量控制系统有关。

TLV的研究主要集中在呼吸参数的选择,如潮气量、初始注入剂量等。一项关于TLV动物试验表明,与高潮气量(25 mL/kg)TLV组相比,低潮气量(6 mL/kg)TLV组的小猪血浆炎症介质IL-6和IL-8水平降低,IL-6和IL-8 mRNA表达也减少,而两组气体交换和血流动力学无明显差异。有学者发现,与低潮气量(10 mL/kg)TLV组羊羔相比,高潮气量(20 mL/kg)TLV组羊羔血浆炎症介质IL-6、TNF等炎症介质水平明显偏低,而两组血流动力学和血气指标比较,差异无统计学意义。

有学者提出一种新的TLV通气方案,即以低于功能残气量的全氟化碳液体注入肺内,在每个呼吸周期中使用专门的液体呼吸机输入和移出相当于潮气量体积的全氟化碳。该方案通过幼猪、成年猪分别进行安全性和可行性论证,与常规机械通气和传统TLV相比,其优势在于可使肺内处于低灌注状态,因此在整个通气过程中保留了一部分肺泡储备,肺内压上升不明显,不易发生气压伤,同时也利于呼吸功能恢复和肺内全氟化碳挥发。但该通气策略在个体化评估功能残气量容积及潮气量等参数的选择、后期对血流动力学影响等方面均需要进一步研究。

目前TLV研究主要集中在动物试验,临床研究少,原因可能是LV机研发难度大,同时呼吸参数的设置也无法达成一致意见等。

(二)PLV

PLV是指向肺内注入相当于功能残气量的全氟化碳,用传统的正压呼吸机进行通气。其优点是使用常规呼吸机,但仍保留LV的特点,设备相对简单;在通气过程中心血管功能稳定;减少了氟碳的用量。PLV实现了LV与常规通气的接轨,是一项重要的技术突破。

PLV中使用全氟化碳的剂量,由于全氟化碳具有稳定不变的表面张力,这不同于肺泡表面活性物质。因此,给予更多的全氟化碳并不能进一步降低表面张力,但理论上应有一个最佳剂量值。一般PLV时全氟化碳剂量为8～30 mL/kg(动物为30 mL/kg,治疗人类疾病用量约为12 mL/kg)。经气管插管缓慢持续或分次注入肺内,以在呼气相于气管隆嵴或气管隆嵴以上水平见液体半月面为宜。

1.PLV的治疗机制

(1)肺呼吸功能的改善。①改善氧合:肺泡通气和血流不均匀造成部分肺泡通气血流比例失调是气体交换障碍氧合不足的主要原因。ARDS时肺泡萎陷往往发生在肺下垂部分。全氟化碳密度高,重力作用使其沉降到肺下垂部分。一定容积的液体能重新张开萎陷的肺泡,其作用类似于"液体PEEP"。同时,下沉的液体位于肺泡内渗出液、细胞及纤维蛋白等渗出物之下,形成夹层结构,促进渗出物排出和肺泡开放,进一步增加换气面积。②提高肺顺应性:高分布系数和低表面张力的特征使全氟化碳均匀内衬于肺泡表面,液-液界面代替了气-液界面,减少了表面张力。与肺泡内产生的表面活性物质不同,全氟化碳不会被蛋白质灭活,因而可在富含蛋白质的环境中降低表面张力,改善肺顺应性。同时,LV建立的PEEP可稳定肺泡结构,使肺泡充盈,改善供氧,稀释和充盈肺泡内蛋白质,有利于内源性表面活性物质产生和作用恢复。

(2)抗炎性。PLV不仅可改善气体交换和呼吸机械特性,还可减少肺部炎症反应。全氟化碳在肺泡区域具有抗炎特性,通过直接和间接影响炎症细胞、减弱炎症反应,最终减少中性粒细胞在肺组织聚集。全氟化碳是脂溶性的,可溶于细胞膜并被巨噬细胞吞噬,直接影响细胞活性。全氟化碳具有表面活性物质的特性,亦可通过抑制肺泡巨噬细胞所释放的IL-1、IL-6和TNF等炎症介质产生直接抗炎效果。

2.PLV的安全性问题

(1)气压伤:PLV可减少通气呼吸机所致的肺损伤。全氟化碳在肺泡内提供PEEP,特异性针对下垂肺区域,在促进该区域复张上较气体PEEP更有效,且可避免PEEP带来的非下垂含气肺域过张造成肺气压伤及心排血量下降等弊端。PLV期间肺气压伤发生率与设置的潮气量、PEEP值密切相关。

(2)循环系统影响:血流动力学损伤主要发生在TLV。一种密度高的液体可提高肺血管阻力使右心负荷增加。虽然全氟化碳可能会压迫血管床,增加肺动脉压和阻力,但由于氧合改善,缺氧性肺血管收缩反应减弱。

(3)对表面活性物质的影响:PLV可促进磷脂合成。

(4)组织学改变:至今未发现全氟化碳可引起明显的组织学损伤。

(5)机体吸收代谢:大部分仍停留在理论上。PLV时所应用的全氟化碳大部分可迅速以原形经肺排出,少量经皮肤排出。

有学者的试验结果表明,与常规机械通气相比,PLV组在脱机天数方面没有明显差异,反而更易引发气胸、组织缺氧、低血压等不良反应。另外一位学者的一项meta分析也得出类似结果,即与常规机械通气组比较,PLV组28天死亡率更高,脱机天数更少。在不良反应方面,PLV组心动过缓的风险增加,低氧血症、低血压、气压伤和心力衰竭的风险增加但差异无统计学意义。

基于目前临床研究,PLV在改善患者气体交换及预后方面并未显著提高,反而增加了组织缺氧、气胸等并发症的风险,因此不推荐临床常规应用。

TLV优于PLV的可能机制有以下几点。①在LV治疗肺损伤过程中,合理的调控压力-容积变化是肺保护通气策略能否成功的关键。现代的TLV技术已可控制在LV过程中全氟化碳的剂量、肺泡内氧合程度、肺泡内压力容积变化、支气管肺泡内渗出物清除等关键的呼吸参数,而PLV在这些方面尚无法进行精确调控。②TLV时全氟化碳均匀分布在所有肺泡中,可对全肺组织起到保护作用。相关文献报道,与PLV相比,全氟化碳雾化治疗可明显降低肺组织促炎细胞因子的表达,提示肺组织和全氟化碳的广泛接触可能是全氟化碳发挥抗炎作用的重要因素。③PLV时全氟化碳仅覆盖部分肺组织,未被覆盖的肺组织更易发生与传统气体通气相关的气压伤和容积伤。而TLV可避免机械通气相关肺损伤。④与PLV时全氟化碳相对静止的状态不同,TLV时全氟化碳是以潮气量的方式进出呼吸道,并在液体呼吸机管道中循环。全氟化碳的流动提供了持续有效的支气管肺泡灌洗,可有效清除肺泡内的炎性细胞等渗出物以减轻肺部炎症反应。

TLV技术可较好地控制呼吸参数,提供最大程度的接触面积,避免机械呼吸机相关肺损伤和有利支气管肺泡炎性物质的清除,从理论上讲优于PLV。

(三)低温LV

近年来,将低温全氟化碳注入肺内进行LV的研究较多。由于肺内血管丰富,低温全氟化碳液体通气可迅速降低体温,减慢机体代谢,缓解心脏、脑、肺脏等多种脏器损伤。有学者发现,与常规机械通气组和常温PLV组(36 ℃全氟化碳灌注,直肠温度36～38 ℃)比较,低温PLV组(15 ℃全氟化碳灌注,直肠温度

34～36 ℃)血浆和肺泡灌洗液中炎症介质 IL-6、TNF、抗髓过氧化物酶抗体和核转录因子 NF-κB 的表达显著降低,同时抗炎介质 IL-10 的表达增加,对气体交换和血流动力学影响差异无统计学意义,从而体现出低温联合 PLV 对肺保护作用。另一学者的研究也得出了相同结论。

低温 LV 治疗 ARDS 在动物模型上取得了令人振奋的成果,但目前还缺乏相应的临床研究,并且低温 LV 也面临一些亟待解决的问题,如最佳温度选择、低温液体通气维持时间、相关不良反应等。

(四)全氟化碳腹腔注射

与以上的通气方式比较,腹腔注射全氟化碳是一种新型的给药方式,不需要建立人工气道便可以将全氟化碳导入体内,创伤较小,同时,可以对不需要机械通气的早期 ARDS 患者进行干预。有学者发现腹腔注射 FC-77 后 5 小时可降低 ARDS 大鼠肺泡蛋白渗出、髓过氧化物酶活性及中性粒细胞在肺内的浸润程度,研究提示腹腔注射全氟化碳可能具有抑制炎症反应的作用。目前还没有全氟化碳腹腔注射的临床试验,且全氟化碳的运用也存在诸多问题,如腹腔注射给药后血液中浓度相对较低、药物作用有限、给药途径不适用于临床、全氟化碳腹腔注射不良反应的研究较少等。

(五)全氟化碳雾化或汽化吸入

有学者认为全氟化碳汽化通气技术可明显改善肺非重力依赖区损伤,可作为急性肺损伤的辅助治疗手段。有学者通过进行油酸诱导羊肺损伤的动物试验,与对照组相比,全氟化碳汽化吸入可明显改善羊的氧合功能和肺功能。动物试验结果令人欣喜,但目前缺乏相关临床研究,未来还需要大样本临床试验验证。

四、LV 的临床应用

(一)LV 在 ARDS 治疗中的应用

LV 可在一定程度上缓解肺部炎症,纠正病理生理紊乱,改善氧合及肺顺应性,可能的机制如下。

1.抗炎作用

研究表明全氟化碳可稳定细胞膜,抑制炎症细胞的迁移、活化,降低炎症介质和细胞因子的表达,从而控制炎症反应。已经发现多种 miRNA 参与 ARDS 发展过程,具有调节炎症反应的作用,如 miRNA-92a、miRNA-34a、miRNA-326、 miRNA-17、miRNA-93、miRNA-27a 等。鉴于 miRNA 在 ARDS 发病过程中的重要作用,对 miRNA 进行干预有可能成为防治 ARDS 的新策略。有研究发现全氟化碳可通过微小 RNA 发挥抗炎作用,全氟化碳可以增加 LPS 诱导人肺泡型细胞 miRNA-17-3p 表达,并且通过 miRNA-17-3p 抑制细胞间黏附分子-1 表达,从而抑制炎症。

2.改善通气血流比例

全氟化碳作为液态呼吸介质进入肺泡,消除了肺泡表面液气界面,建立起了液液界面,降低了肺泡表面张力,同时在通气过程中,全氟化碳的液体压力对肺泡起到了支撑扩张的作用,二者共同作用使塌陷的肺泡复张,增大肺泡通气量。另外,在通气过程中,由于全氟化碳密度大于水,会沉积在肺重力依赖区。而肺的非重力依赖区是液体通气的主要区域,通气时沉降在肺重力依赖区的全氟化碳压迫该区血管,使血流转向通气良好区域(非重力依赖区),从而改善肺通气血流比例,促进气体交换。

3.清除肺泡坏死物质

LV 还可以有效清除肺泡内渗出物和坏死组织,该过程不会干扰表面活性物质的生成和功能。LV 过程中,全氟化碳液循环往返于气管和肺泡,可对肺泡和气管进行清洗,将肺泡内的渗出物和坏死物质清除,同时不影响气体交换。

4.保护肺泡重要细胞

在 ARDS 发展过程中,肺泡上皮细胞和肺毛细血管内皮细胞的损伤是重要的病理环节,因此保护上述两种细胞在 ARDS 治疗过程中具有重要意义。体外试验表明,全氟化碳可保护肺泡上皮细胞和肺毛细血管内皮细胞,避免炎症损伤。

(二)LV 在心肺复苏中的应用

国际复苏联络委员会最新指南建议实施心肺复苏成功后等自主循环恢复,将机体温度诱导至 32～34 ℃最为合适。但体外诱导低温速度缓慢,通常需要数小时才能达到中度低温,而使用冷的全氟化碳液体的 TLV 方式仅用数分钟就可以将肺动脉温度降至 33.8 ℃,并且对心肺脑复苏后自主循环恢复具有明显的改善作用。除了快速诱导机体低温外,使用全氟化碳的 TLV 对于缺血引致的氧自由基的激活具有很好的保护作用,这种保护作用涉及气体交换的改善、通气膨胀压的降低、通气/血流的匹配、改善肺部血流、降低肺部炎性因子等作用。

(三)LV 在药物释放中的应用

因肺表面积大,毛细血管丰富,药物容易吸收,而在 LV 时,全氟化碳可作为药物的载体,使药物在肺内均匀分布、肺组织药物浓度高,可表现出对肺部的选择性效应,而对全身的影响较少。如在 LV 的同时治疗持续肺动脉高压,经肺部给予扩管药,表现出选择性的肺血管扩张、肺血管压力降低、低氧血症纠正,而无静脉用药引起的低血压反应。肺内应用抗生素也因其较高的肺组织浓度而对肺部炎症的疗效大大增强。

(四)LV 在影像中的应用

LV 可以作为影像增强剂,由于全氟化碳密度高,放射线不能透过,能清楚地显示组织病变,故可用于 X 线检查。高氟溴碳已被美国食品与药物管理局批准用于胃肠道造影,这种全氟化碳含有一个溴原子,不但可作为 MRI 造影剂,而且全氟化碳还可用于超声显像。

(五)其他

全氟化碳还有一些其他的用途,如移植器官的肺部灌洗、高温疗法/低温疗法、血液替代品及辅助肺部肿瘤的化学药物治疗和放射治疗等。

第四章

急性呼吸窘迫综合征的非呼吸支持治疗

第一节 液体管理

一、肺水清除机制

呼吸系统正常的解剖与生理机制保障了肺间质水分恒定及肺泡处于理想的湿润状态,从而有利于完成肺脏的各种功能。如果某些原因导致肺血管外液体量增多,甚至渗入肺泡,引起生理功能紊乱,即称为肺水肿。血管外肺水是指分布于肺血管外的液体,包括细胞内液和肺泡液及肺间质的液体。由于细胞内液一般变化不大,所以血管外肺水(extravascular lung water,EVLW)的改变和肺水肿的程度具有很好的相关性,是研究肺水肿的定量监测指标。肺水能否清除是治疗 ARDS 的关键。

(一)肺水清除的被动机制

肺水清除的被动机制概括为控制水分通过生物半透膜的各种因素,并考虑到滤过面积和回收液体至血管内的机制时,EVLW=｛Kf×[(肺毛细血管静水压－肺间质静水压)－σ×(肺毛细血管内胶体渗透压－肺间质胶体渗透压)]｝－淋巴流量,Kf 是水滤过系数,Kf=SA×Lp;SA 为滤过面积;Lp 为水流体静力传导率;σ 为血管对蛋白的通透性系数。此公式概括了所有将液体回收到血管内的机制,即肺水的产生及清除机制。由公式可以看出,EVLW 主要受肺毛细血管静水压、肺毛细血管通透性、肺毛细血管内胶体渗透压、肺淋巴循环及肺泡表面活性物质的影响。正常人的 EVLW 大约 400 mL。血管外肺水指数＝EVLW(mL)/体重(kg),正常值为 3～7 mL/kg。如果 σ 值为 1.0,表示血管壁完全阻止蛋白滤过;相反,如 σ 值为 0,表示蛋白可完全通过血管壁滤过。因此,σ 值可反映血管通透性变化,影响渗透压梯度,进而涉及肺血管内外液体流动的作用。肺血管内皮的 σ 值为 0.9,肺泡上皮的 σ 值为 1.0。因此,在某种程度上血管内皮较肺泡上皮容易滤出液体,导致肺间质水肿发生在肺泡水肿前。如果肺间质静水压、血管对蛋白的通透性、肺毛细血管内胶体渗透压和淋巴流量增加,其他因素不变,EVLW 被清除。滤过面积、水流体静力传导率、肺毛细血管静水压和肺间质胶体渗透压部分或全部减少,也产生同样效应。由于重力和肺机械特性的影响,肺内各部位的肺毛细血管静水压和肺间质静水压并不是均匀一致的。正常时,尽管肺毛细血管和肺间质静水压受体位、重力、肺容量乃至循环液体量变化的影响,但肺间质和肺泡均能保持理想的湿润状态。这是由于淋巴系统、肺间质蛋白和顺应性的特征有助于对抗液体潴留和连续不断地清除肺内多余的水分。肺血管静水压力和通透性增加时,淋巴流量可增加 10 倍以上,加快肺水清除。肺毛细血管内静水压升高后致液体滤过增多,间质蛋白被稀释,肺间质胶体渗透压降低,从而加快肺水清除。但是 ARDS 时上述机制发生变化,且肺顺应性差,肺毛细血管液体滤出的速度大于同时肺间质水分的清除速度,即产生肺水肿。

(二)肺水清除的主动机制

1.肺泡上皮的钠水主动转运系统

(1)钠离子通道:钠离子通道对 Na^+ 有高度选择性,其功能主要是将 Na^+ 摄入细胞内。Na^+ 转运的同时伴有水和 Cl^- 的重吸收。钠离子通道是由 α、β 和 γ 3 种亚基组成,主要在呼吸道上皮细胞和肺泡上皮细胞的顶侧膜表达。3 种亚基可以构成不同的异聚体,其结构与机体所处的不同生理、病理状态有关。3 种亚基的不同组合所形成的通道具有不同的单位电导和调节特性,高选择性 Na^+ 通道由 3 种亚基共同组成,非选择性 Na^+ 通道只含有 α-钠离子通道,中度选择性 Na^+ 通道则是由 α 亚基和 β 亚基,或者 γ 亚基组成。在胎儿及成人肺泡上皮细胞上,3 种亚基都存在,α 亚基和 γ 亚基含量相对丰富,而 β 亚基含量很低。研究证明敲除 α-钠离子通道基因的小鼠不能有效清除肺水而多在出生 48 小时内死于肺水肿,而 β-钠离子通道或 γ-钠离子通道基因敲除的小鼠清除肺水的速度有所减慢。因此认为 α-钠离子通道是肺水清除中必不可少的,有研究发现在动物和人的肺中,α-钠离子通道的表达高于 β-钠离子通道和 γ-钠离子通道,可能与此有关。钠离子通道在过去被认为主要存在于Ⅱ型肺泡上皮细胞,而Ⅰ型肺泡上皮细胞只起着屏障及气体交换的功能。也有研究证实Ⅰ型肺泡上皮细胞的钠离子通道可能是Ⅱ型肺泡上皮细胞的 3 倍,可能共同参与了肺泡的钠水清除。

（2）Na^+-K^+-ATP酶：是一种位于细胞膜上的ATP酶，广泛存在于人体细胞中。在肺内主要位于肺泡上皮细胞的基底侧膜，在Ⅰ型和Ⅱ型肺泡上皮细胞中都有表达，是由α和β两种亚基组成的异二聚体。α亚基催化ATP水解，提供能量将Na^+泵出细胞外；β亚基主要参与帮助α亚基正确的折叠并从内质网转运到质膜，在质膜上稳定α亚基蛋白构型和调节α亚基的活性。钠泵参与的肺水清除是钠水主动转运过程，Na^+-K^+-ATP酶的主要作用是将进入肺泡上皮细胞内的Na^+泵出到肺间质，形成渗透梯度，从而有利于水的转运。同时Ⅱ型肺泡上皮细胞的Na^+主动转运还为肺水清除提供源动力，肺泡内的液体则继发性主动转运至间质，间质内液体通过静脉和淋巴回流转运，从而减轻肺水肿。Na^+-K^+-ATP酶可以在糖皮质激素、β受体激动剂、醛固酮、儿茶酚胺及生长激素作用下功能上调，而这种功能的上调可以加速肺水的清除。

（3）AQP：近来的研究还发现在肺脏中有6种AQP表达，即AQP1、AQP3～AQP5、AQP8及AQP9。其中AQP1主要存在于细支气管和肺泡毛细血管内皮细胞及成纤维细胞上，负责清除支气管和微血管周围的液体；AQP3位于气管、支气管黏膜上皮基底边膜；AQP4位于小气道黏膜上皮基底边膜，分别负责大、小气道内液体的清除；AQP5主要在Ⅰ型肺泡上皮细胞中表达，负责肺泡腔内液体清除。在各种ARDS动物模型中，AQP的表达都有不同程度的下调，且肺组织的湿/干重比与AQP的表达呈负相关，推测AQP在肺水转运中扮演重要角色。参与肺水转运的AQP主要为位于肺泡上皮细胞上的AQP5和位于毛细血管内皮细胞上的AQP1。动物研究表明，与野生型相比，AQP5或AQP1基因被敲除小鼠的肺泡内液体清除降低10倍左右，AQP1、AQP5基因都被敲除的小鼠降低25～30倍。研究发现，抑制某些炎症细胞因子的生成可以增加AQP1、AQP5的表达，减轻肺水肿，提示炎症细胞因子是引起AQP下调的一个重要因素。以上实验说明AQP表达或功能下降减弱了肺水的清除能力，从而加重肺泡和间质水肿。保护AQP的正常表达有可能通过促进肺泡内液体清除而减轻肺水肿。然而AQP在肺水清除机制及AQP在肺内的分布、调节、生理病理情况下的作用尚未完全阐明。目前的研究主要是利用基因敲除动物来进行的，而基因敲除动物与正常动物的调节等情况可能存在差异。

2.影响肺泡内钠水清除的药物或方法

（1）儿茶酚胺依赖性药物：在儿茶酚胺依赖性机制中，内源性儿茶酚胺，特别是异丙肾上腺素和肾上腺素等β受体非选择性激动剂，以及特布他林和沙美特罗等β受体选择性激动剂可提高某些动物模型或离体肺的肺水清除能力。体外试验支持儿茶酚胺通过增强钠转运改善肺泡液体清除,β肾上腺素能激动剂增强离体Ⅱ型肺泡细胞的钠转运,并可被普萘洛尔或阿米洛利阻断。与水溶性β肾上腺素能激动剂比较,长效脂溶性β肾上腺素能激动剂对人肺的作用更强,说明儿茶酚胺依赖性机制参与肺泡液体清除的调节。β_1受体激动剂对肺水清除的作用尚不确切。而β_2受体激动剂的作用相对明确,具体机制如下:①促进α-钠离子通道基因表达和蛋白磷酸化;②刺激钠离子通道从细胞质转运到细胞膜;③增加肺泡腔侧钠离子通道的表达和开放;④抑制钠离子通道的降解;⑤促使α_1-Na^+-K^+-ATP酶基因的表达;⑥活化囊性纤维跨膜转运调节物等。

(2)非儿茶酚胺依赖性药物:在非儿茶酚胺依赖性机制中,主要有激素和生长因子两类药物增加肺水清除。激素中的糖皮质激素、甲状腺素、胰岛素、醛固酮和雌激素等均可增加肺水清除。研究发现地塞米松可通过调节钠离子通道和Na^+-K^+-ATP酶的活性而增加肺水清除,此作用可被阿米洛利或毒毛花苷所阻断。甲状腺素、醛固酮也具有与地塞米松相类似的作用。临床研究发现女性ARDS患者的肺水清除高于男性。实验证实雌激素也可促进钠离子通道的表达,从而增加肺水清除。胰岛素增加肺泡液体清除的作用可能与其促进钠离子通道的开放有关。通过某些生长因子、细胞因子和Ⅱ型肺泡细胞增生来改善肺水清除功能。现已发现能增加肺水清除的生长因子有肝细胞生长因子、表皮生长因子、转化生长因子-α和角质细胞生长因子等。用表皮生长因子孵育Ⅱ型肺泡细胞24~48小时后,钠转运能力明显增强。转化生长因子-α可改善麻醉通气大鼠的肺水清除,在其气管内滴入50 ng/mL的转化生长因子后,肺水清除增加45%,4小时达53%,与β肾上腺素能激动剂的作用类似。应用角化细胞生长因子促使Ⅱ型肺泡细胞增生后,肺水清除能力也相应增强,研究提示肝细胞生长因子、表皮生长因子和角质细胞生长因子可能是通过促进钠离子通道或Na^+-K^+-ATP酶的表达,以及修复受损肺泡上皮细胞屏障而增加肺水清除。值得一提的是,角质细胞生长因子与特布他林合用有协同作用,增加肺水清除的效果更明显。转化生长因子-α可能是通过酪氨酸激酶信号转导通路增加肺水清除,提示Ⅱ型肺泡细胞可为肺水清除提供另一种非儿茶酚胺依赖性机制。

(3)液体类型对EVLW的影响:液体治疗是危重患者常用的治疗方法。传统的观念认为对于肺血管通透性增高的患者输入胶体液比输入晶体液要好。许多学者也进行了大量的研究,结果差别很大。有研究用犬建立油酸引起的ARDS模型,然后分别以林格氏液、羟乙基淀粉及犬的血浆输注,发现输入晶体液组EVLW明显高于其他两组。而在创伤休克模型中分别输入晶体液和胶体液,则 EVLW 无差异。也有研究表明输入液体可使 CO 和 EVLW 都增加,对于不同的研究具有不同的结果可能是由于模型不同,其发病机制不同,对于不同的疾病应根据其机制而选用不同的液体治疗。

(4)PEEP 对 EVLW 的影响:PEEP 是 ARDS 的重要治疗手段。随着研究的不断进展,发现 PEEP 还可以减慢水肿液集聚的速度,减少 EVLW。随后许多学者进行了深入的研究,但结果不尽相同。也有研究发现 PEEP 对 EVLW 无明显影响,甚至还有研究发现长时间应用 PEEP 还可导致 EVLW 的增加。研究还发现不同水平的 PEEP 对肺水的影响也不同:PEEP<0.5 kPa(5 cmH$_2$O)时对 EVLW 无明显影响;PEEP 达到 1.0~1.5 kPa(10~15 cmH$_2$O)时可减少血管外肺水。大部分观点认为小潮气量、最佳 PEEP 联合控制性肺膨胀能明显降低 ARDS 的 EVLW,提示肺保护与肺泡复张策略结合,更能增加肺水的清除,同时增加氧合。对于这些实验结果的差异可能与血管外肺水的测量方法及 PEEP 应用的时间有关。

二、ARDS 时肺水清除下降的可能机制

肺水肿是 ARDS 必然出现的病理变化。首先,ARDS 时肺泡屏障的破坏增加了血管内皮和肺泡上皮的通透性,导致富含蛋白的液体在肺泡内聚集。另外,ARDS 所引起的肺泡液体清除下降,还可能与炎症介质及活性氧物质有关。ARDS 时机体处于低氧环境,低氧可以降低钠离子通道和 Na$^+$-K$^+$-ATP 酶的表达,还可引起肺泡上皮的广泛破坏,钠离子通道及 Na$^+$-K$^+$-ATP 酶不能发挥离子通道的作用,导致 Na$^+$ 的主动转运出现障碍,导致肺泡内水的转运障碍而出现肺水肿。ARDS 时活化的中性粒细胞和巨噬细胞迁移入肺内,产生 TNF-α、转化生长因子及活性氧物质等均对肺泡液体清除存在影响。ARDS 时肺内的 AQP1 和 AQP5 表达量明显下降,导致肺水清除障碍。在 ARDS 患者中还可能存在不同病原体的感染,流感病毒可以通过磷脂酶和蛋白激酶 K 影响钠离子通道开放。铜绿假单胞菌感染也可以导致肺水清除降低。ARDS 时往往伴随 AQP、钠离子通道及 Na$^+$-K$^+$-ATP 酶的表达降低,导致肺泡内液体清除障碍,肺含水量增加。AQP、钠离子通道及 Na$^+$-K$^+$-ATP 酶的调节受多种因素的影响,但其具体机制仍需进一步研究。

三、液体管理的目标

大量的基础医学研究已证实 ARDS 患者肺毛细血管内皮细胞的损伤和功能障碍导致 EVLW 增加及肺泡塌陷是早期出现低氧血症重要的病理学基础。

故临床上降低毛细血管压是治疗 ARDS 早期肺水肿的基本原则之一。但是过度脱水可造成血容量的下降,组织灌注不足,导致心、脑、肾等重要脏器功能受损,引起病情恶化。常规以心率、血压、尿量、意识、毛细血管充盈状态、皮肤灌注等指标来判断患者的容量负荷,对液体进行管理。但这些指标经过治疗干预后可在组织灌注与氧合未改善前趋于稳定,缺乏敏感性。在危重病医学领域中,对于容量水平的评估与管理离不开血流动力学的监测。学者们一直致力于研究通过某种有效的手段对患者进行心肺功能及循环状况监测,从而获得最为客观直接的数据,以指导临床诊治。对于 ARDS 患者,目前认为维持平均动脉压、CVP、PAWP、胸腔液体水平、EVLW、每搏输出量指数、脉压变异率、全心舒张末期容量及全心舒张末期容量指数、胸内血容量及胸内血容量指数、乳酸等指标在合适的范围,并以此指导液体管理,进而改善患者预后是我们液体管理的目标。

(一)CVP 及 PAWP

1.CVP

应用 CVP 数值来判断循环容量已经应用多年,其作为评估循环容量的最重要参考指标也已经被大多数人所接受。在 ARDS 患者机械通气时,最佳的容量负荷应满足 2 个条件:①可维持满足机体重要组织灌注需要的有效循环容量;②肺的氧交换功能处于该患者的最佳状态。所以 ARDS 患者对液体管理有着更高的要求。有研究认为 ARDS 患者机械通气时 CVP 维持在 $0.8 \sim 1.0$ kPa($8 \sim 10$ cmH$_2$O)时,大多数患者的容量负荷可满足循环与氧合都达到最佳水平。CVP<0.8 kPa(8 cmH$_2$O)可考虑补液,CVP>1.2 kPa(12 cmH$_2$O)则应限制液体。但由于机械通气及 PEEP 使胸腔负压环境改变,低氧使心功能下降等因素影响,所以通过 CVP 进行液体管理容易出现偏差。

2.PAWP

一般认为,理想的液体管理目标应使 PAWP 维持在 $1.4 \sim 1.6$ kPa($14 \sim 16$ cmH$_2$O),但是有研究认为 PAWP 不是理想的液体管理指标。有学者对肺水肿患者随机分成两组,分别通过 PAWP 和 EVLW 为目标进行液体管理,PAWP 组将上限定为 2.4 kPa(18 mmHg),EVLW 组将上限定为 7 mL/kg,超过上限值就进行限液并使用利尿药。结果发现,PAWP 组机械通气时间和 ICU 住院时间较 EVLW 组明显延长。

(二)脉波指示剂连续心排血量监测

脉波指示剂连续心排血量监测(pulse index continuous cardiac output,PICCO)

可以对 CO 持续监测,采用新的容量指标,如 EVLW、胸内血容量、全心舒张末期容量、每搏输出量变异、脉压变异率等,消除胸腔内压力和心肌顺应性等因素对压力参数的干扰,是一项较 PAWP 和 CVP 更好的心脏前负荷指标,更准确地反映心脏容量负荷情况,可应用于大多数危重病患者,具有可重复、敏感、简便、微创的特点。

1.EVLW

EVLW 反映肺血管外的液体量,即肺内含水量。由于肺间质和肺泡水肿是肺功能衰竭最早和最终的改变,因此,动态监测 EVLW 有不可替代的临床意义。ARDS 患者肺毛细血管通透性增加,富含蛋白的水肿液进入肺间质甚至肺泡,EVLW 增加是其重要病理生理改变。最近的实验显示,ARDS 进展过程中随着 EVLW 的显著增加,PaO_2/FiO_2 和静态肺顺应性均显著降低,提示动态监测 EV-LW 有助于鉴别 ARDS 的严重程度,在液体管理中把 EVLW 作为一个指标可以指导液体治疗。正常情况下 EVLW<7 mL/kg,此时如果给予补液是相对安全的,若 EVLW 增加提示有肺水肿的可能,此时应限制补液或使用利尿药等维持液体平衡。

研究表明 PICCO 测定 EVLW 具有良好准确性,应用此指标来指导液体治疗是安全的,可能在阻止肺水肿发生上有优势,能够提高 ARDS 患者的生存结果。且 EVLW 与患者预后有较好的相关性。EVLW>15 mL/kg 者病死率$>65\%$;而 EVLW<10 mL/kg 者病死率$<33\%$,死亡组 EVLW 水平明显高于非死亡组。因此,利用 EVLW 对患者进行个体化滴定式的"保守"治疗可能会改善 ARDS 患者预后。

2.每搏输出量指数与脉压变异率

每搏输出量指数、脉压变异率是判断容量反应性的新指标。每搏输出量指数是在机械通气期间,最高的每搏输出量与最低的每搏输出量的差值与每搏输出量平均值的比值。根据 Frank-Starling 原理,每搏输出量指数升高时,说明容量反应性大,提示有效血容量不足,即每搏输出量指数与有效血容量呈负相关,提示可以补液,否则相反。脉压变异率是机械通气时,通过有创动脉压监测获得动脉压波形,记录脉压最大值和最小值,其差值与脉压平均值的比值,从而计算出脉压变异率。需要注意的是,脉压变异率是过去 30 秒的测量结果,只适用于心律规律的机械通气患者。

每搏输出量指数及脉压变异率可以很好地反映前负荷。因此,动态监测每搏输出量指数可作为容量管理的目标,可准确指导液体复苏,维持最佳前负荷。

同时也可根据持续监测 ARDS 患者每搏输出量指数及脉压变异率值,及时调整补液速度及补液量,从而有效防止补液过量,改善液体管理,是一种简便、有效的实时监测手段。当然,作为一种新的监测指标,虽对预测液体治疗效果具有很好的指导意义,但也有一些局限,如易受潮气量和心律失常等因素的影响而导致监测结果不可靠等。

3.全心舒张末期容量与胸内血容量

PICCO 监测仪所测得的全心舒张末期容量及全心舒张末期容量指数、胸内血容量及胸内血容量指数等指标可连续监测,不受呼吸运动和心肌顺应性影响,已被很多学者证明比 PCWP、CVP 更能准确、及时地反映心脏前负荷。参数结果可直观应用于临床,临床医师可以根据动态监测 PICCO 测得的容量指标适度复苏,尽可能避免 EVLW 的增加,预防肺水肿的发生,改善患者预后。

EVLWI 可结合胸内血容量指数等容量指标更好地进行容量管理。有研究表明,一旦达到早期目标导向治疗的复苏目标,患者循环稳定后,需要及时限制液体输入,采取保守性液体管理。前瞻性随机对照研究结果显示,PICCO 干预组较使用传统指标的对照组患者明显改善氧合、减少机械通气时间。尽管 ICU 住院时间和血管活性药物使用时间差异无统计学意义,但也存在下降趋势。干预组28 天病死率较对照组有下降趋势,但差异无统计学意义。

4.胸液水平

胸液水平是无创血流动力学监测系统的一个重要监测指标,是建立在胸电生物阻抗测量理论基础上,利用颈部和胸部的胸腔生物阻抗电极来测定胸腔液体成分(血管内、肺泡内、组织间内液体)阻抗的变化。胸液水平反映胸腔间质液体水平的可靠性已被多项研究证实,有报道可以胸液水平为监测目标来指导液体管理,通过动态监测胸液水平能指导利尿药的应用,更好地对 ARDS 患者进行液体管理,但目前相关的研究较少,可能需更多的相关研究来进一步明确其可靠性。

5.乳酸

乳酸是糖代谢的产物之一,血乳酸正常值是 (1.0 ± 0.5) mmol/L。引起乳酸浓度增高的原因有两类:一类是氧的供/需失衡;另一类是细胞代谢障碍。乳酸是对组织氧不足极为敏感的生化指标,也是灌注不足的早期指标,反映微循环灌注情况,也间接反映氧合状况。乳酸作为组织灌注指标已经被大家所公认。在临床中,其超过 $1.5\sim2.0$ mmol/L 时,应当考虑局部组织存在灌注不足,可进行补液改善组织灌注。补液之后血乳酸水平下降说明患者存在液体不足,且对液体治疗有反应。也有相关研究表明乳酸变化与 EVLW 的变化呈现相关性,且与预后相关。液体平衡的管理是在患者组织灌注良好的基础上进行的,但须注意血乳酸反映其生成与清除的平衡,乳酸清除主要在肝脏中进行,因此肝衰竭时,可导致血乳酸浓度异常增高。

高通透性肺水肿是 ARDS 的病理生理特征,肺水肿的程度与 ARDS 的预后呈正相关。因此,通过相关指标为目标的积极液体管理,改善 ARDS 患者的肺水肿具有重要临床意义。研究显示,对于创伤导致的 ARDS 患者,液体正平衡使患者病死率明显增加,应用利尿药减轻肺水肿可能改善肺部病理情况。但是利尿减轻肺水肿的过程可能会导致 CO 下降,器官灌注不足。因此,ARDS 患者的液体管理必须考虑到二者的平衡。为了更好地指导 ARDS 患者液体治疗,应该以以上监测指标为目标,实施精细的液体管理。

四、液体管理的方法

(一)把握好液体总量

1.原则

针对病因、有的放矢,因病制宜、因人制宜、量出为入、力求动态平衡。具体实施时,首先明确患者的体液量是多还是少,是欠缺、适宜还是过多。如果体液过剩,或体液总量不算多,但脏器功能难以承受,则入量宜少于出量。例如,严重颅脑外伤、脑水肿,有明确的颅高压征象;肝肾综合征合并肝性腹水,少尿无尿;癌症晚期、合并心力衰竭等,液体复苏就要求负平衡或零平衡。必要时,用微量输液泵控制输液量,总量调节在≤1 500 mL/d。当然很多情况下是体液代谢负平衡,供不应求,欠缺为主,除了必需的常规治疗外,还需加强液体复苏,增加补液量。输液总量应该包括 3 个方面:已丧失的体液量、仍在继续丢失的体液量和当日的生理需要量。

2.生理需求量

(1)体液的基本代谢特点:即人体正常代谢每天需要的液体量,包括正常呼吸排出的水量,约 350 mL;不出汗时经皮肤排出的水量,约 500 mL;经胃肠道排便排出的水量,约 150 mL;经肾排出代谢产物最低需水分 400~500 mL,一般需要 1 000~1 500 mL;机体内生水,约 300 mL,伴随一定的能量消耗。经肾排出的液体不仅包括水,还有一定量的电解质离子等,因此不能进食的危重症患者,每天仍有较大量的体液丢失,为维持生理需要就必须补充一定的水分和相应的电解质。

(2)每天具体需要量:成年男性为 30~40 mL/(kg·d),即 2 000~2 500 mL/d,成年女性略低,婴幼儿为 120~160 mL/(kg·d)。电解质的补充量:氯化钠 4~5 g/d,相当于生理盐水 500 mL;氯化钾 3~4 g,相当于 10%的氯化钾 30~40 mL,葡萄糖的补充量为 2~3 g/(kg·d),平均为 150 g/d。

3.已丧失的液量

需根据体液的欠缺情况,判定体液丢失的类型和程度。根据丢失量可分为轻度脱水、中度脱水和重度脱水;根据血钠浓度和血浆晶体渗透压,脱水分低渗性脱水、等渗性脱水和高渗性脱水。危重症患者多为等渗性脱水和高渗性脱水。

(1)轻度脱水:生命体征可无明显改变,仅有口渴感。失水量约占体重的 2%,即大约 1 500 mL。补充生理盐水 1 500 mL 即可,其他紊乱较轻,通过自身调节可较快纠正。

(2)中度脱水:不仅体液量减少,而且体液重新分配,有效循环血容量不足,丢失液量占体重的 3%~5%,即 2 200~3 700 mL,有明显口渴感、腋窝、腹股沟干燥,血钠浓度升高且≥150 mmol/L。尿呈浓茶色、尿比重高。补充 5%葡萄糖液+生理盐水各一半,即相当于 0.45%的低渗液,补液总量 2 200~3 700 mL。

(3)重度脱水:丢失液量占体重的 6%~8%或更多,为 4 500~6 000 mL。口渴难耐,血钠浓度显著升高,尿呈酱油样或者无尿,尿比重极高,血细胞比容上升,神志淡漠或昏迷。补液量在 4 500~6 000 mL 或更多。补液量也可根据血钠浓度计算,即补液量(L)=(实测血钠浓度-正常血钠浓度)/正常血钠浓度×正常体液量[体重(kg)×0.6(女性为 0.5)]。

4.继续丢失量

危重症患者诊断或治疗时常存在体液的继续丢失,称为继续丢失量,包括胃肠减压导致的丢失量,体内第三间隙渗出或漏出的体液量;气管切开后经呼吸道排出更多的水量,发热和显形出汗也导致额外丢失量;合并肠瘘、尿崩症、大面积烧时,继续丢失液量更大。发热时,体温每升高 1 ℃,应增加补液 10%。如体温 39 ℃时,应额外增加输液量 2 500 mL(每天需要量)×20%=500 mL。明显出汗的额外丢液量为 500~1 000 mL,大汗淋漓者额外丢液量为 1 000~1 500 mL,气管切开患者的呼吸道丢失量比健康人鼻式呼吸多 2~3 倍,相当于 800~1 000 mL。

(二)不同液体的选择

1.晶体液和胶体液

尽管两者皆被广泛应用,但对于选用何者为好还是争论了 30 多年,至今仍无结论。晶体液的优点是补充细胞外液和电解质、充分补液可有效恢复血容量、价格低廉、应用方便。其缺点是输注后即迅速地扩散至组织间隙,仅 20％停留于血管内,大量输注才能产生有效的扩容效应;水分在组织间隙的大量积聚可导致肺、手术吻合口等部位的水肿,降低氧的弥散和利用能力,延迟手术的愈合。胶体液的优点是在毛细血管渗透压正常的情况下,能较长时间存留于血管内,提高血管内的胶体渗透压,使组织间液迅速进入血管内,扩容能力强,持续时间长;改善组织水肿和利尿。但在危重病患者,常有毛细血管渗漏,补充的胶体进入组织间隙并大量分解,使组织间液的胶体渗透压明显升高,加重组织水肿,且费用较高。为此有学者以循证医学为原则,进行了 Cochrane 系统评价,结果显示,与晶体液相比,对创伤、烧伤和术后患者应用胶体液进行液体复苏未降低病死率。

2.高张晶体液和等张晶体液

在低血容量患者,等张晶体液常作为输血前的替代品,但需大量输注;而高张晶体液能产生更佳的扩容效果,少量输注即可生效,因为其高渗作用可使组织间液及细胞内液进入血管内,产生"自身输液"的效果;减轻组织水肿,因此也被推荐取代等张晶体液用于颅脑外伤患者。但有学者认为高张晶体液可导致破裂血管继续出血,在血-脑屏障破坏时能更多地进入脑组织间隙,加重脑水肿。为此有学者进行了 Cochrane 系统评价,研究对象为创伤、烧伤和外科术后的患者,但无充分证据显示高张晶体液优于等张晶体液。

3.清蛋白和血浆

尽管清蛋白有较多优点,但其扩容效果仍极具争议。输注后的清蛋白可导致危重症患者的组织水肿加重,失去扩容效应;机体处于应激状态,输注的清蛋白被迅速分解,作为能量底物代谢,并抑制内源性清蛋白的合成。与其他人工胶体液或晶体液相比,清蛋白的扩容效应不占优势,且价格昂贵。为了评价清蛋白或血浆对危重患者病死率的影响,英国学者完成了 Cochrane 数据分析,收入符合条件的 32 项随机对照研究,以使用晶体液的患者为对照组,将涉及死亡病例的 24 项研究分为低血容量性休克、烧伤、低清蛋白血症 3 个亚组。在每个亚组中,清蛋白治疗组的死亡风险均高于对照组,其中低血容量性休克亚组的相对死亡风险为 1.46;烧伤亚组为 2.40;低清蛋白血症亚组为 1.69;总的相对死亡风险为 1.68,绝对值比对照组增加了 6％。该文发表后引起巨大波澜,并导致美国食品药品管理局发出使用清蛋白的警告,结果全球清蛋白的处方量明显减少。不过,随后又有多达 22 篇的研究文章发表,一致反对 Cochrane 的结论。而有学者对更多的随机对照研究进行了数据分析,显示用清蛋白进行液体复苏并未增加死亡率。澳大利亚和新西兰学者合作完成了一项随机对照研究,比较了 4% 清蛋白和生理盐水的复苏效果。该研究纳入病例包括创伤、重度感染、ARDS 共 3 类。观察指标包括 28 天死亡率、ICU 停留时间、住院时间、机械通气时间、血液透析治疗时间、新发生的脏器功能衰竭数等。结果显示,两组在各项指标上均无统计学差异。由美国危重病医学学会等 11 个国际性学术组织的 44 位专家所制定的脓毒症治疗指南中亦指出,对脓毒性休克给予晶体液和胶体液复苏均有效,没有证据支持哪一种液体更好,但晶体液复苏需要更多的液体,可能会出现更严重的水肿;清蛋白对脓毒症患者是否更有益需进一步探讨。

(三)调节速度应注意的问题

1.体重

体重(特别是去脂体重或理想体重)意味着机体对液体容纳能力的强弱。在危重症阶段,由于发热、休克、创伤、感染、组织缺氧、脏器功能衰竭等因素,毛细血管通透性增加,大量的液体渗出进入间质和第三间隙。体重越重,在应激状态下丢失的液体相对也越多,因此补液总量应该较大,补液速度应该较快;当然机体的调节能力更强,较轻体重患者可能有更好的预后。当然,若患者是由肥胖导致的体重增加,则意味着组织间隙脂肪增多,含水量减少,对体液的调节能力下降,更容易发生严重血容量不足或心力衰竭、肺水肿。

2.年龄

青壮年对体液变化的调节能力强,高龄或小儿对外界变化的生理调节能力较差或不健全,特别是 70 岁以上老人和 15 岁以下的儿童,补液速度稍快容易发生心功能不全。

3.心功能

心功能反映机体对补液的耐受、排出和运送能力。危重病常累及心血管系统,心功能愈差,心脏的排血能力愈低,补液速度越快越容易引起肺水肿。

4.病种

病种不同,补液的量和速度也有区别。像四肢创伤导致的失血性休克患者,补液量可大些,补液速度也可快些。有颅内高压的颅脑外伤患者,在脑水肿阶段,不仅补液量不能大,补液速度不能快,总入液量也要小于出量。有活动性出血的休克患者,特别是有胸部创伤和心脏外伤的患者,在彻底手术止血以前,快速大量补液可使血压迅速回升,但死亡率并没有下降;相反,以平均动脉压 6.7～8.0 kPa(50～60 mmHg)为目标限制液体复苏的速度则可取得较好的效果。其原因为彻底止血前,按超常速度补液会造成血压的迅速升高,加重出血;血液过度稀释,不易形成凝血块或者使已形成的凝血块脱落,诱发新的出血;导致肺水肿,不利于氧的弥散;血液过度稀释,血色素降低,不利于氧的携带和运输。

5.疾病阶段

同为创伤性休克患者,在休克早期,补液量可适当增大,速度也应适当增快,甚至可以在 6 小时内输入 24 小时需要的补液总量的一半以上,从而迅速改善病情。但休克稳定后,就不宜再快速、大量补液,因为机体的应激状态得到显著改善,全身组织间多余的水分回流至血管,过度补液将增加心脏负担,故补液速度不仅减慢,补液总量也应该小于或等于出量。大面积烧伤患者,早期水分大量从体表蒸发,必须超常规补液扩容,以维持血容量和内环境的稳定;进入结痂期后,体表蒸发量显著减少,补液就应该减少、减慢。

6.其他因素

室温、体温、病房干燥程度、患者活动度等都会影响到体液的蒸发和排出,成为影响补液速度的因素,但总体上影响程度有限,适当兼顾即可。

(四)液体管理的监测

1.血流动力学监测

血流动力学监测作为液体复苏的评估指标,皮肤温度与色泽、心率、血压、尿量、心排血量和精神状态等依然是最常用的临床指标。然而必须认识到这些指标在疾病各阶段的评估价值不同,皆有一定的局限性,应结合具体情况灵活判断。

2.氧代谢情况监测

氧代谢障碍概念的提出是对脓毒症休克认识的重大进展。氧代谢概念改变了休克的评估方式,使休克复苏的评估由既往的狭义血流动力学指标调整向细胞氧代谢状态的监测与调控转变。传统临床监测指标往往不能对组织氧合改变做出敏感的反应,经过治疗后的心率、血压等也可在组织灌注与氧代谢未改善前趋于稳定,因此同时监测和评估全身和局部组织的灌注指标可能更有价值,前者如 DaO_2、氧消耗、血乳酸浓度、混合静脉血氧饱和度或中心静脉血氧饱和度;后者如胃黏膜内 pH、胃黏膜 CO_2 张力。

3.超声监测

床旁超声监测通过半定量肺水,动态测量下腔静脉内径及变异度来评估 ARDS 患者的容量状态和容量反应性,指导液体管理更精确。ARDS 患者病理特征为毛细血管通透性增加,导致 EVLW 增多。在保证组织有效灌注的情况下适当利尿和限制液体尤其是晶体液的输入,降低肺毛细血管静水压与 ARDS 患者肺水肿的改善紧密相关。CVP 不能完全反应机体对容量的反应性,而床旁超声因其及时、经济、便捷且无创伤、无辐射,被越来越多地应用于临床的液体容量管理中,连续监测肺部 B 线情况,可早期发现 EVLW 增多,其准确性与脉搏指示连续心排血量监测有较好的一致性。有研究表明 ARDS 的救治过程中,利用床旁超声连续监测肺部 B 线,动态监测下腔静脉内径及变异度评估容量状态及容量反应性,指导患者的临床液体管理,在某种程度上改善了肺的顺应性及氧合指数。

五、ARDS 液体管理策略

ARDS 协作网完成的 ARDS 液体和导管试验项目,不同液体管理策略的研究显示,在进行机械通气的同时,有以下结果。

(1)液体限制组对利尿药的需要与非限制组不同。

(2)不同的液体治疗策略对病死率无影响。

(3)液体限制组在肺功能上有显著改善,特别是改善氧合指数和肺损伤评分,降低气道平台压,脱机天数更长,ICU 住院时间缩短。

(4)液体限制组有 CI 和平均动脉压的小幅度降低,但这未引起混合静脉血氧饱和度的差异,或未引起休克发生率的增加。液体限制组有肌酐、尿素氮和碳酸氢盐小幅度增高,但未发现肾衰竭发生率或第 60 天时的透析使用率显著增加。在液体限制组,血红蛋白轻微增加,接受输血机会较少。

虽然两种不同的液体管理方式在患者病死率方面无显著差异,但是限制性液体管理方式能够更好地改善肺功能,明显缩短 ICU 住院时间。特别值得注意的是,限制性液体管理组的休克和低血压的发生率并无增加。为了达到限制液体的治疗目标,需要对 ARDS 患者进行积极液体管理,使用利尿药来脱水,维持液体平衡,但是可能出现脏器灌注不足,特别是肾脏,进而造成肾脏损害。限制性液体管理方案就是在病程的前 7 天,需要保持液体出入量平衡,并不是真的要使患者脱水,而是防止过量的液体负荷。

中华医学会重症医学分会同样也推荐:在保证组织器官灌注的前提下实施限制性液体管理,有助于改善 ARDS 患者的氧合和肺损伤。国内的相关研究也得出基本相同的结论,并指出限制性液体管理策略能够明显降低患者 EVLW 及减少机械通气时间,明显提高患者生活质量。

第二节　药物治疗

ARDS 目前临床上在积极去除病因和控制的原发病的基础上,主要依赖于支持性治疗,其中呼吸支持治疗法已得到广泛公认,而药物治疗的研究也取得了新的进展。本文就近年来药物治疗作一论述。

一、糖皮质激素

随着对糖皮质激素(glucocorticoid,GC)多方面作用的深入研究,其在呼吸系统危重症的救治方面有着广泛的应用,不仅用于中、重度哮喘和 COPD 急性发作,而且在 ARDS、重症肺炎、脓毒血症及感染性休克等治疗方面均有应用指征。然而,如果使用指征不严或长期大量使用,可引起全身性严重不良反应,因此必须严格考虑应用激素的指征和仔细观察疗效、不良反应。

(一)作用机制

GC 的作用机制是通过各种靶细胞胞质内的 GC 受体(glucocorticoid receptor,GCR)介导的。GCR 是细胞内一种特异的具有转活化功能(调控基因启动子功能)的可溶性蛋白,分布于除红细胞外的所有有核细胞,GC 在体内引起的各种反应,系通过与机体细胞内的 GCR 的特异性结合,以复合体的形式,从胞质移行至胞核内,与核蛋白结合,调节炎症相关基因的转录,抑制促炎症相关蛋白(如细胞因子类、诱生型一氧化氮合成酶、磷脂酶 A2、环氧合酶等)的合成,增强抗炎症蛋白(脂皮素、$β_2$受体、核酸内切酶、血管内皮素等)的合成而发挥抗炎及免疫抑制效应。GC 还影响糖类、蛋白质和脂肪代谢,并且对心血管系统、骨骼肌肉系统及中枢神经系统也有作用。GC 合成上述蛋白质的过程是 DNA 依赖的经典作用途径,需要一定的时间。因此,激素显效的时间常在给药后 3～4 小时,4～8 小时方能发挥最大的效应。但临床上确实可以看到哮喘患者静脉注射 GC 后胸闷、气短有一定的快速缓解,这是因为在细胞膜上存在着膜受体,通过非 DNA 依赖的非经典作用途径发挥作用,该受体仅占 15％～20％,只有在 GC 量大时才有明显的作用。由于 GC 的细胞内活性使得它们的血浆半衰期与药理半衰期有显著差异,即使在血浆中已检测不到 GC,其药理活性仍持续存在。

（二）药理作用

1.细胞因子及炎性介质的调节作用

（1）对细胞因子合成的作用：GC 抑制 T 淋巴细胞和巨噬细胞等免疫细胞合成细胞因子，包括 IL1～IL6、IL8、IL11～IL13、IL16、IL18、TNF-a、粒细胞-巨噬细胞集落刺激因子、NF-κB 炎性细胞因子、与嗜酸性粒细胞募集有关的化学因子、合成炎性介质的酶及与嗜酸性粒细胞、炎性受体募集有关的黏附分子等。上述细胞因子在维持气道慢性嗜酸性粒细胞炎症中起着重要的作用。

（2）对炎性介质的作用：花生四烯酸代谢物，如白三烯类、前列腺素类、TXA_2、PAF 等，在体内外均有较强的促炎作用。GC 可阻断 PAF 的合成及花生四烯酸经环氧酶和脂氧化酶途径的代谢，从而抑制由花生四烯酸分解而产生的炎症介质。

（3）神经激肽-1 受体介导 P 物质在气道的炎症作用，GC 抑制神经激肽-1 受体的基因转录。

（4）GC 减少免疫球蛋白（包括 IgE）的产生等，减轻免疫变态反应所致的损伤。

（5）NO 增加气道血流与血浆外渗，也参与气道嗜酸性粒细胞炎症，GC 较强地抑制气道上皮一氧化氮合成酶的诱导，使 NO 产生减少。

2.炎症及免疫细胞的作用

GC 使淋巴细胞、嗜酸性粒细胞、肥大细胞、树突状细胞的数目减少；使循环中中性粒细胞增多，并阻止其向炎症区域移动和向血管外渗漏；抑制吞噬细胞、树突状细胞的吞噬活动和对抗原或异物的处理能力；减少嗜酸性粒细胞主减蛋白和阳离子蛋白的释放，以减少气道上皮细胞损伤和 C 纤维末梢的暴露；通过诱导血管内皮素的合成而抑制炎症介质引起的微血管渗漏，减轻气道黏膜充血水肿及黏液分泌；抑制气道上皮细胞炎症蛋白的转录，增加气道平滑肌细胞中的 β 受体、气道上皮细胞中性内肽酶，通过减少速激肽受体的表达，以降低神经源性炎症反应；增强细胞对缺氧的耐受性，稳定细胞溶酶，减轻组织损伤；抑制结缔组织增生，抑制成纤维细胞活力，减少透明质酸酶和硫酸软骨质的合成；减轻毒素对机体的损伤，缓解内毒素血症症状。

（三）不良反应

1.突发性不良反应

突发性不良反应往往见于短期应用大剂量 GC 时，有时亦发生于长期应用

GC 的患者,可出现精神与中枢神经系统症状,高血糖及糖尿病、急性肌肉疾病、消化性溃疡、水肿、高血压、低钾血症、青光眼等。短时间内静脉注射大剂量甲泼尼龙(10 分钟内所给的量超过 0.5 g)会引起心律失常、循环性虚脱和/或心搏骤停,应缓慢给药。

2.长期应用的不良反应

(1)内分泌代谢紊乱,高血脂,医源性库欣综合征,水肿和高血压,低钾血症,易出血倾向,皮肤瘀点和瘀斑,肱骨头或股骨头缺血性坏死,骨质疏松及骨折,肌无力,肌萎缩,胰腺炎,消化性溃疡或穿孔,青光眼,白内障等。

(2)免疫功能低下并发感染为肾上腺皮质激素的主要不良反应,以真菌、结核分枝杆菌、葡萄球菌、变形杆菌、铜绿假单胞菌和各种疱疹病毒为主。

(3)下丘脑-垂体-肾上腺轴抑制是剂量依赖性的,通常仅见于泼尼松剂量>10 mg/d 时,一般认为每天口服泼尼松 40 mg×5 d 或 20 mg×10 d 即可发生下丘脑-垂体-肾上腺轴抑制。GC 长期应用后下丘脑-垂体-肾上腺轴的抑制需要 6～15 个月才能恢复,停药太快,会引起撤药综合征,表现为肌肉关节疼痛、头痛、头晕、厌食、乏力、不适与发热,如果测定血皮质醇正常,则为 GC 依赖。

(4)骨质疏松、股骨头无菌性坏死和慢性肌肉疾病。

(5)吸入 GC 除过大剂量吸入外,几乎无全身不良反应,主要是诱发口咽部白色念珠菌感染、声嘶,发生率 3% 左右。强调吸入 GC 后即刻漱口,可减少其发生率。白色念珠菌感染一旦发生,以碳酸氢钠加制霉菌素漱口可获控制。

(四)GC 在 ARDS 中的应用

1.原理

(1)改善血流动力学:在 ARDS 中,GC 通过降低肺毛细血管通透性,减少渗出,减轻肺间质水肿和透明膜形成所致的弥散障碍;通过增加肺表面活性物质,降低肺表面张力,减少肺泡萎陷所致的肺内分流;通过抑制肺泡上皮细胞、巨噬细胞及肺毛细血管内皮细胞凋亡,从 ARDS 发病机制的主要环节,阻断和抑制各种致病因素导致的肺部炎症反应和急性肺损伤。感染性休克患者发生 ARDS 时,血管对升压药物的敏感性降低,激素可恢复血管对升压药物的敏感性,有助于稳定血流动力学,提高器官的血流灌注。

(2)改善肾上腺皮质功能不全:ARDS 患者多伴有肾上腺皮质功能不全,补充外源性激素有利于患者度过危险期。国内外许多学者观察到 ARDS 患者的血液皮质醇水平差异较大,但总体水平较正常人低,血液皮质醇水平低者的病死率明显高于血液皮质醇水平高者,这为补充外源性激素治疗提供了有力的依据。

而另外一部分患者皮质醇水平反而高于正常人,同样也可发生 ARDS,其可能的原因是此类患者激素与受体结合处于被抑制状态,尽管血清皮质醇水平不低,但仍处于肾上腺皮质功能相对不全的状态;或者由于细胞因子的作用可能存在组织抵抗激素的现象,组织不能正常利用激素,也会发生相对性肾上腺皮质功能不全。

(3)对抗机体炎症反应:有学者研究发现 ARDS 患者血清和肺泡灌洗液中 IL-1β、TNF-α、IL-2、IL-4、IL-6 和 IL-8 等细胞因子增加。创伤等非感染因素引起的细胞因子增加程度不如感染因素如败血症、感染性休克等。细胞因子越高,患者病死率也越高。适量的细胞因子有助于机体对抗炎症反应,但过量的细胞因子反而对机体造成损害。研究发现甲泼尼龙能够抑制 ARDS 患者血清白细胞产生细胞因子的能力,应用激素治疗创伤等非感染因素引起的 ARDS 效果较佳。

(4)减轻肺组织纤维化:纤维增殖是组织受到损伤后发生的修复反应,通常由肺泡腔和肺泡间隔血管壁的间质细胞及结缔组织来替代损坏的上皮细胞。该过程在 ARDS 发病后第 7 天出现,并在第 2～3 周达到高峰。过度的纤维增殖可导致肺实质的广泛纤维化,影响肺功能,而激素能抑制胶原的合成。近年来有关 ARDS 的动物实验结果表明,激素能够降低肺阻力和细胞外基质胶原沉着。

2.给药途径与剂量

关于给药途径,经气管吸入大剂量 GC,既有利于药物在肺内的分布、沉积,发挥抗炎作用,又可避免因血药浓度过高引起全身免疫功能低下等不良反应,与静脉给药途径比较具有一定优越性。关于给药疗程,动物实验表明只要延长 GC 的给药时间,就可有效地降低肺水肿和肺纤维化的形成,一旦停止使用 GC,则疗效很快消失。临床研究表明,对未好转的 ARDS 过早停止给予 GC,将出现病情恶化,但再次给药后这种现象仍可逆转。换言之,如果过早停用 GC,不仅丧失了早期用药的优势,还将会使患者重新暴露于危险之中。

早期、大剂量应用 GC 治疗 ARDS 的临床试验并不多,结果也不理想。有学者研究表明,外科 ICU 患者发生 ARDS 后,给予甲泼尼龙静脉注射(30 mg/kg,每 6 小时 1 次,第 1～2 天),与预期结果相反,治疗组 ARDS 患者病情并未改善,感染并发症反而增加。有学者的研究则表明,对早期 ARDS 患者短时间、大剂量(30 mg/kg,每 6 小时 1 次,第 1 天)应用激素,45 天病死率及缓解率与对照组比较均无显著性差异。同年,另一学者研究也得到了类似的结论,并且患病 14 天病死率较对照组显著增加。综合以上研究结果,不推荐对高危患者早期应用 GC 来预防 ARDS 的发生。虽然动物实验表明,早期、低剂量或许是 ARDS 中激素应用的策略,但相关临床研究结果并未证实 GC 能够改善 ARDS 病死率。一些临床研究表明,影响 ARDS 预后的因素较多,在评价 GC 治疗 ARDS 的疗效时应当注意这些问题。有关 ARDS 晚期应用 GC 的报道也不多。当前研究认为晚期应用 ARDS 并不能有效改善病情。ARDS 工作组分析结果表明,ARDS 晚期应用激素将会增加病死率及神经肌肉综合征的发生率。有数据分析纳入了近 20 年的各期 ARDS 患者,结果表明激素在改善生存率方面并无明显优势。综上所述,在 ARDS 晚期应用激素并未显现出明显的优势。

3. 不同病因 ARDS 的治疗

不同病因诱发的 ARDS 对 GC 的治疗反应可能存在差异,虽然目前并不认为 GC 能够改善 ARDS 生存率,但它在不同病因诱发的 ARDS 中发挥的作用却存在着异质性。2011 年有学者研究表明,激素在继发于甲型 H1N1 流感病毒性肺炎救治中并未发挥积极作用,过早使用反而会增加病死率,接受激素治疗的患者获得性肺炎发生率更高、机械通气时间更长。另有学者同期的研究也得到了相同的结论。因此不推荐对甲型 H1N1 感染的患者常规使用激素。对于非 HIV 感染的卡氏肺孢菌肺炎应用大剂量激素治疗将会增加患者病死率,而 HIV 感染的卡氏肺孢菌肺炎患者应用大剂量激素有效。此外,针对外科非感染因素(如创伤)所致 ARDS,目前主张早期、足量使用激素;而对于感染因素(如脓毒症)所致 ARDS,在感染、休克未得到控制以前,宜慎用激素。在感染已控制、休克得到纠正之后可酌情小剂量使用激素,并逐渐减量。

二、前列腺素

前列腺素(prostaglandin,PG)是存在于动物和人体中的一类不饱和脂肪酸组成的、具有多种生理作用的活性物质。最早发现它存在于人的精液中,当时以为这一物质是由前列腺释放的,因而定名为前列腺素。

(一)作用机制

PG 与细胞膜上的 PG 受体结合,活化刺激型调节蛋白,使其 α 亚基解离,并与三磷酸鸟苷结合激活腺苷酸环化酶,从而使细胞内环磷酸腺苷合成升高。此外,PG 还可通过前列腺素受体亚型 EP_3 受体激活蛋白激酶 C,选择性减少 N 和 R 型 Ca^{2+} 内流发挥治疗作用。

(二)药理作用

1.生殖系统的作用

PG 作用于下丘脑促进黄体生成素释放激素释放,使垂体前叶黄体生成素和卵泡刺激素分泌增加,从而使睾丸激素分泌增加。前列腺素也能直接刺激睾丸间质细胞分泌。可增加大鼠睾丸重量、精子数量和精子活动。精液中 PG 使子宫颈肌松弛,促进精子在雌性生殖道中运行速度,有利于受精。

2.血管平滑肌的作用

PGE 类舒张小动脉、毛细血管、前括约肌、毛细血管后小静脉,使血压下降,器官(心脏、内脏及肾)血流量增加。而对大静脉无作用。

3.内脏平滑肌的作用

(1)对支气管平滑肌:不同种类作用不同。PG 内过氧化物和 TXA_2 可使支气管平滑肌收缩,而 PGI 可使之舒张。PGF 及 PGD_2 可使支气管平滑肌收缩,而 PGE 类可使支气管平滑肌舒张。

(2)对胃肠道平滑肌:PG 内过氧化物、TXA_2 及 PGI 均能使胃肠平滑肌收缩。PGE 类及 PGF 类均收缩胃肠平滑肌的纵肌;而 PGE 类舒张环肌。

(3)对子宫平滑肌:PGF 类及 TXA_2 均呈收缩反应,对 PGE 类呈舒张反应。

4.神经系统的作用

PGE 能促进生长激素、催乳素、促甲状腺激素、促肾上腺皮质激素、卵泡刺激素和黄体生成素的释放。PGE 脑室给药,使体温升高;脑室注入 PGD_2 可产生自然睡眠。

5.其他作用

(1)血小板:TXA_2 促进血小板聚集作用,而 PGE 和 PGI 则抑制血小板聚集。

(2)胃肠腺体:PGE 对胃黏膜有保护作用。PGE 及 PGI 可抑制由饮食、组胺或促胃泌素所致的胃酸分泌。PGE 可增加胃和肠的黏液分泌。

(三)不良反应

1.胃肠道不适

PG 过多可能会对胃肠道造成一定的刺激,容易出现上腹部疼痛、反酸嗳气等症状。

2.过敏

如果本身属于过敏体质,而且对该药物过敏,使用以后可能会出现一系列的变态反应,比如皮肤瘙痒、长红疹等。

3.阴道出血

如果长时间使用该药物,可能会导致体内的激素水平发生变化,甚至会影响到子宫内膜的正常脱落,从而出现阴道出血的现象。

除此之外,还有可能会导致胎儿畸形、流产等,个别还会出现低血压、头痛、转氨酶升高等不良反应。如果出现了明显的不适症状,需要及时就医治疗,以免延误治疗的最佳时机。

(四)PG 在 ARDS 中的应用

1.原理

(1)降低肺动脉压力:ARDS 的特征之一就是肺动脉压力增加。吸入 PG 能选择性作用于肺血管平滑肌上的 PGI 受体或 PGE 受体,激活腺苷酸环化酶,增加环磷酸腺苷浓度,进而导致环磷酸腺苷介导的细胞内钙离子浓度降低,舒张肺血管,降低肺动脉压力。研究发现长期静脉使用 PG 会使 PGI 受体下调,为了达到等效的血管舒张效应而需要更大的剂量,但是长期吸入 PG 尚没有发现这种耐受现象。这提示 PG 吸入疗法在降低肺动脉压力方面较静脉注射使用有独特的优势;另一方面 PG 能溶解已经存在的微血栓,抑制血小板聚集,具有强力的抗血小板作用,防止肺微循环阻塞。因此,PG 能从直接舒张肺动脉血管和防止肺微循环阻塞两方面降低肺动脉压力。

(2)改善通气/血流比值:通气/血流比值不匹配是 ARDS 的另一个病理生理特点。由于 PG 半衰期短,吸入 PG 首先作用于正常通气区域的肺血管,调节血流量从缺氧区域重新分配至通气良好区域,然后很快被灭活,对通气不良区域的肺血管及外周循环影响很少。因此吸入 PG,可以通过重新分配肺血流灌注改善通气与血流匹配,改善低氧血症。相反,静脉使用 PG 不仅使通气良好区域的肺血管舒张,并且使缺氧区域的肺血管也舒张,导致肺缺氧区域过度灌注,肺通气/血流比值不匹配,降低 PaO_2。显然,PG 对肺通气/血流比值的调节依赖于给药途径,吸入 PG 能显著改善通气/血流比值,改善低氧血症。

(3)改善心功能:ARDS 患者由于肺动脉高压的产生,右心室后负荷增加。吸入 PG 能选择性地作用并舒张肺动脉血管,降低肺动脉压力,减少右心室后负荷,增加右心室射血分数。近期的一项随机临床试验表明吸入 PG 还能降低左心室舒张末压,改善左心室舒张功能,其具体机制尚不明确。

2.给药途径与剂量

有学者报告每分钟 30 ng/kg 的 PGE_1 可显著降低肺动脉压、肺循环阻力、体循环阻力静脉压,增高动脉氧分压、心排血量和供氧量,对术后并发的 ARDS 疗效较佳。但另一些研究发现,用 PGE_1 30 ng/(kg·min)持续静脉滴注治疗 ARDS 可使肺动脉压、肺循环阻力下降及改善氧合,同时可使血压明显下降。观察证明 PGE_1 治疗组生存率与对照组无明显差异,认为 PGE_1 降低血压的不良反应影响了 ARDS 的疗效。另有学者用动物实验证实每分钟 3 μg/kg 的 PGE_1 抑制了肺缺氧血管收缩反应,降低平均动脉压,PaO_2/FiO_2 下降;如每分钟应用 0.3 μg/kg 时,对肺循环阻力、体循环阻力和 PaO_2 没有影响。有学者先从每小时 0.15 μg/kg 剂量开始,然后每隔 12 小时增加剂量,直至每小时最大剂量 3.6 μg/kg。通过小剂量开始,缓慢、间断、逐渐增加剂量的方法提高 PGE_1 疗效,减少不良反应,从而提高了疗效。

有学者证实,通过雾化吸入 PGE_1 治疗 ARDS 取得较好疗效,因为气道吸入 PGE_1 可选择性扩张通气区肺血管,降低肺动脉压和肺循环阻力,提高 PaO_2,减少了肺内分流,同时,可提高 CI,改善右室射血分数,而对全身血流动力学影响较小,从而避免了静脉用药的不良反应。我们认为 PGE_1 治疗结果的差异可能与 ARDS 的病因、病程、样本数、剂量,给药时机、方法和途径等有关。

三、一氧化氮

一氧化氮(NO)作为 ARDS 的辅助治疗常使用 NO 吸入疗法。NO 吸入疗法指通过 NO 气体吸入装置或某些特殊设置的呼吸机吸入 NO 至肺内,从而改善低氧血症、肺动脉高压或气道痉挛的治疗方法。

(一)作用机制

NO 与可溶性环磷酸鸟苷的亚铁血红素部分有极高的亲和力,形成亚硝酰血红素或 NO 亚铁血红素。后者可与环磷酸鸟苷的卟啉部位相结合,引起该酶的构型发生改变,从而激活此酶,并在 Mg^{2+} 存在的条件下,导致环磷酸鸟苷生成增加。在血管平滑肌细胞中环磷酸鸟苷能激活蛋白激酶,最终导致肌球蛋白轻链去磷酸化,产生血管平滑肌松弛。在正常生理条件下,血管床内皮细胞能根据需要合成少量的 NO,以维持正常血管 35%~40% 的张力及正常血压和组织灌注。在适当刺激下,如缓激肽、组胺、腺苷、核苷酸、凝血酶、P 物质、5-羟色胺及机械牵张、血流改变、切变应激、毒蕈碱样受体等,均可使大量 Ca^{2+} 进入细胞内与钙调节蛋白结合,激活钙依赖性 NO 合成酶,短暂增加 NO 的生成量,引起血管扩张,使血流量增加。大量生成的 NO 被结合到巯基或其他亚硝酰反应物中,同时 NO 能和清蛋白的 SH 基结合,循环于血浆中。这些结合的 NO 可能成为其储备部分,逐渐释放出来发挥作用。血管平滑肌对周围环境变化所发生的反应,部分是通过内源性 NO 对血管平滑肌的作用来实现的。

在正常生理条件下,不同血管床所释放的 NO 量不同。动脉内皮细胞持续释放的 NO 比静脉内皮细胞多。现已确定,在豚鼠心脏神经节细胞、支配窦房结和房室结的神经纤维及心脏、冠状动脉和肺血管中存在有 NO 合成酶,这就意味着 NO 在心脏神经调节、心肌收缩力、冠状动脉和肺循环的张力调节中具有一定作用。现已证实,NO 在维持肺循环的低压高流量状态中具有重要作用。缺 O_2 时血管内皮细胞增加 NO 的释放,引起血管扩张,当 $PaO_2 < 4.0$ kPa(30 mmHg)时,NO 合成减少。大量的动物试验证据表明,NO 是缺 O_2 性肺血管收缩反应的重要调节因素。硝酸酯、硝酸甘油和硝普钠是一类外源性非血管内皮依赖性血管扩张药。它们进入机体后与谷胱甘肽或半胱氨酸等含巯基物质反应,产生一种不稳定的 S-亚硝基硫醇,后者能自行降解为硝酸盐、亚硝酸盐并释放 NO。硝普钠在体内生理 pH 条件下可直接释放 NO。因此 NO 合成酶抑制剂不能阻断它们的扩张血管作用,而亚甲蓝-鸟苷酸环化酶抑制剂则可以使该类血管扩张药的作用失败。

近年来已经证实,其他种类的血管扩张药,如血管紧张素转化酶抑制剂(如卡托普利)和 PGE_2 的扩张血管作用也是通过 NO 环磷酸鸟苷途径而实现的。

(二)药理作用

1.血管扩张作用

NO 可以促进血管平滑肌松弛,使血管扩张,降低血压,防止动脉硬化。

2.免疫调节作用

NO 可以调节免疫细胞的活性和功能,促进免疫细胞的杀菌作用,增强机体免疫力。

3.神经调节作用

NO 可以作为神经递质,参与神经系统的调节和传递,对神经系统疾病有一定的治疗作用。

4.抗菌作用

NO 可以杀死一些细菌和病毒,对感染性疾病有一定的预防和治疗作用。

5.保护心脑血管作用

NO 可以促进心脑血管健康,降低心脑血管疾病的发生率。

(三)不良反应

1.毒副作用

NO是一种极不稳定的气体,它与空气、氧气接触后很快被氧化成有害的 NO_2。NO_2 可转化为亚硝酸盐或硝酸,引起肺水肿、酸性肺炎,甚至死亡,尤其在肺损伤患者和新生儿。研究表明 $NO_2 > 5 \times 10^{-6}$ 即可对肺组织产生直接的损伤作用。而且此浓度的 NO_2 极易产生,尤其在高氧环境中或应用高浓度的 NO 进行吸入治疗时。为减少 NO_2 的产生,应特别注意以下问题。

(1)配气时尽可能使贮气瓶内氧浓度降至最低。

(2)尽可能降低吸入气中的氧浓度,以及缩短氧和 NO 的接触时间。

(3)在保证治疗效果的情况下,尽可能降低 NO 的吸入浓度。

(4)在通气环路中一定要有碱性吸收剂,如钠石灰等。

2.高铁血红蛋白血症

由于体内存在高铁血红蛋白还原酶,吸入小剂量 NO 一般不会导致严重的高铁血红蛋白血症,但长时间吸入高浓度 NO 仍有导致高铁血红蛋白血症的危险。高铁血红蛋白浓度的增加除降低动脉血氧含量外,在 NO 与血红蛋白结合过程中还可损伤红细胞膜,降低血红蛋白的携氧能力。如果出现高铁血红蛋白血症,可静脉注射亚甲蓝进行治疗。但需注意,亚甲蓝在转复高铁血红蛋白血症的同时,也可削弱吸入 NO 的治疗作用。

(四)NO 在 ARDS 中的应用

1.原理

NO 是一种极不稳定、结构简单的生物信使分子,常温下为无色气体,微溶于水,具有高度脂溶性,可快速透过生物膜扩散,生物半衰期 3~5 秒,主要通过 NO 合成酶催化产生,广泛分布于生物体内各组织中。NO 属于非胆碱能、非肾上腺素能神经递质,是机体调节循环张力的重要物质,在心脑血管、免疫调节、神经等方面有着十分重要的生物学作用。在生理状态下,内源性 NO 不仅可以松弛血管平滑肌,还可通过抑制血小板、白细胞的黏附与凝集,从而抑制血栓形成。并且参与中性粒细胞、巨噬细胞等免疫效应细胞的杀伤作用,在抗感染及抗肿瘤等方面起重要作用。此外,有文献报道,NO 还具有调节内分泌等功能。

研究发现,NO 是一种选择性肺血管舒张剂,能够逆转由血管收缩剂所引起的肺血管收缩,是肺循环维持其低张力状态的重要因素之一。NO 进入血管平滑肌细胞后,通过激活鸟苷酸环化酶增加胞质内环磷酸鸟苷的含量,激活依赖于环磷酸鸟苷的蛋白激酶,促使肌球蛋白轻链去磷酸化而松弛血管平滑肌,达到特异性扩张血管的作用。肺动脉高压的形成与内皮细胞内 NO 含量降低导致的肺动脉平滑肌收缩增强有一定关系,同时 NO 的减少也会加重肺动脉高压时平滑肌细胞增生的病理改变。所以,吸入外源性 NO 既可以通过松弛血管平滑肌来降低肺动脉高压,又可以补充因各种因素导致的内源性 NO 产生不足。ARDS 患者的部分肺因炎症实变或陷闭而通气不良及顺应性降低,其余肺的顺应性和通气几乎正常。因此,经气道应用外源性 NO 具有双重选择性,一方面对于体循环只选择性扩张肺循环,另一方面相对于非通气肺区血管只选择性扩张通气肺区血管,这在一定程度上可以改善通气。并且 NO 还可通过增加对 ROS 的清除和抑制肺泡巨噬细胞的核转录因子 NF-κB 活性来减少促炎细胞因子 TNF-α 等炎症分子表达,减轻炎症反应,避免肺组织损伤。此外,NO 与血红蛋白有较强的亲和力,当 NO 经肺血管弥散入血液后立即与血红蛋白结合而失活,在体内仅有几秒钟的活性,尚未进入体循环就被快速转化为其他无活性代谢物排出。所以,外源性 NO 不会带来全身的不良反应。

2.给药途径与剂量

吸入 NO 可特异性降低肺动脉平均压,改善氧合。据报道,给严重 ARDS 患者吸入 $18\times10^{-6}\sim36\times10^{-6}$ 的 NO,肺动脉平均压从 $(5.0\pm0.5)kPa[(37.5\pm3.8)mmHg]$ 降至 $(4.0\pm0.3)kPa[(30.0\pm2.3)mmHg]$;肺内分流量从 $(36\pm5)\%$ 降至 $(31\pm5)\%$;PaO_2/FiO_2 比值从 $(20.3\pm2.0)kPa[(152.3\pm15.0)mmHg]$ 升至 $(28.5\pm3.0)kPa[(213.8\pm22.5)mmHg]$。在 ARDS 患者,肺动脉平均压的降低幅度与 NO 吸入浓度呈正相关。在长期吸入 NO 治疗时,$2\times10^{-6}\sim20\times10^{-6}$ 的 NO 即能有效地达到降低肺动脉平均压及提高 PaO_2 的作用。在 ARDS 患者,采用 NO 吸入治疗时应特别注意以下问题。

(1)急性肺动脉高压患者,肺动脉平均压>4.0 kPa(30 mmHg)者,对 NO 治疗敏感。

(2)在疾病不同过程和不同时间,对治疗反应性不同,如一次治疗无反应,可吸入数天或数周。

(3)NO 吸入浓度,宜首先必相对较高浓度 $20\times10^{-6}\sim40\times10^{-6}$ 吸入,而后迅速降至 $2\times10^{-6}\sim4\times10^{-6}$,甚至更低浓度。

(4)在较长时间吸入 NO 治疗的 ARDS 患者,如突然停止吸入可引起低氧血症和急性肺动脉高压反跳,应引起重视。

(5)长时间吸入外源性 NO 还可能干扰或抑制内源性 NO 的合成释放,并可能改变环磷酸鸟苷的代谢,因此应掌握停止 NO 吸入治疗的时机。

(6)关于 ARDS 晚期危重症患者吸入 NO 是否有效仍无一致意见。

四、β肾上腺素受体激动剂

β肾上腺素受体激动剂又称β受体激动剂,是在哮喘治疗中起重要作用的药物,具有很强的支气管舒张作用,β受体激动剂起效迅速,不良反应小,一直被作为治疗哮喘的首选药物,特别是近年来强效、长效和高效的选择性 β_2 受体激动剂的不断开发和问世,以及分子药理学领域的进展,使β受体激动剂松弛气道平滑肌的作用机制得到了更多的了解。虽该类制剂有一定的不良反应,且长期应用后可因受体数目和功能的下调而出现低敏现象,但它们具有极强的控制哮喘症状的作用。因此,β受体激动剂仍为目前治疗哮喘的一类主要药物。

(一)作用机制

通常在与β受体激动剂结合后,受体和鸟核苷酸结合蛋白复合物释放二磷酸鸟苷,使三磷酸鸟苷去结合,引致鸟核苷酸结合蛋白的α亚单位解离,引起腺苷酸环化酶活化。腺苷酸环化酶催化 ATP 形成环磷酸腺苷,活化蛋白激酶 A,引起细胞内环磷酸腺苷的作用。

在腺苷酸环化酶活化后,鸟核苷酸结合蛋白的α亚单位又和二磷酸鸟苷及β、γ亚单位结合,产生无活性鸟核苷酸结合蛋白。环磷酸腺苷可被非选择性或选择性的磷酸二酯酶分解为 5-AMP。而细胞内的环磷酸腺苷浓度增高,在高浓度β受体激动剂存在下,细胞内的环磷酸腺苷能活化依赖环磷酸腺苷的蛋白激酶 A。蛋白激酶 A 可磷酸化许多细胞内蛋白,使支气管平滑肌松弛。肌球蛋白轻链激酶可磷酸化肌球蛋白轻链上特殊的丝氨酸残基,使肌球蛋白 ATP 酶活化、交叉桥联形成和肌细胞收缩。蛋白激酶 A 通过抑制肌球蛋白轻链激酶抑制肌球蛋白轻链的磷酸化,使肌细胞舒张。蛋白激酶 A 还可抑制磷脂酰肌醇酶 C 抑制磷脂酰肌醇的水解。磷脂酰肌醇的水解产物 1,4,5-三磷酸肌醇是动员细胞内 Ca^{2+} 的第二信使。IP3 形成减少,导致细胞内游离 Ca^{2+} 下降、平滑肌松弛。蛋白激酶 A 也能激活 Na^+-K^+-ATP 酶活性,使 Na^+ 和 K^+ 各自逆其细胞内外浓度梯度主动运输,Na^+ 从细胞内到细胞外,K^+ 则由外到内,导致细胞膜超极化;反过来减弱电压依赖性 Ca^{2+} 通道开放,Ca^{2+} 内流减少、平滑肌舒张。同时 Na^+/K^+ 交换也促进了 Na^+/Ca^{2+} 交换从而使细胞内 Ca^{2+} 减少,有助于平滑肌舒张。

此外,β受体激动剂通过开放 Ca^{2+} 活化的 K^+ 通道在调节平滑肌张力上起重要作用。β受体激动剂同β受体的结合与受体结构有关,长效β受体激动剂有较高的亲脂性,与短效的相比,前者对β受体的亲和性和选择性较高。

(二)药理作用

1.舒张支气管作用

β受体激动剂通过激动气道平滑肌细胞膜上的β受体而引起气道平滑肌松弛。许多研究着眼于气道平滑肌细胞环磷酸腺苷的细胞内作用,企图解释在这些组织中$β_2$受体激动剂松弛作用的机制。研究表明,环磷酸腺苷能调节细胞收缩的许多重要环节。气道平滑肌对致痉挛,如组胺和乙酰胆碱的反应,目前认为是由于细胞内Ca^{2+}增加所致,即细胞内第二信使1,4,5-三磷酸肌醇与肌浆网中的特异性受体结合的结果。$β_2$受体舒张支气管平滑肌的机制,在于其能激活气道平滑肌的腺苷酸环化酶,使细胞内环磷酸腺苷含量增加,蛋白激酶A活化,从而抑制肌浆球蛋白的磷酸化,导致细胞内Ca^{2+}浓度下降,使气道平滑肌松弛。

2.抗炎作用

β受体激动剂还能抑制肥大细胞、嗜酸性粒细胞脱颗粒,使炎症介质,如组胺、白三烯、PG及PAF等释放减少,以及通过副交感神经突触前膜上存在的$β_2$受体,抑制胆碱能神经递质乙酰胆碱的释放,而导致气道平滑肌松弛。β受体激动剂具有抑制肥大细胞释放组胺、肽类白三烯的作用,预先给予β受体激动剂,可抑制抗原所致的哮喘血浆中组胺和粒细胞趋化因子的升高。有学者发现,给予沙美特罗50 μg,每天2次,治疗2月,可减少吸入变应原6小时后组织内肥大细胞和T记忆细胞积聚。沙美特罗可抑制变态原刺激所致的血清嗜酸性细胞阳离子蛋白水平增高,但不能抑制血中嗜酸性粒细胞增多。同样,在刺激前1小时和刺激后12小时吸入沙美特罗50 μg,可减少刺激后24小时BALF中嗜酸性细胞阳离子蛋白水平的增多。尽管BALF中嗜酸性粒细胞数未见减少,但可减轻变态原所致的IL-4和IL-5水平增高。另有学者发现,预防性使用沙美特罗可抑制支气管内局部变应原刺激48小时后BALF中嗜酸性粒细胞的增多。因此,尽管β受体激动剂对哮喘的基础慢性炎症过程无效,但对变应原急性刺激所致的急性炎症反应有一定程度的抑制作用。

3.对纤毛清除功能的作用

对实验动物、健康志愿者及慢性支气管炎患者进行的研究,均发现沙丁胺醇和特布他林具有促进支气管黏液分泌和增加纤毛摆动频率和运输速率的作用。福莫特罗亦具有明显增强纤毛运动的作用。

4.镇咳作用

丙卡特罗具有明显的镇咳效果,对不同原因引起的急性和慢性咳嗽均具有明显的作用。对健康志愿者用水或生理盐水诱发的咳嗽,沙丁胺醇具有明显的抑制作用。但其他β受体激动剂如非诺特罗则无此作用。

(三)不良反应

1.心血管反应

β受体激动剂对血压的效应是由于β_1和β_2受体直接兴奋的综合作用及随后由β受体介导的代偿性血管扩张效应的结果。当机体防止代偿性血管扩张的功能不全时,可引起周围血管阻力下降,血压降低。应用选择性β_2受体激动剂,心率增速一般较为少见,主要为窦性心动过速,很少出现心律失常,但其发生与否亦取决于患者有无心血管基础疾病、给药途径、疾病的严重程度和其他药物联合应用的情况。对原已存在心律失常和血氧过低的 COPD 患者,如果使用长效β_2受体激动剂,不能排除可能出现心脏事件。吸入途径给药时心动过速一般不常见,但当大剂量吸入或全身性给药时则较常见,其中以沙丁胺醇较为显著。高血压、冠状动脉粥样硬化性心脏病、心功能不全、甲状腺功能亢进、老年患者应慎用,肌内或静脉注射β_2受体激动剂应尽量少用。福莫特罗和沙美特罗对健康个体和患可逆性呼吸道阻塞的患者不会产生明显的心血管作用。

2.骨骼肌震颤

骨骼肌震颤常见于四肢及面部肌肉,为骨骼肌慢收缩纤维的β_2受体兴奋,使之收缩加快而干扰慢性收缩纤维的触合所致,停药后可消失。

3.代谢紊乱

全身用药可出现低钾血症,但治疗剂量下极少发生,与剂量增加呈依赖关系,常规剂量应用时,血钾下降幅度不大,一般 $0.4 \sim 0.9$ mmo/L;亦可促进糖异生而引起血糖升高,对糖尿病患者有可能诱发酮症酸中毒。

4.受体下调,加重气道炎症

长期使用β_2受体激动剂后可使β_2受体对药物的反应性降低,致使疗效降低,甚或加重气道炎症,使哮喘恶化,称为β_2受体下调。短效β_2受体激动剂这方面的作用明显,且长期使用会掩盖病情潜在恶化,建议按需使用,避免长期规律使用。有研究证明,使用常规剂量的福莫特罗或沙美特罗有规律地治疗 COPD 后,福莫特罗不会出现β_2受体下调而沙美特罗会药效下降,这与哮喘不同。皮质激素增强β_2受体活性,长期预防及治疗哮喘及 COPD 时推荐联合吸入长效β_2受体激动剂和 GC 或酮替芬等。

(四)β受体激动剂在 ARDS 中的应用

1.原理

(1)抑制炎症反应:炎症反应贯穿于 ARDS 的整个病理过程,中性粒细胞在肺内的聚集和活化与 ARDS 病情严重程度密切相关。动物实验证实,β_2受体激动剂可抑制急性肺损伤模型 BALF 中 PMN、细胞活素类及趋化因子聚集等而发挥抗炎作用,减少中性粒细胞、巨噬细胞、T 细胞及单核细胞等的产生及释放炎症因子如 IL-1β、TNF-α、IL-6、IL-8、NK-κB 等,促进抗炎介质如 IL-10 和 I-κB 的表达或释放。有研究显示,健康志愿者事先吸入 β_2受体激动剂沙美特罗后再吸入脂多糖,肺内中性粒细胞浸润明显减少,髓过氧化物酶及 TNF-α 释放也减少。β_2受体激动剂既能减轻 ARDS 患者炎症细胞的聚集,又能减少炎症介质的产生及促进抗炎介质的释放,从而阻断 ARDS 病程。

(2)促进肺水清除:肺内水钠潴留及其清除障碍是 ARDS 重要的病理生理特征。研究发现肺水清除不仅依赖于肺毛细血管静水压的被动清除,还有赖于肺泡上皮细胞对肺水的主动清除。Ⅰ型肺泡上皮细胞对 Na^+ 的主动转运是由钠离子通道摄取 Na^+,而后 Na^+-K^+-ATP 酶将 Na^+ 泵至肺间质,同时伴随着水的重吸收。在许多 ARDS 动物模型和 ARDS 患者中均发现存在肺水清除功能的不同程度受损,且患者病死率与肺水清除率的下降密切相关。研究认为,ARDS 致病因子可以通过抑制肺泡上皮细胞 Na^+ 通道摄取 Na^+ 能力及 Na^+-K^+-ATP 酶活性而降低肺水清除率,这种上皮细胞钠水转运功能的异常与肺水产生的程度密切相关。近几十年来,国内外研究者用不同致损伤因子进行了一系列相关研究,均证实 β_2受体激动剂能增加肺泡上皮对肺水的清除能力,促进肺水的吸收。β_2受体激动剂在肺水清除方面的具体机制表现在以下方面:增加 β_2 受体基因的表达,可通过增加内源性儿茶酚胺依赖及非依赖机制促进肺水的快速吸收;增加钠离子通道和 Na^+-K^+-ATP 酶活性;促进钠离子通道基因表达和蛋白磷酸化,增加细胞膜上钠离子通道的 α 亚单位、γ 亚单位的密度;促进钠离子通道从细胞质转运到细胞膜;抑制钠离子通道的降解;活化 Cl^- 通道等。

(3)修复肺泡-毛细血管屏障:ARDS 疾病早期,肺泡上皮细胞作为首位靶细胞,直接受损导致肺泡上皮屏障功能破坏、表面活性物质分泌减少及离子转运障碍等,同时肺毛细血管内皮细胞出现结构及功能改变,从而其完整性遭到破坏、通透性增加、体内血管活性物质代谢异常及凝血功能紊乱等,促使 ARDS 病情进一步进展甚至恶化。保护和修复肺泡毛细血管屏障是 ARDS 治疗中的重要措施。有学者在肺损伤动物模型中,通过静脉注射 β_2受体激动剂沙丁胺醇降低肺泡-毛细血管通透性,促进肺泡上皮细胞的修复;同时在体外试验中发现,沙丁胺醇能促进伤口修复及延伸扩散肺癌人类肺泡基底上皮细胞和远端肺泡上皮细胞,在 ARDS 患者肺泡灌洗液中给予沙丁胺醇治疗,能通过 IL-1β 依赖机制增强肺泡上皮细胞伤口的修复反应。一系列肺损伤模型研究证实,β₂ 受体激动剂能够早期保护 ARDS 患者肺泡-毛细血管屏障;抑制肺血管内皮细胞细胞间黏附分子的表达;减少炎症细胞的聚集和黏附;避免血管内皮细胞过度损伤。此外,β₂ 受体激动剂能通过增强巨噬细胞对入侵微粒、病原微生物、毒素的免疫反应,从而减轻对肺泡上皮细胞的损伤,保护肺泡上皮细胞的完整性,增强屏障功能。

2.给药途径与剂量

研究表明,静脉注射 β₂ 受体激动剂治疗成人 ARDS 患者 7 天,患者的肺血管外液体明显减少。喷雾和注射 β 受体激动剂也有降低炎症反应的作用,但吸入或注射 β₂ 受体激动剂是否有利于 ARDS 患者的预后仍然需要进一步研究。同时,更安全、易耐受、不良反应发生风险低的适宜剂量和用药途径有待进一步探索。对于轻、中、重度 ARDS 及肺内、肺外源性 ARDS 患者需要的剂量和给药方式是否需要个体化等,也有待进一步研究。

五、他汀类药物

他汀类药物分为人工化合物和天然化合物两种,是临床上比较经典而有效的降脂药物。合成药物有阿托伐他汀和洛伐他汀等,天然化合物有美伐他汀、辛伐他汀及普伐他汀等。他汀类药物以往多用于调节血脂治疗,降脂作用显著。随着药物研究的逐渐深入,临床认识到该药物还具有抗增殖、抗炎、抗氧化应激及保护心血管等作用。ARDS、肺炎、COPD 等呼吸系统疾病的发病过程中均有炎症反应、氧化失调、免疫失调等因素参与,随着 ARDS 越来越得到人们的关注,他汀类药物在 ARDS 中的作用亦越来越受到重视。

(一)作用机制

他汀类药物是羟甲基戊二酰辅酶 A 还原酶抑制剂,此类药物通过竞争性抑制内源性胆固醇合成限速酶还原酶,阻断细胞内羟甲基戊酸代谢途径,使细胞内胆固醇合成减少,从而反馈性刺激细胞膜表面(主要为肝细胞)低密度脂蛋白受体数量和活性增加,使血清胆固醇清除增加、水平降低。他汀类药物还可抑制肝脏合成载脂蛋白,从而减少富含甘油三酯、脂蛋白的合成和分泌。

(二)药理作用

1.调血脂的作用

他汀类药物有明显的调血脂作用。在治疗剂量下,对低密度脂蛋白的降低作用最强,总胆固醇次之,降甘油三酯作用很弱,调血脂作用呈剂量依赖性,用药2周出现明显疗效,4～6周达到高峰,而高密度脂蛋白略有升高。人体内胆固醇主要由肝脏合成,在胆固醇合成过程中3-羟基-3-甲基戊二酸单酰辅酶A还原酶是此过程的限速酶,催化3-羟基-3-甲基戊二酸单酰辅酶A生成中间产物甲羟戊酸。他汀类药物与3-羟基-3-甲基戊二酸单酰辅酶A的结构相似,且和3-羟基-3-甲基戊二酸单酰辅酶A还原酶的亲和力比3-羟基-3-甲基戊二酸单酰辅酶A高出几千倍,对其产生竞争性抑制,使胆固醇合成受阻。这是他汀类药物降脂作用的主要机制。此外,他汀类药物还通过以下多种途径发挥作用。

(1)使细胞内胆固醇耗竭。

(2)通过负反馈调节导致肝细胞表面低密度脂蛋白受体代偿性增加或活性增强,促进血浆低密度脂蛋白向肝细胞内转运,使血浆低密度脂蛋白降低,继而极低密度脂蛋白代谢加快。

(3)改变极低密度脂蛋白的组成,并使其生成减少,导致血浆极低密度脂蛋白及甘油三酯相应下降。

(4)由于胆固醇合成被抑制,肝脏内ApoB-100(极低密度脂蛋白、中间密度脂蛋白、低密度脂蛋白上发挥转运内源性脂质功能的蛋白)的合成也被抑制,并因此引起极低密度脂蛋白、低密度脂蛋白的合成减少。

由于各种他汀类药物与3-羟基-3-甲基戊二酸单酰辅酶A还原酶的亲和力不同,故它们的调脂作用也不尽相同。

2.非调血脂的作用

(1)改善血管内皮功能:一方面,他汀类药物通过抑制甲羟戊酸的合成,改善血管内皮型NO合成酶mRNA稳定性,提高内皮型NO合成酶/NO系统活性,促进NO的合成和释放,提高NO的生物利用度,从而改善血管内皮功能。另外,他汀类药物能够增加内皮祖细胞的数量,提高其功能。而内皮祖细胞能够分化为成熟的血管内皮细胞,促进局部血管新生。由此也可以看出他汀类药物改善内皮细胞功能的作用与调脂作用无关,而内皮细胞功能紊乱是冠状动脉粥样硬化发生发展的重要环节。因此对于冠状动脉粥样硬化性心脏病特别是急性冠状动脉综合征的患者,常规给予他汀类药物是有益的,而无论其血脂水平是否升高。

(2)抑制血管平滑肌细胞的增殖、迁移:近年来文献报道的他汀类药物抑制血管平滑肌细胞的增殖和迁移的可能机制有以下几方面:①抑制 3-羟基-3-甲基戊二酸单酰辅酶 A 还原酶,减少甲羟戊酸衍生物的产生,从而抑制平滑肌细胞增殖;②调节细胞外基质的降解,影响血管平滑肌细胞的迁移和增殖;③抑制蛋白激酶 ERKI/2 的激活及其通路的信号传导和 DNA 的合成来抑制平滑肌细胞的增殖。

(3)稳定动脉粥样硬化斑块:动脉粥样硬化斑块的破裂并多层血栓的形成是急性冠状动脉综合征发生的主要原因。斑块纤维帽中胶原蛋白的含量是影响斑块稳定性的重要因素,胶原蛋白含量减少,使斑块脆性增加,易于破裂。研究表明,基质金属蛋白酶可促进基质胶原蛋白的降解,而他汀类药物可以减少组织中基质金属蛋白酶的表达,从而提高不稳定斑块的稳定性。

(4)抗炎作用:动脉粥样硬化是血管内皮细胞的一种炎症反应,他汀类药物通过抗炎作用进而改善动脉粥样硬化病变。他汀类药物抗炎作用与抑制炎症因子、趋化因子和黏附因子的表达,降低巨噬细胞活性,抑制炎症因子渗出、降低 C 反应蛋白含量相关。由此也可以看出,他汀类药物的抗炎作用是独立降脂作用外的。

(5)抑制心肌肥厚:研究表明,内皮素-1 能促进心肌细胞的肥大,又能促进成纤维细胞的增殖;Ang Ⅱ 通过与其受体作用而促进心肌细胞及成纤维细胞的分裂增殖。两者均在心肌肥厚进程中发挥重要作用。他汀类药物可通过有效降低 Ang Ⅱ 受体密度,以及 Ang Ⅱ 引起的血压升高效应,减轻由负荷增加引起的心肌肥厚,降低心肌细胞中的内皮素-1 水平,从而发挥减轻心肌肥大发生的作用。

(6)抗氧化作用:除了直接的抗氧化效应,他汀类药物抗氧化的机制还有以下几方面:①降低循环中氧化型低密度脂蛋白浓度并且阻止巨噬细胞对氧化型低密度脂蛋白的摄取;②降低循环中的氧化标记物;③抑制氧化酶的活性,并且上调抗氧化酶的作用如过氧化氢酶和对氧磷酶。

此外,他汀类药物还可通过抑制单核吞噬细胞系统的黏附和分泌功能、抑制血小板聚集和提高纤溶活性等机制发挥其非调脂作用。

(三)不良反应

1.胃肠道症状

胃肠道症状如腹泻、便秘、胃肠气胀、腹痛、恶心等。

2.肌肉症状

肌肉症状可表现为肌痛、肌炎、肌肉疾病和横纹肌溶解。肌痛表现为肌肉疼痛或无力,不伴有肌酸磷酸激酶值的升高;肌炎表现为肌肉症状伴肌酸磷酸激酶轻度升高;肌肉疾病既有肌肉症状又有 CK 升高大于正常值上限的 5～10 倍;横纹肌溶解是最严重的肌肉疾病,尽管关注度较高,实际较为罕见。常在合并应用吉非贝齐、环孢素或每天用量＞1 g 烟酸时发生,伴有血肌酸磷酸激酶水平的显著升高,并出现肌红蛋白血症和肌红蛋白尿,严重者可因肾衰竭而死亡。

3.肝脏症状

2%的患者可使肝功能指标 3 倍升高,但一般都是无症状且可逆的。

4.血糖异常

血糖异常表现为空腹血糖水平升高、糖化血红蛋白水平升高、新发糖尿病、糖尿病血糖控制恶化等。但国家食品药品监督管理总局并未将糖尿病列为禁忌,只是建议应用时应密切监测患者的血糖。

5.子宫内膜异常

在大鼠的动物试验中发现使用大剂量的他汀类药物可引起子宫内膜异常,但临床尚未证实。

6.其他症状

其他常见不良反应如头痛、皮疹、眩晕、视物模糊等。

(四)他汀类药物在 ARDS 中的应用

1.原理

(1)抑制炎症反应:①调控、抑制炎症因子。他汀类药物可减少吸入脂多糖的健康志愿者肺中性粒细胞浸润、降低 TNF-α 和 C 反应蛋白,抑制 NF-κB 活化。NF-κB 可调控多种促炎细胞因子的表达,促进 ARDS 的发生发展。在体外培养的脐静脉内皮细胞中,辛伐他汀通过下调细胞因子 mRNA 的表达,减少 IL-6、IL-8、TNF-α、单核细胞趋化蛋白的表达,抑制脂多糖对 TNF-α 和 IL-6 的诱导,从而起到抗炎作用。另一项临床随机双盲对照研究表明,他汀类药物对于细菌性感染患者血清炎症因子 TNF-α 和 IL-6 有明显抑制作用,表明他汀类药物具有抑制炎症因子过度释放的作用。②减少中性粒细胞黏附,促进中性粒细胞凋亡。中性粒细胞及其相关炎症因子在 ARDS 发病机制中的地位尤为重要。有学者研究发现,辛伐他汀能促进中性粒细胞凋亡,抑制外周循环中单核细胞和内皮细胞上的黏附分子-1 和血管细胞黏附分子-1 的表达,从而降低中性粒细胞对血管壁内皮细胞的黏附。③减少氧自由基。ARDS 患者体内产生大量的氧自由基,通过损伤核酸、蛋白质及攻击脂质膜等方式对肺部组织细胞结构进行破坏,加速疾病进展。他汀类药物可抑制异戊二烯化和 Rho 家族的鸟苷酸结合蛋白活性,通过抑制产生氧自由基的酶和上调抗氧自由基酶的活性,减少氧自由基的产生。此外,氟伐他汀在体内、外均具有非脂依赖性净化活性氧分子和氧自由基的作用。阿托伐他汀、普伐他汀具有抑制内皮细胞还原型辅酶Ⅱ氧化酶依赖性氧自由基形成的能力。④抑制血小板聚集和血栓形成ARDS病理特征之一是血栓形成,纤维蛋白微栓子形成引起肺泡毛细血管损伤。他汀类药物可降低纤维蛋白含量,减轻血小板黏附和聚集,降低血黏度,抑制血栓形成。有学者研究发现,他汀类药物水平与抗血小板聚集的效果具有相关性。

(2)抗菌作用:严重感染是ARDS发生发展的主要原因,他汀类药物可能通过抗菌作用干预ARDS进展。有研究分别在甲氧西林敏感及耐药的金黄色葡萄球菌培养基中灌注辛伐他汀和氟伐他汀,结果显示二者均有较强的抑菌作用,其中辛伐他汀的抑菌效果更明显,但其达到试验抑菌效果的浓度比健康志愿者口服量大许多倍,确切血药浓度仍不明确,其抗菌效果与临床疗效关系仍需大量研究。

(3)改善血流动力学,修复血管内皮功能:ARDS另一病理生理特征为内皮功能障碍,主要表现为扩血管与缩血管物质的失衡,如NO生成减少,内皮素Ⅰ和血管紧张素Ⅱ生成增加。他汀类药物可从不同途径调节扩血管与缩血管物质的平衡。有学者研究发现,他汀类药物可逆转NO合成酶解偶联,增加NO浓度,降低过氧亚硝酸阴离子水平,从而调整NO/过氧亚硝酸阴离子平衡,改善内皮功能。有学者研究发现,他汀类药物通过上调鸟苷酸环化酶,从而抑制血管还原型辅酶Ⅱ氧化酶的激活及防止NO合成酶解偶联,实现其修复血管内皮的功能。

2.给药途径与剂量

有学者通过辛伐他汀治疗ARDS患者的多中心、双盲、随机对照试验得出患者随机接受辛伐他汀或安慰剂治疗,每天剂量80 mg,持续28天,辛伐他汀组和安慰剂组在28天内无呼吸机天数和病死率上无显著差异,提示辛伐他汀并不能改善ARDS患者的预后。

虽然多项研究显示他汀类药物的使用确实能减轻炎症反应、减少氧化应激、改善疾病的严重程度,但目前为止缺乏他汀类药物在ARDS中作用相关的大型系统性meta分析,进一步限制了整体、全面、严谨的评估。故他汀类药物在ARDS患者中的临床应用仍有争议,其药物种类、剂量、应用的不同阶段、不良反应仍需要进一步的研究和评价。对临床医师而言,目前重要的是根据现有的文献进行个体化识别ARDS患者能否从他汀类药物治疗中获益。

六、肺表面活性物质

肺泡表面活性物质（pulmonary surfactant，PS）是位于肺泡上皮细胞表面，由脂质和表面活性蛋白（surfactant protein，SP）组成的复合物，具有减小肺泡气-液交界面的表面张力、维持肺泡形态稳定的功能。研究表明，先天性或后天性肺表面活性物质质或量的异常是 ARDS 重要的发病机制之一。近年来，随着对肺表面活性物质尤其是 SP 研究的不断深入，对其代谢及稳态的维持有了较为全面的理解。

（一）作用机制

PS 主要是由Ⅱ型肺泡细胞合成和分泌，人支气管上皮细胞、克拉拉细胞也可合成少量 PS，PS 在Ⅱ型肺泡细胞的滑面内质网合成，经高尔基体组装后储存在板层小体内。小体成熟后分泌至肺泡腔，这一过程需表面活性蛋白 A 的参与，最终表面活性蛋白 A 与表面活性蛋白 B、表面活性蛋白 C 共同促进 PS 扩展到肺泡表面形成单分子磷脂膜，其亲水性碱基浸入肺泡表面液体层内，而另一端的疏水性饱和脂肪酸则伸向肺泡腔，呈平行排列。

PS 的合成和代谢受多种因素的调节，这些因素共同作用使 PS 的含量和作用维持在适当水平。类固醇激素、肾上腺素、环磷酸腺苷、雌激素、甲状腺素、表皮生长因子、深吸气等均能刺激 PS 的合成和释放；β 受体阻滞剂、胰岛素、TNF 等抑制 PS 的产生。此外，Ⅱ型肺泡细胞自身还能通过释放表面活性蛋白 A 调节 PS 其他组分的合成、释放和回收利用。肺泡腔内 PS 的半衰期为 15～30 小时，其代谢途径：50% 被Ⅱ型肺泡细胞以原形回收利用，其余大部分被Ⅱ型肺泡细胞和肺泡巨噬细胞摄取分解后成为合成新 PS 的原料，另有少量由纤毛黏液系统从气道排出体外。

（二）药理作用

1.降低肺泡表面张力

肺泡回缩力主要有两种，一种是肺实质的弹性回缩力，另一种是肺泡气液交界面的表面张力。PS 最主要的生物物理学特性是降低表面张力，从而维持气液界面的稳定性和防止肺泡在呼气相萎陷。有效 PS 必须能在肺泡回缩和膨胀的动态过程中使表面张力降至 10 dyn/cm^2 以下。目前用于临床的 PS 制剂均可达到此要求。

2.保持肺泡相对"干燥"

PS 降低肺泡表面张力，使间质静水压升高，降低跨毛细血管壁的静水压梯度,最终使肺泡毛细血管的平均滤过压<0,从而保持肺泡的"干燥",防止肺泡水肿。PS还可促使肺泡内液体经间质向血管、淋巴管转移,从而在肺泡内存在液体的情况下改善肺水肿。当用去垢剂灭活PS后,肺含水量增加,而血浆渗透压和毛细血管静水压均无明显变化,此称为高肺泡张力性肺水肿。PS还是肺毛细血管膜通透性的限速剂,PS破坏后,血浆蛋白质进入肺泡,诱发高通透性肺水肿。

3.保持肺泡稳定

PS降低表面张力的能力随肺泡内径而变化,从而保持不同大小肺泡的稳定。根据LaPlace定律:球形气液表面的压力差(肺泡内压)与液体表面张力成正比,与球的半径成反比,即$P=2f/R$(P为肺泡内压,f为表面张力,R为半径)。若f恒定,肺泡越小,R就越小,P也越大,即小肺泡内的压力大于大肺泡,压力差的存在使小肺泡内的气体进入与之相连的大肺泡而萎陷,而大肺泡则过度膨胀。PS能通过其在肺泡内的分布浓度来调节不同半径肺泡的表面张力,当半径小时,PS薄膜压缩,浓度较高,降低表面张力的作用较强;当半径大时,PS浓度变低,降低表面张力的作用较弱,从而使不同半径肺泡的回缩力相等,充气相对均匀。

4.快速扩散和吸附

内源性PS在Ⅱ型肺泡细胞的板层小体分泌后,能迅速扩散并吸附在肺泡内的气液界面,形成单分子层,这是磷脂降低表面张力作用的前提。

5.重分布现象

重分布现象指PS随呼吸周期改变而发生重分布现象。呼气末期,肺泡压缩使部分PS逸出单分子层;而吸气时,PS又可随肺泡的扩张而重新进入单分子层并发挥作用。

6.其他

PS可抑制活化的巨噬细胞和中性粒细胞等产生活性氧,减轻肺损伤;抑制内毒素激发巨噬细胞释放TNF-α、IL-1、IL-6;抑制有丝分裂素刺激T淋巴细胞、B淋巴细胞的增生和分化,从而调节局部免疫和炎症反应。此外,PS还能够减轻弹性蛋白酶所致的肺损伤和稳定周围小气道,防止其塌陷和腔内黏液栓的形成。

(三)不良反应

(1)气管内直接注药时由于PS悬浊液的精度较大,注入PS往往分布不匀,不易进入损伤严重同时伴有肺不张和肺水肿的区域,需要较大的剂量100～

200 mg/kg的PS,对血浆蛋白有抑制。

(2)应用支气管肺泡灌洗法时,可能存在的问题是过大的灌洗容量引起一过性通气不畅,缺氧产生心动过缓或因灌洗液吸收产生容量负荷增加。

(3)在用药后肺顺应性会在短时间内好转,此时需要及时调低呼吸机通气的压力,以免发生肺通气过度或者是气胸的现象。

(四)PS在ARDS中的应用

1.原理

PS能降低肺泡表面张力,减轻肺炎症反应,阻止氧自由基对细胞膜的氧化损伤,ARDS患者存在PS减少或功能丧失,因此,补充PS可能成为ARDS的治疗手段。研究证明PS治疗新生儿呼吸窘迫综合征疗效明确。

然而,成人ARDS的病因复杂,PS的改变是继发的,是急性肺损伤的结果,不仅有总量的下降,也有成分的改变、代谢的异常和活性的下降,而PS的继发性缺乏和失活又反过来加重肺损伤的发展,因此补充PS可打断恶性循环,延缓ARDS的进展,但只要原发病和诱发因素不能去除,失控炎症反应持续存在,内源性、外源性PS的破坏和失活就会持续进行。成人患者肺泡面积比新生儿大得多,对PS的需求量非常大,因此PS主要起对症治疗作用,且作用时间短暂,需反复大量用药,成本非常高。成人患者的发病时间多较长,肺实变显著,PS无法进入该部分肺泡,故疗效较差,特别是在重症或晚期患者,常规正压通气采取PHC策略可满足通气需求。而PS几乎不能发挥治疗作用。因此,在成人患者,PS补充疗法仅能作为辅助治疗措施。

2.给药途径与剂量

(1)给药途径。①气管内直接注药法:将准备好的PS悬浊液通过气管导管注入气管内,操作简单,可大剂量给药。由于PS悬浊液的黏滞度较大,注入的PS往往分布不均匀,不易进入肺损伤严重、伴肺不张和水肿的区域,需要较大剂量(100~200 mg/kg)的PS。动物实验中单纯气管内注入PS有一定的效果,但临床上疗效并不满意。这可能与注入PS分布不均匀及PS失活等因素有关。②雾化吸入法:将PS溶液雾化后,使之随吸入气流进入肺泡。雾化方式有喷射式(高速气流)雾化和超声雾化两种。前者雾化颗粒直径约2 μm,易进入肺泡,同时亦易随呼出气排出,PS利用度低,起效时间长,峰效应低。后者雾化直径颗粒较大,约4.5 μm,易沉积在呼吸道,不易进入肺泡,效率低。雾化吸入的PS优先分布于病变较轻的肺叶内,效果亦不满意。③支气管肺泡灌洗法:将较大容量的稀释PS溶液由气管注入至肺泡内,然后将灌洗液引流出来。通常将灌洗液放在高于头部 60 cm 的高度,自然流入气管内,然后采用头低位引流出体外,或注入气管内,然后缓缓吸引出。通常在 PS 引流后多加大潮气量或加大通气压力以维持肺的适当通气。常用 PS 浓度为 $1\sim15$ mg/mL,容量为 $10\sim35$ mL/kg。

(2)剂量:研究和经验表明,剂量至少需要 100 mg/kg,但也有药动学和临床数据表明 200 mg/kg 具有更长的半衰期和更好的反应。2013 年欧洲指南提出,治疗 ARDS,首剂 200 mg/kg 的固尔苏优于 100 mg/kg 的贝拉康坦。有研究结果显示,需呼吸机辅助通气的呼吸窘迫综合征患儿中,早期选择性使用 PS 较病情恶化后才使用可以降低急性肺损伤(气胸和肺间质气肿)病死率及慢性肺疾病的风险。关于固尔苏应用的时间、剂量及次数问题,根据 PS 制剂种类和应用指征不同,所用 PS 剂量为 $50\sim300$ mg/kg,一般预防和早期应用推荐 100 mg/kg,晚期抢救治疗 200 mg/kg 更合适。2013 年欧洲指南强调,呼吸窘迫综合征患儿应早期治疗,推荐胎龄 <26 周者,FiO_2 需求 >0.30 或胎龄 >26 周者 FiO_2 需求 >0.40 时,应予 PS 早期尽早治疗。

第三节　血　液　净　化

临床上将利用净化装置通过体外循环方式清除体内代谢产物、异常血浆成分及蓄积在体内的药物或毒物,以纠正机体内环境紊乱的一组治疗技术,统称为血液净化或肾脏替代治疗(continuous renal replacement therapy,CRRT)。血液滤过治疗起源于血液透析,伴随机械和电子技术的进展,血液滤过治疗也逐渐拓展,应用范围不断扩大。

一、基本原理

(一)弥散原理

溶质从浓度高一侧转运至浓度低的一侧,主要驱动力是半透膜两侧浓度差。这种方式清除率与分子大小、膜孔通透性及通透膜两侧的离子浓度差有关。因此,这种方式对血液中的小分子溶质如尿素氮、肌酐及尿酸等清除效果好,而对大分子溶质清除效果差。

(二)对流原理

对流是血液滤过最主要的溶质清除方式。对流是在跨膜压的作用下,液体

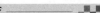

从压力高的一侧通过半透膜向压力低的一侧移动,液体内的溶质也随之通过半透膜,这种方法称之为对流。对流的驱动力是半透膜两侧的压力差。

(三)吸附原理

将溶质吸附到滤器膜的表面进行清除的溶质方式。吸附与溶质、膜的化学亲和力及膜的吸附面积有关,而与溶质的浓度关系不大。吸附过程主要在滤器膜的小孔中进行。滤器膜对补体成分的吸附清除,可避免补体激活,改善膜组织的相容性,同时对炎症介质及细胞因子的吸附清除可改善机体的过度炎症反应。

血液滤过液体的清除方式主要是超滤。超滤是血液滤过最主要清除水的方式。超滤是在跨膜压的作用下,液体从压力高的一侧通过半透膜向压力低的一侧移动,这种清除水的方法称之为超滤。

二、净化方式

(一)血液滤过

血液滤过指通过建立血管通路将血液引入滤器,部分体内的水分、电解质,中小分子物质通过滤过膜被清除,然后补充相似体积的与细胞外液成分相似的电解质溶液(置换液),从而达到清除溶质和水分的目的。

1.适应证

(1)急性肾衰竭:常规血液透析不适合血流动力学不稳定的危重患者,而连续血液滤过方法简便,可床边连续进行,安全、有效。对急性肾衰竭的患者在内科保守疗法无效的情况下,应尽早行连续动静脉血液滤过,纠正氮质血症、酸中毒及离子紊乱,使机体的内环境尽快稳定,阻断疾病的恶性循环,提高存活率。一般来说,采用连续动静脉血液滤过的指征与血液透析基本一致。由于连续动静脉血液滤过体外循环血量减少,血流速度相对较慢,可床边进行,所以特别适合于不能耐受血液透析的危重患者,采用连续动静脉血液滤过后还可不必顾虑液体入量的限制,可以补充机体所需的各种营养成分,有利于疾病的恢复。

(2)高血容量性心力衰竭、肺水肿、脑水肿。连续动静脉血液滤过可有效清除多余的水分,迅速减轻病情。

(3)高钾症:各种原因所致高钾血症危及生命者。

(4)药物或毒物中毒:对药物及毒物中毒病情较重者,尤其伴有肾功能衰竭、肝功能衰竭者更适合连续动静脉血液滤过。但须注意必须是可经肾脏排泄的药物方可采用此方法清除,如乙醇、地西泮等,效果优于常规血液透析和腹膜透析。

(5)全身炎症反应综合征及 MODS:已证实炎症介质在全身炎症反应发展到

MODS 当中起关键作用,持续存在高浓度促炎介质及抗炎介质与死亡率相关。因此,有效清除炎症介质可能阻断该过程,提高治愈率,TNF 主要通过吸附清除,其他介质可通过对流吸附清除。近年有人用 TNF 单克隆抗体加到滤器中可特异性吸附 TNF,增加清除率。动物实验结果显示改善预后明显,此外还可清除其他一些有毒物质如心肌抑制因子等(免疫吸附)。对全身炎症反应患者连续动静脉血液滤过时可改善心功能,提高生存率,但仅有小样本,尚须进一步观察。

(6)其他:ARDS、挤压综合征、乳酸酸中毒、急性出血坏死型胰腺炎、肝性脑病、先天性代谢障碍等。

2.禁忌证

(1)绝对禁忌证:脑出血伴颅内压升高者,顽固性休克对升压药无反应者。

(2)相对禁忌证:内脏严重活动性出血者,严重感染性休克者,晚期肿瘤导致全身衰竭者,老年高危者,有神经精神症状不能合作者。

3.操作方法

(1)血管通路的建立。血管通路是指将血液从体内引出,进入体外循环装置再回到体内的途径。血液滤过的血管通路有静脉-静脉、动脉-静脉两种经路,目前常用的是静脉血液滤过。

(2)血液滤过器。目前多采用空心纤维型血液滤器,滤膜的滤过能力接近肾小球基底膜,滤膜的一般要求:①具有较好的生物相容性,无毒。②截流分子量明确,中、小分子量物质能顺利通过,而蛋白等大分子量的物质不能通过。③具有高通透性、高滤过率及抗高压性的物理性能。血滤器内容积较小,一般血滤器的容积为 $40\sim60$ mL。常用的滤过膜有聚酰胺膜、聚甲基丙烯酸甲酯膜和聚砜膜等。

根据滤器对溶剂(水)的清除能力,将滤器分为高通量滤器和低通量滤器。单位时间(h)内在单位压力(mmHg)下水的清除>20 mL 时,则称为高通量膜。主要决定于膜孔的数目。其次为孔径大小,以及膜厚度,通量反映半透膜对溶剂(水)的清除能力。

根据滤器对溶质的清除能力,将滤器分为高通透滤器和低通透滤器。目前以对 β_2 微球蛋白清除率来表示,每分钟清除溶解 β_2 微球蛋白的溶液>20 mL/min,则称为高通透性滤器。主要决定于膜孔大小(与膜孔半径的二次方呈正比)。通透性反映半透膜对溶质的清除能力。

(3)置换液的配置。血液滤过滤液中溶质的浓度几乎与血浆相等,需补充与细胞外液相似的液体,称"置换液"。置换液有商品化的制剂或根据需要自行配置。原则上置换液电解质的成分应接近于血浆成分,并应根据患者的个体病情调节置换液成分。

(4)置换液的补充。在行血液滤过过程中根据置换液的补充途径不同可分为前稀释、后稀释和前稀释+后稀释。将置换液在滤器前的管道中输入,即前稀释法,其优点是可以降低血液黏滞度,从而使滤器内不易发生凝血,肝素的使用量相对减少,可控制静脉端的胶体渗透压不致过高,但其要求置换液的使用量较大,滤出液中的溶质浓度低于血浆,前稀释影响血液滤过的滤过效果。另外一种方法是在滤器后的管道中输入置换液,即后稀释法,此方法可节省置换液用量,滤过液中溶质的浓度几乎与血浆相同,治疗效率高。但容易发生凝血,所以在后稀释血液滤过时必须计算滤过分数,滤过分数>30%时滤器内凝血的发生率显著增加。

(5)抗凝策略的选择与监测。恰当的抗凝策略是保证血液滤过顺利进行的先决条件。在应用过程中必须密切监测患者凝血功能,根据患者病情选择恰当个体化的抗凝策略。在血液滤过过程中,抗凝策略的选择应当根据患者的疾病特征和监测的难易程度来决定。临床常用的抗凝剂有普通肝素、低分子肝素、枸橼酸等。常用的抗凝方法如下。①全身抗凝。a.肝素抗凝法:是血液滤过中最常用的抗凝方法,常用剂量为首次剂量 $20\sim50$ U/kg,维持量为每小时 $5\sim15$ U/kg,每 4 小时监测 1 次部分凝血活酶时间,部分凝血活酶时间延长达到正常值的 $1.5\sim2.5$ 倍时,可获得充分的抗凝效果。肝素抗凝的优点是使用方便,易于操作,过量时可用鱼精蛋白迅速中和;缺点是出血发生率高,药代动力学多变,可引起血小板减少等。b.低分子肝素法:是一类新型抗凝药物,抗 Xa 因子的作用强于抗 IIa。有较强的抗血栓作用,而抗凝血作用较弱,具有出血危险性小、生物利用度高及使用方便等优点,是一种理想的抗凝剂。低分子肝素首剂静脉推注 $15\sim20$ U/kg,为此量每小时 $7.5\sim10$ U/kg。持续静脉滴注依据抗 Xa 因子水平调整剂量,而监测部分凝血活酶时间对调整低分子肝素剂量无帮助。低分子肝素的缺点是用鱼精蛋白不能充分中和,监测手段较复杂。②局部抗凝。a.局部枸橼酸盐抗凝法:是目前最常用的局部抗凝方法。从动脉端输入枸橼酸钠,从静脉端补充氯化钙或葡萄糖酸钙,保持流经滤器的血中钙离子浓度比较低($0.2\sim0.4$ mmol/L),从而不容易发生滤器内凝血,延长滤器寿命。枸橼酸钠在肝脏代谢,产生碳酸氢根和钠,配置置换液时需要考虑碳酸氢盐和钠的浓度。该技术的优点是滤器使用时间较长,缺点是代谢性碱中毒发生率高,需密切监测游离钙、血总钙、血气分析等,严重肝功能障碍患者不能使用。b.局部肝素-鱼精蛋白法:

滤器动脉端输入肝素,静脉端输入鱼精蛋白,保持滤器中部分凝血活酶时间在正常的 1.5～2.5 倍。治疗中需分别从肝素后动脉端、鱼精蛋白后静脉端及肝素前动脉端抽血监测部分凝血活酶时间,每 100 U 肝素需鱼精蛋白 0.6～2.0 mg 中和,鱼精蛋白需要量随个体和治疗时间调整。优点是对全身凝血状态和内环境影响较小;缺点是操作复杂,技术要求高,可能出现变态反应和肝素反跳,目前已经很少使用,逐渐被枸橼酸钠局部抗凝替代。③无抗凝:在高危出血及出凝血机制障碍的患者可采用无抗凝法行血液滤过。首先用含肝素 5 000 U/L 的生理盐水预充滤器和体外循环通路,浸泡 10～15 分钟,血液滤过前用生理盐水冲洗滤器及血路;血流量保持在 200～300 mL/min,每 15～30 分钟用 100～200 mL 生理盐水冲洗滤器,应用前稀释补充置换液。对于高危出血及出凝血机制障碍的患者,使用无肝素抗凝技术不失为一种安全的选择。缺点是易出现容量超负荷及滤器凝血。

(6)液体平衡的管理。①液体平衡的计算:血液滤过时,患者的液体平衡应将所有的入量和所有的出量考虑在内。一般来说,每小时入量包括同期输注的置换液量、静脉输液量等(病情较轻的患者应包括口服的液体量);每小时出量包括同期超滤液量和其他途径所有液体的丢失量。每小时的液体平衡=同期入量－同期出量,结果为正值,则为正平衡,即入量超过出量;如结果为负值,则为负平衡,即入量少于出量。血液滤过等 CRRT 治疗期间,一般每小时计算 1 次液体平衡,以免患者血容量出现异常波动。②液体平衡的估计:准确评估患者的容量状态,确定液体平衡的方向和程度,即液体应正平衡还是负平衡,最终达到容量治疗目的,避免容量明显波动导致病情变化。

4.并发症

(1)导管相关的并发症。穿刺部位出血、血肿;穿刺引起气胸、血气胸等;导管相关性感染;导管异位。

(2)血液滤过器及管道相关的并发症。①滤器内漏血:与滤器中空纤维中压力过高有关;②滤器和管道内血栓堵塞:与血滤管路扭曲、导管贴壁或未应用肝素抗凝有关;③泵管破裂:与泵管使用时间过长有关。

(3)与抗凝相关的并发症。肝素用量过大引起全身多个部位出血;滤器内凝血;血小板降低。

(4)全身并发症。超滤液过多、置换液补充不足导致血容量不足和低血压;补液不当引起酸碱平衡失调及电解质紊乱;长期血液滤过的患者还应注意激素丢失引起的内分泌系统紊乱。

5.注意事项

(1)对于不同病理生理状态的危重患者应根据具体情况选用不同治疗模式,随时调整治疗参数,保证患者水、电解质、酸碱平衡,避免出现血容量波动或严重的离子、酸碱紊乱。

(2)根据患者凝血功能的变化采用适宜的抗凝方式,注意避免出血等并发症发生。

(3)保持体外循环管路密闭、通畅,避免受压、扭曲、管路内凝血;保持穿刺部位清洁、干燥,定期换药,减少感染机会;妥善固定体外循环管路,避免管路松动、脱落。

(4)监测穿刺肢体周径的变化,避免血栓形成。

(5)根据患者具体情况调整置换液配方,液体配置时严格无菌操作,严格识别各种液体。

(6)监测体外循环管路的各种压力变化,及时发现管路或滤器凝血,及时更换导管。

(7)操作正规,避免空气进入循环管路。

(8)治疗过程中严密监测患者生命体征及体温的变化。

(9)注意对患者的心理护理。

(二)血液透析

血液透析是根据膜平衡的原理,将患者血液通过半透膜与含一定成分的透析液相接触,两侧可透过半透膜的分子(如水、电解质和中小分子物质)做跨膜移动,达到动态平衡,从而使血液中的代谢产物,如尿素、肌酐、胍类等中分子物质和过多的电解质,通过半透膜弥散到透析液中,而透析液中的物质如碳酸氢根和醋酸盐等也可以弥散到血液中,从而清除体内有害物质,补充体内所需物质的治疗过程。

1.适应证

(1)急性肾衰竭。①临床表现:无尿2天或少尿3天;每天体重增加2.0 kg以上;水肿,肺水肿,胸腔积液,恶心、呕吐,出血倾向,神经、精神症状。②实验室检查:血清肌酐>0.4 mmol/L;血清尿素氮>4.4 mmol/L;血清钾>6.0 mmol/L;血清HCO_3^-<15 mmol/L;血清尿素氮每天上升>1.7 mmol/L,血清钾每天上升>1.0 mmol/L。

(2)慢性肾衰竭:①内生肌酐清除率<10 mL/min。②血清尿素氮>28.6 mmol/L,或血肌酐>707.2 μmol/L。③血尿酸增高伴有痛风者。④口中有尿毒症气味,伴食欲丧失和恶心、呕吐等。⑤慢性充血性心力衰竭、肾性高血压或尿毒症性心包炎,经过一般治疗无效者。⑥出现尿毒症神经症状,如个性改变等。

(3)急性药物或毒物中毒:凡能够通过透析膜而被析出的药物及毒物,即分子量小,不与组织蛋白结合,在体内分布比较均匀而不固定于某一部位者,均可采取透析治疗。透析应争取在 8～12 小时进行。

(4)下列情况并非透析禁忌证:①呼吸暂停;②难治性低血压;③昏迷;④肺部感染;⑤原有肝、肾、肺疾病或糖尿病。

2.禁忌证

血液透析无绝对禁忌证,经常考虑以下相对禁忌证。

(1)休克或低血症状况。

(2)严重出血倾向。

(3)重度贫血(血红蛋白≤60 g/L)状态。

(5)心功能不全或严重心律失常不能耐受体外循环。

(5)恶性肿瘤晚期。

(6)脑血管意外。

(7)未控制的严重糖尿病。

(8)精神异常,不能合作者。

3.操作方法

(1)血管通路建立:目前根据临床患者的需要,血管通路可以分为暂时性血管通路和永久性的血管通路两大类。①暂时性血管通路:指在短时间内能够建立起来并能立即使用的血管通路,一般能维持数小时乃至数月以满足患者在短期内实施血液净化的治疗。适用于急性肾衰竭达到透析指征者;进行血浆置换,血液灌流,免疫吸附,持续动静脉血滤等治疗;腹膜透析患者因透析管阻塞或隧道感染,需要拔管或植入新管期间;慢性肾衰竭患者在内瘘成熟前有紧急透析指征者或者血液透析患者因内瘘闭塞需要重新造瘘者。②永久性血管通路:指在血液透析中能够使用数月以至数年的血管通路,适用于维持性血液透析患者,主要包括直接动静脉内瘘和移植血管的动、静脉内瘘,少部分为中心静脉插管长期留置和不用穿刺针的"T"形管式血管通路。

(2)血液透析的管路连接和抗凝:同血液滤过。

4.并发症

(1)直接动-静脉穿刺通路易发生穿刺处局部的出血、血肿、剧痛、血管栓塞、远端肢体缺血、动脉瘤或损伤神经等。

（2）失衡综合征，严重时可有意识障碍、癫痫样发作、昏迷，甚至死亡。

（3）低血压，可诱发心律失常、心绞痛等。

（4）低氧血症。

（5）心血管系统不稳定，可加重心律失常、心脏压塞和颅内出血。

（6）体外循环管路、膜器凝血，溶血或空气栓塞等。

（7）全身肝素化后出血倾向加重。

5.注意事项

（1）饮食：透析患者应注意营养的补充，饮食应多食高蛋白食物，如牛奶、鸡蛋。透析患者自身排出代谢物的功能较差，因此应控制含磷、含钾高的食物，如芒果、桂圆、紫菜、蛋黄等，避免引起高磷血症、高钾血症，损害身体健康。

（2）监测体重：透析期间体重控制也很重要，每次脱水不应过多，如单次透析过多可能导致血液黏稠、低血压、抽搐等并发症发生，所以建议患者透析完后及时称体重，避免脱水过多情况发生。

（3）保护内瘘：内瘘是透析患者连接透析机，身体表面的通道，应注意卫生，及时消毒，避免受压、感染，发现异常应及时去医院就诊。

（4）调整方案：透析后应定期复查身体各项指标，如血常规、肝肾功能、血脂、血糖、甲状旁腺激素等，如发现有指标异常，可以在医师建议下调整透析方案，使身体处于一个较好状态。

（三）腹膜透析

腹膜透析（peritoneal dialysis，PD）自用于临床以来，由于其操作简单、实用有效、价格低廉、必全身肝素化、不需特殊设备、不需专门训练人员和安全等许多优点，已成为治疗急性或慢性肾衰竭和某些药物中毒的有效措施。腹膜透析方法随透析液交换周期的不同，分为连续循环腹透、间歇性腹膜透析和不卧床持续性腹膜透析。临床上治疗慢性肾功能不全以不卧床持续性腹膜透析使用最为广泛。

1.适应证

（1）急性肾衰竭：①血尿素氮＞29 mmol/L 或血肌酐＞530 μmol/L。②血钾＞6.5 mmol/L。③血氯＜75 mmol/L。④CO_2 结合力＜13 mmol/L。⑤高代谢表现（血尿素氮每天上升 25 mg 以上者）。⑥急性肾衰竭少尿或无尿 3 天以上，临床症状明显，频繁呕吐，神志改变。⑦水钠潴留并发心功能不全、肺水肿或脑水肿。⑧有弥散性血管内凝血者。

（2）慢性肾衰竭：内生肌酐清除率＜10 mL/min，血肌酐≥707.2 μmol/L，并

伴尿毒症症状时即可开始腹膜透析治疗。

(3)尿毒症:当内生肌酐清除率<10 mL/min,血肌酐≥707.2 μmol/L,并伴有下列情况之一者:①明显的尿毒症症状(如恶心、呕吐);②明显的水钠潴留表现(高度水肿、高血容量性心力衰竭或高血压);③严重的电解质紊乱(如血钾≥6.5 mmol/L);严重的代谢性酸中毒;④肾移植前后;⑤糖尿病肾病,儿童患者、老年患者等特殊情况的慢性肾衰竭。

(4)急性药物和毒物中毒:①可透析性,分子量<5 000道尔顿;②以非结合形式存在于血液中。腹透与血透和血液灌流相比,治疗中毒的作用较弱,在无上述设备时,可试用。

(5)其他:水电解质紊乱、酸碱平衡失调、甲状腺功能亢进、重症急性胰腺炎、广泛化脓性腹膜炎、肝性脑病、高胆红素血症、顽固性心力衰竭、多发性骨髓瘤、银屑病等。

2.禁忌证

(1)绝对禁忌证:①腹腔感染或肿瘤等所致腹腔广泛粘连或纤维化。②腹壁广泛感染、严重烧伤或皮肤病。

(2)相对禁忌证:①腹部手术后3天内,腹腔留置引流管。②腹腔局限性炎性病灶。③腹腔内容积严重减小,如高度肠梗阻、晚期妊娠、腹腔巨大肿瘤等。④严重呼吸功能不全。⑤精神病患者或不合作者。⑥长期蛋白质及热量摄入不足者。⑦疝气、腰椎间盘突出者。

3.操作方法

(1)腹膜透析管:常用的透析管是Tenckhoff透析管,是一种甲基乙烯硅胶管,表面光滑,有一定的硬度和弹性,不易屈曲和被阻塞。成人用的透析管全长35~40 cm,内径2.4 mm,外径4.6 mm。全管分为腹腔段、皮下段和体外段3部分。

(2)透析管置管:透析管置管有以下的方法。①穿刺法:患者排空膀胱,穿刺前先向腹腔内注入腹膜透析液1 000 mL,可以减少穿刺时损伤腹腔脏器的机会。穿刺点在下腹部正中或腹直肌外缘处,局部麻醉后以尖刀在皮肤上做一小口,用套管针徐徐刺入腹腔,并令患者作鼓腹动作,进入腹腔时有一落空感,拔出针芯即可见透析液流出;将装有导丝的腹膜透析管从套管针腔送入腹腔,待腹膜透析管内端插至膀胱直肠窝时,患者有排便或排尿感,而后退出套管针及导丝。在腹部打一皮下隧道,将腹膜透析管外端从隧道内穿过,用缝线固定即可。②切开法:排空膀胱,常规消毒。切口选择腹正中线或旁正中线脐下3 cm处。局部麻醉下切开皮肤逐层直达腹膜,在腹膜上切一小孔。透析管内插一根有一定弧度的不锈钢丝或铜制的导丝,再将透析管插入膀胱(子宫)直肠窝。此时患者有便意感。荷包缝扎腹膜建立皮下隧道 4～6 cm,后经手术切口的外上方穿出皮肤。最后缝合切口。

(3)腹膜透析方法:持续性腹膜透析自改进后,为临床上常用的腹膜透析方法。其具体方法是将两袋 1 000 mL 塑料透析袋通过"Y"形管及一段连接管与 Tenckhoff 透析管相连接。连接管外置滚轮夹,用以夹闭管道。将透析液加热至 37 ℃,悬挂高于腹腔 1 m 处,透析液依重力经导管进入腹腔。10 分钟后,待口袋流空,将透析袋折叠并系在腰间。透析液在腹腔内停留 4 小时(夜间为 8 小时),然后将原折叠在腰间的透析袋打开,放置在低于腹腔 1 m 处,松开夹子借助于重力及虹吸作用,使腹腔内存留的透析液流入袋中。最后将透析液及袋子一同弃之。重新再连接含 2 L 透析液的新袋,完成一次液体交换。如此循环往复,每天 4 次。操作过程必须严格无菌操作。持续不卧床腹膜透析的过程在 24 小时内持续进行,提高了透析效率。每周累积透析时间达 168 小时,其累积清除率很高,尤其对中分子物质的清除作用强,有利于改善病情。

4.并发症

(1)腹膜炎:是腹膜透析中最常见的并发症,其发生与无菌操作不严格、切口及管道感染、免疫力低下、透析液污染、高龄等因素有关。导致腹膜炎的微生物主要经过透析管腔进入腹腔,也可由透析管出口周围皮肤渗漏处进入腹腔,或由肠道、盆腔等处炎症直接蔓延至腹腔,偶来源于血液。可分为细菌性、真菌性、化学性腹膜炎等。

(2)代谢性并发症:①水电解质紊乱,可出现肺水肿、脑水肿等水钠潴留症状,也可出现低钾血症等;②高血糖、反应性低血糖;③高张性脱水;④营养缺失综合征,由蛋白质、氨基酸、水溶性维生素丢失引起,表现为虚弱、食欲缺乏、嗜睡,严重时可有昏迷,故腹透患者应注意营养补充。

(3)肺部感染:发生率约 25%,与膈肌抬高、卧床等因素有关。

(4)机械性并发症:表现为透析液引流不畅、透析管堵塞、腹痛腹胀、透析液渗漏、出血、内脏损伤等,常与透析液及透析管致局部刺激、位置不当、缝合不严等因素有关。

5.注意事项

(1)避免腹腔感染:进行腹膜透析时要求环境清洁、干净,应有紫外灯消毒的设备,还要仔细检查腹膜透析液的外包装是否完好,腹膜透析液的温度是否合适。操作时要求无菌操作,如果不注意无菌观念,进行腹膜透析可导致腹腔感染,从而引起腹膜炎,使患者出现剧烈疼痛,而且会损伤腹膜,甚至不能再进行腹膜透析。

(2)补充营养:进行腹膜透析时会通过腹膜透析液中丢失蛋白质,因此每天必须摄入适量的蛋白质,以补充所丢失的部分,应多吃优质的动物蛋白,如鱼、瘦肉、牛奶、鸡蛋等,保证营养充足。

(3)保护残余肾功能:开始进行腹膜透析时患者还有残余的肾功能,此时尿液中还能排出一些中分子、大分子毒素,这些毒素靠腹膜透析进行清除的效果欠佳,故应注意保护残余肾功能。可以适当喝水,同时要监测尿量,避免水摄入超量造成容量负荷增多,导致残余肾功能减退及心力衰竭等。

(4)其他:应注意有残余肾功能的患者,严禁使用肾毒性药物。腹膜透析后要注意观察导管口是否堵塞,如有异常应及时就医。

(四)血液灌流

血液灌流是指将患者的血液从体内引出进行体外循环,利用体外循环灌流器中吸附剂的吸附作用清除外源性和内源性毒物、药物及代谢产物等,从而达到净化血液的目的,在临床上可用于急性药物和毒物中毒、肝性脑病、感染性疾病、系统性红斑狼疮、甲状腺危象等疾病的治疗。血液灌流是目前临床上一种非常有效的血液净化治疗手段,尤其在治疗药物和毒物中毒方面,占有非常重要的地位,是危重症中毒患者首选的血液净化方法。影响这种疗法的核心部分就是吸附材料,最常用的吸附材料是活性炭和树脂。

1.适应证

(1)急性药物和毒物中毒。

(2)尿毒症。

(3)暴发肝衰竭早期。

(4)自身免疫性疾病:系统性红斑狼疮等。

(5)其他:甲状腺危象、脓毒血症、精神分裂症、银屑病等,效果暂不肯定。

2.禁忌证

除了已知不能由血液灌流清除的药物和毒物外,血液灌流没有绝对禁忌证。但患者如出现严重出血倾向,血小板低于 $70 \times 10^9 / \text{L}$,休克或严重心功能不全时需提高警惕,严密监护。

3.操作方法

(1)把灌流器垂直固定在支架上,高低相当于患者心脏水平,动脉端向下,接通动、静脉管道。

（2）准备 2 000 mL 肝素生理盐水，每 500 mL 内加 10～15 mg 肝素。

（3）把动脉管道与肝素生理盐水连通，开动血泵，约每分钟 50 mL 流量，当盐水慢慢充满灌流器并从静脉管道流出时，血泵可调大至每分钟 200～300 mL 的流量。当剩下最后 200 mL 盐水时，把静脉管道也与这同一瓶盐水连通，用每分钟 50 mL 流量自循环 10 分钟。在这整个冲洗过程中，均应轻轻敲打灌流器，帮助空气完全排出。同时可在静脉管道上用止血钳反复钳夹，以增大液流阻力，使盐水在灌流器内分布更均匀，使碳粒尽量吸湿膨胀，并将细小的碳粒冲掉。在冲洗过程中，如有肉眼可见的碳粒冲出，说明灌流器的滤网破裂，应立即更换。

（4）动静脉穿刺置管。

（5）把动脉管道连接到动脉穿刺针，开动血泵，血流量调到 50～100 mL/min，待血流接近静脉管道末端时，把静脉管道与静脉穿刺针连接，这时整个体外循环的连接便完成了。如患者有低血压或低血容量情况，可同时将动静脉管道与动静脉穿刺针连接，把预充的生理盐水全部驱回患者体内。

（6）若患者血压、脉搏、心律稳定，可慢慢调大血流量至 150～200 mL/min，持续 2～3 小时结束。

（7）根据患者情况，决定是否使用肝素抗凝，使用肝素的负荷量及维持剂量，监测患者的部分凝血活酶时间，使其延长至正常对照的 1.5～2.5 倍。

（8）灌流结束时把灌流器倒过来，动脉端在上，静脉端在下，用空气回血不能用生理盐水，避免被吸附的物质重新释放进入体内。其具体的操作同血液透析。

4.并发症

（1）过敏。

（2）药用炭微粒脱落栓塞。

（3）血小板、白细胞减少。

（4）血压下降。

（5）凝血因子丢失。

5.注意事项

（1）药物或毒物中毒 3 小时内行血液灌流治疗疗效最佳，此时中毒药物或药物浓度一般已达高峰。12 小时后再行治疗效果较差。血液灌流每次 2～3 小时为宜，超过此时间，吸附剂已达到饱和，若需要继续行血液灌流治疗应更换灌流器，以达到最佳治疗效果。

（2）当脂溶性高的药物或毒物中毒时，由于脂溶性高的药物或毒物进入人体后主要分布在脂肪组织,血液灌流后血中浓度下降,患者病情好转。但在灌流进行几小时或一天后,由于脂肪组织中的药物或毒物不断释放入血,血中浓度又重新升高,导致病情再次加重,此即所谓的"反跳现象"。为此,对于脂溶性高的药物或毒物中毒在灌流后,应严密观察病情变化,必要时可连续灌流 2～3 次或联用其他血液净化方式。

(五)血浆置换

血浆置换系通过血浆分离装置,利用体外循环的方法将血浆分离并滤出,将血液的有形成分及所补充的置换液回输体内,清除血浆中所存在的一些致病的物质,如代谢产物、毒物、自身免疫疾病的自身抗体等。目前临床使用的血浆分离器分为膜式血浆分离器和离心式血浆分离器,由于离心式血浆分离器使用复杂,费用较高,而膜式血浆分离器使用相对简单,适合 ICU 床旁使用,故这里只介绍膜式血浆分离器的操作。

1.适应证

(1)Ⅰ类疗效疾病:①爆发性肝功能衰竭;②血栓性血小板减少性紫癜;③急性吉兰-巴雷综合征;④重症肌无力;⑤肺出血肾炎综合征;⑥冷球蛋白血症;⑦巨球蛋白血症;⑧多发性神经病变。

(2)Ⅱ类疗效疾病:①重症感染及感染性休克;②急性肾小球肾炎;③系统性红斑狼疮;④家族性高胆固醇血症;⑤中毒性疾病;⑥多发性硬化;⑦周围神经炎和骨髓瘤。

2.禁忌证

血浆置换无绝对禁忌证,只考虑以下相对禁忌证。

(1)对血浆、人血清蛋白、肝素等有严重过敏史。

(2)药物难以纠正的全身循环衰竭。

(3)非稳定期的心、脑梗死。

(4)脑出血或重度脑水肿伴有脑疝。

(5)存在精神障碍不能很好配合治疗者。

(6)活动性出血、严重出血、凝血障碍者。

3.操作方法

(1)建立血管通路:血浆置换血管通路类似于血液滤过管路,有内瘘患者直接穿刺内瘘,无内瘘患者需要进行中心静脉穿刺置管,以达到 80～250 mL/min 的血液流速,一般以股静脉或颈内静脉为穿刺血管。

(2)连接管路与血浆分离器:将血浆分离器与管路相连,各个相连的接口处要紧密,防止松动脱落,然后将管路和血浆分离器安装在血浆分离机上。

(3)预冲管路和血浆分离器:新安装的管路和血浆分离器内含空气,并血浆分离器内存在纤维微粒,为了排尽空气和纤维微粒,需要用生理盐水预冲管路,根据不同直径、长度的管路及血浆分离器膜面积,预冲的生理盐水量不同,但最终必须完全排尽空气,一般冲洗液量要达到 2 000~4 000 mL。此外抗凝在血浆置换中极为重要,在预冲结束阶段应给予肝素化的生理盐水(5 000 U/L)至少500 mL预冲血浆分离器,以减少血浆置换过程中血浆分离器内凝血发生。

(4)准备置换液:置换液为新鲜冰冻血浆、人工代血浆(20%清蛋白、5%清蛋白、羟乙基淀粉、右旋糖酐-40),根据患者体重决定需要置换的血浆量,每次置换血浆量为患者血浆量的 65%~70%,应准备与置换血浆量相等的新鲜冰冻血浆和人工代血浆。

(5)建立体外循环:将血浆分离器的动脉端管路与患者内瘘穿刺针或留置在患者体内的中心静脉导管动脉端相连,根据病情决定是否将肝素化的生理盐水预冲液回到患者体内。如果需要预冲液回到患者体内,可直接将血浆分离器静脉端管路与患者体内静脉端管路连接;如果不需要预冲液回到体内,则应将血浆分离器静脉端管路暂不与患者体内静脉端管路相连,先开启血泵经动脉端引血,使血液流入血浆分离器管路来排除肝素化预冲液,此时血液流速为 80~100 mL/min,然后暂停血泵再连接静脉端管路。

(6)设定血流速和置换的速度:按照病情及血浆分离器膜所能存受的血流速,一般开始阶段血流速为 80~100 mL/min,避免影响患者循环系统功能,在循环平稳阶段可调致血浆分离器所能允许的最大压力,但一般不超过 150 mL/min。

(7)抗凝:血浆置换应给予充分抗凝,具体方法和剂量详见血液滤过。

(8)开始血浆置换:观察动脉压、静脉压、跨膜压、废液压等,并调整各种报警装置和参数;避免跨膜压超过 13.3 kPa(100 mmHg),防止发生血浆分离器膜的破裂引起漏血。保持置换出血浆量与补充的血浆量或人工代血浆大致相等,避免平衡相差较大导致容量负荷过重或不足,并注意维持水、电解质平衡。

(9)治疗结束:在达到预计置换的血浆量后暂停血浆置换,将血浆分离器动脉端与患者断开,然后生理盐水连接,用生理盐水将血浆分离器的血液回到患者体内后完全停止血泵,再将血浆分离器静脉端管路与患者断开。血浆分离器管路系统及置换出的血浆按照被血制品污染的垃圾进行处理。同时停止抗凝剂的使用。用肝素化的生理盐水封深静脉导管,避免导管堵塞。

4.并发症

(1)低血容量:主要与液体负平衡过多、血浆清蛋白减少、胶体渗透压下降相关。处理措施:维持平衡血浆或清蛋白,维持血浆的胶体渗透压。

(2)高血容量:常见于快速输注20%的清蛋白,使血浆胶体渗透压升高,引起组织间隙水分移到血管内。处理措施:将20%清蛋白稀释到5%或输注5%的清蛋白。

(3)变态反应:由输注新鲜冰冻血浆所致。处理措施:在血浆置换前给予糖皮质激素或抗组胺药物。

(4)心律失常:主要与患者的容量状态及电解质紊乱相关。处理措施:维持合适的容量状态,纠正电解质紊乱。

(5)低血钙:与输注使用枸橼酸抗凝的新鲜冰冻血浆相关,此外使用枸橼酸抗凝也易引起或加重低血钙。处理措施:补充葡萄糖酸钙或氯化钙。

(6)代谢性碱中毒:与使用枸橼酸抗凝的新鲜冰冻血浆有关,枸橼酸在体内最终代谢为碳酸氢盐,引起代谢性碱中毒。处理措施:病情允许时减少新鲜冰冻血浆的使用,同时补充盐酸精氨酸。

(7)出血:常见于凝血因子减少和抗凝剂使用过量。处理措施:避免血浆分离过多,减少抗凝剂的用量。

(8)血浆分离器膜破裂:置换时血流速设置不对,引起跨膜压力过大。处理措施:应熟练掌握操作技术,使用前应了解血浆分离器膜所能存受最大血流速,一旦发生膜破裂,及时停止置换,更换新的血浆分离器。

5.注意事项

(1)观察有无输血反应。

(2)观察低钙表现,及时给予补钙处理。

(3)密切监测生命体征,尤其是血压变化。

(4)根据患者耐受情况调整血流量及血浆置换速度。血浆置换后观察患者临床症状改善情况,复查相关化验指标,及时调整治疗频次。

三、血液净化治疗 ARDS 的原理

(一)清除炎症介质

ARDS 发病过程中出现过度的炎症反应,研究证实血液净化能非选择性地清除机体在应激时产生的炎症介质及细胞因子,如 IL-6、IL-8、TNF-α、TNF-1β等,削弱或延缓病情进展,可用于 ARDS 的治疗。有学者选择肾脏移植术后并发

ARDS 的重度肺炎者行高容量血液滤过治疗（6 L/h），血清 IL-6 的浓度在治疗 12 小时后明显降低，之后保持在相对稳定水平；C 反应蛋白浓度在 72 小时后显著减少，然而在整个治疗过程中血清 IL-10 水平无明显变化，患者氧合指数好转，APACHE Ⅱ 评分明显降低，临床症状改善，这提示血液净化治疗不但能阻断炎症反应，对继发的抗炎反应也同样有效。另有学者对 ARDS 患者行日间血液净化治疗，结果显示血液净化能有效降低血浆中的 TNF-α、IL-1β、IL-6、IL-8 水平。

(二)清除 EVLW

ARDS 时，肺毛细血管内皮细胞及肺泡上皮细胞损伤能引起肺通透性增加，导致渗透性肺水肿，血液净化可使肺间质水肿减轻，改善肺微循环及提高肺细胞的摄氧能力，使组织的氧利用有效提高，从而降低 ARDS 患者的病死率。有学者研究显示血液净化可以降低血浆中促炎细胞因子 IL-6、IL-8 等的浓度，减少肺炎症反应，使肺毛细血管内皮细胞及肺泡上皮细胞通透性降低，减轻肺水肿，改善氧合及肺动力学，改善心肺功能。一项关于超滤预防和减轻心肺旁路术后肺损伤的研究显示，治疗组在心肺旁路术中应用超滤技术后 15 分钟和 6 小时分别比较，治疗组肺组织静态顺应性比对照组高，气道阻力及肺泡-动脉氧分压差比对照组低，差别有统计学意义，这表明超滤治疗可降低心肺旁路术后肺水肿，减轻肺损伤。

(三)降低耗氧量

严重感染诱发 ARDS 时患者可出现发热，机体新陈代谢速率增加，血液净化治疗时需要给予较多低温置换液，同时能清除血液中大量炎症因子，能快速有效改善高热状态，降低患者基础代谢率，减少耗氧量，进而降低 CO_2 的产生，对保护患者肺功能有利。

(四)调节水、电解质与酸碱平衡

ARDS 患者常伴有不同程度的电解质、酸碱平衡失调。常规内科治疗手段对于纠正危重患者的内环境紊乱效果不佳，也可出现矫枉过正的现象，而且纠正速度也难以控制。血液净化在调节机体水电解质酸碱平衡方面有很大的优势。血液净化时，置换液中的电解质可以依据患者情况进行适当的调节，通过调节碳酸氢钠的输注速度可以有效地纠正内环境紊乱。此外，置换液中碳酸氢盐可起到碱化作用，对改善高碳酸血症有帮助，从而降低 CO_2 的产生。

第四节 营 养 支 持

一、ARDS 时机体高代谢反应

ARDS 时高代谢状态的存在,常易导致营养不良的发生。当 ARDS 合并一些疾病如败血症、损伤或全身性炎症反应综合征时会显著加速分解代谢,增加能量需要,发生难以纠正的营养不良。因此有人将这些过程综合起来称为损伤或应激性代谢反应。

伴随着损伤或严重感染的特征性代谢变化,如烧伤或败血症,很多患者的能量消耗水平远远大于基础预计值,此时的糖、脂肪和蛋白代谢与单纯饥饿时大不一样。饥饿时最初能量来源为糖和脂肪,而应激状态时,蛋白分解代谢成为能量供应的优先途径。其原因是糖皮质激素、高血糖素和儿茶酚胺分泌过多,引起消耗体内肌肉组织,特别是以消耗骨骼肌为代价来增加糖异生的现象。尽管蛋白质合成也增加,但远不及其分解代谢速度,结果造成净蛋白丢失,表现为尿素氮排出增多和血清内脏蛋白浓度降低。尽管胰岛素水平正常或升高,却存在对葡萄糖利用率降低,表现为血浆葡萄糖水平升高,脂肪酸作为燃料供能增加。而且有研究表明,这些代谢异常的幅度与 ARDS 病情的严重程度存在明显关系。

高代谢状态可分为 2 个时相:第 Ⅰ 时相可称为代谢休眠相,特点是氧耗量减少、血液循环不足、液体失衡和细胞休克,这一时相通常持续 24～36 小时。随后代谢水平迅速增加至高峰转为第 Ⅱ 时相,或称为代谢高动力相。其特点是细胞活性增加、激素分泌增加、代谢增加、体温升高、氮丢失加速。临床表现为心动过速、心排血量增多、脉搏宏大有力、脉压差增大。通常在这一时相中,患者心脏指数或氧耗量均与疾病的严重程度呈比例变化。处于高代谢状态的患者常伴有发热,并明显升高代谢水平。体温每升高 1 ℃,可增加代谢率 10％左右。

高代谢状态的一大特点是蛋白分解代谢增加、尿素氮丢失增多和肌肉萎缩。伴随着蛋白分解代谢增多,患者大部分能量来源是由氨基酸脱氨基作用来提供的。在糖异生的部位如肝脏,还由其供给碳骨架来产生糖。尽管骨骼肌是氨基酸的主要贮藏场所,但由于肌肉蛋白降解增加和合成减少造成肌肉氨基酸的净丢失,肌肉明显萎缩。此时蛋白分解与其他损伤引起的反应类似,氮丢失的程度也与损伤的严重程度呈比例。饥饿状态患者每天丢失肌肉蛋白可达 75 g 相当于 200～300 g 肌肉组织。高代谢状态患者蛋白丢失得更为明显,每天丢失的肌肉蛋白量可多达 250 g 或 750～1 000 g 肌肉组织。

能量需求增加与高代谢应激反应有关。患者应激性代谢增加的机制至少部分是由于激素和炎症介质调节的。不适当的胰岛素水平、升高的高血糖素、糖皮质激素和儿茶酚胺以消耗氮贮备为代价去产生葡萄糖。随着出现高血糖和胰岛素抵抗,同时刺激下丘脑-垂体轴,分泌生长激素、放大胰岛素的葡萄糖利用和使用脂肪贮备来改善氮平衡。应激时除了激素介导的改变之外,还产生多种炎症介质,其中包括细胞因子,如 TNF、IL-1、IL-2、IL-6、IL-8,增加机体代谢。虽然ARDS 患者病程中任何时间均可处于高代谢状态,更容易合并于感染,特别是败血症,尤其当 ARDS 是 MODS 的一个组成部分时,高代谢状态的临床症状和体征会表现得更为明显。

代谢状态与 ARDS 的转归和预后密切相关。预后较好的 ARDS 可在 7～10 天内纠正高代谢状态,改善病情甚至痊愈,但可遗留限制性通气功能障碍和低氧血症,往往需数周甚至数月才能恢复正常。预后较差的 ARDS 则很难纠正高代谢状态,并出现营养不良、呼吸功能减退、反复发生肺部感染、持续存在呼吸衰竭,甚至死亡。部分危重患者由于肺顺应性进行性减退和难以纠正的低氧血症,病情迅速恶化出现死亡,这些患者可以不存在高代谢状态。此外,高代谢状态不但存在于 ARDS 初期,也可存在于后期。高代谢状态持续时间也和病因、治疗成功与否有关。

高代谢状态对 ARDS 患者预后的作用与其对营养状态、呼吸肌功能、免疫功能的影响有关。营养不良的 ARDS 患者易发生反复的肺部感染、呼吸肌力减弱、撤机困难,进而增加机械通气的并发症和死亡率。

二、营养状态的评估

(一)临床表现

1.病史

患者病史包括体重变化、肌肉消耗和饮食消化情况等,尤其要注意 5 个方面的因素,即食物摄入不足、营养吸收不足、营养利用减少、营养丢失增加和营养需要增加。此外,还要注意现在处于何种疾病状态,以及有无功能性水肿、皮疹、糖尿病、溃疡性结肠炎和神经系统疾病等。

2.体征

(1)头发干枯,易脱落。

（2）眼睛干涩、发红，易发炎。

（3）味觉减退，口腔、牙龈、嘴唇红肿，常有溃疡。

（4）牙齿松动，可见灰色或褐色斑点。

（5）皮肤焦脆起屑、发黄、苍白，伤口愈合缓慢，充血或肿胀。

（6）肌肉瘦弱无力，易发生疼痛、抽搐和痉挛。

（7）神经系统表现为精神疲乏、平衡失调、反射减弱、记忆受损、神经病变和癫痫发作等。以上均是营养不良的体征。

（二）人体测量

1.体重

体重代表脂肪和蛋白质两大类储能物质的总体情况，体重改变可从总体上反映人体营养状况，是营养评价中最简单、最直接、最可靠的指标。在危重症患者中，如果没有使用利尿药，体重仍下降则提示热能支持不够。但在很多情况下不容易得到准确数据，如患者昏迷、瘫痪、水肿等，而其他测量手段如测量床，但其价格昂贵，临床使用意义不大。

2.体重指数

体重指数（body mass index，BMI）被认为是反映蛋白质热量、营养不良及肥胖症的可靠指标。BMI＝体重（kg）/身高的平方（m^2）。BMI 正常值为 18.5～24.5，BMI＜18.5 是营养不良的重要指标，BMI＜14 的危重症患者存活的可能性很小。

BMI 与营养不良程度的关系如下。

（1）重度营养不良（体重下降＞30％）：BMI＜16（BMI＜15，并发症和病死率明显增加）。

（2）中度营养不良（体重下降 20％～30％）：BMI＜17～18.5。

（3）轻度营养不良（体重下降 10％～20％）：BMI＜18.5。

3.皮褶厚度。

皮褶厚度是推断全身脂肪含量、判断皮下脂肪发育情况的一项重要指标。测量皮褶厚度的常用部位有上臂肱三头肌部（代表四肢）和肩胛下角部（代表躯体），这些部位组织均衡、松弛，皮下脂肪和肌肉能充分分开，测点明确，测量方便，测值重复率高。另外，还可以测量肱二头肌部、髂上、腹壁侧等。皮褶厚度可用 X 线、超声波、皮褶卡钳等方法测量，其中皮褶卡钳测量皮褶厚度最为简单经济。

4.上臂围和上臂肌围。

测量上臂围时，被测量者上臂自然下垂，取上臂中点，用软尺测量上臂的围径。上臂肌围是测量机体蛋白贮存量的一种敏感且容易被接受的指标，是评价身体总体蛋白质储存的较可靠指标。在慢性蛋白质缺乏与营养不良时，上臂肌围数值降低。上臂肌围特别适用于儿童，随着年龄增长，肌肉面积的变化比上臂围更显著。

(三)实验室检查

1.血清蛋白测定

血清蛋白测定包括人血清蛋白、转铁蛋白及前清蛋白的浓度测定。在大多数疾病情况下，人血清蛋白水平可以反映机体和内脏器官蛋白储备情况，是预测营养不良状况最好的指标之一，但是人血清蛋白半衰期为 20 天且体内贮存量大，对急性营养改变不敏感。转铁蛋白半衰期为 8 天，较人血清蛋白对营养支持的反映更快，是连续检测的首选。前清蛋白半衰期为 2 天且体内含量极少，在蛋白质和热能摄入不足或体内急需合成蛋白时，如创伤、急性感染等，其含量于短期内即有变化。内脏蛋白正常值及营养不良指标，见表 4-1。

表 4-1　内脏蛋白正常值及营养不良指标

	参考值	营养不良		
		轻度	中度	重度
清蛋白(g/L)	>35	28~34	21~27	<21
转铁蛋白(g/L)	2.5~2.0	1.8~2.0	1.6~1.8	<1.6

2.氮平衡测定

氮平衡是反映一定时间内蛋白质合成与分解代谢动态平衡的一个重要指标，是评价机体蛋白质营养状况的最可靠与最常用指标。住院患者在一般膳食情况下，大部分氮排出为尿素氮，氮平衡(g/d)＝摄入氮量(g/d)－[尿素氮(g)＋3]。

3.细胞免疫功能测定

细胞免疫功能对于机体抵抗各类感染非常重要。蛋白质缺乏常伴有细胞免疫功能的损害，从而增加了患者术后的感染率和死亡率。皮肤迟发性超敏反应可评定细胞免疫功能，常用结核菌素、腮腺炎病毒、念珠菌素为皮试抗原，皮试部位 48 小时后，若 2 个以上皮肤硬结直径>5 mm 为免疫功能正常，仅一个硬结>5 mm 为免疫功能减弱，3 种抗原结节均<5 mm 提示无免疫反应，可由营养不良引起。周围血淋巴细胞计数可反映机体免疫状态，计数<1 500 常提示营养不良。

(四)综合营养评价

单一指标评定人体营养状况的方法局限性强且误差较大,目前多采用综合指标营养评价方法。中华医学会肠外肠内营养学分会推荐在住院患者中使用 NRS2002 作为营养筛查的首选工具,NRS2002 由初步筛查(表 4-2)和最终筛查(表 4-3)两部分组成,对于下列所有 NRS 评分≥3 分的患者应制订营养支持计划,包括以下情况:①严重营养状态受损(≥3 分);②严重疾病(≥3 分);③中度营养状态受损+轻度疾病(2+1 分);④轻度营养状态受损+中度疾病(1+2 分)。

表 4-2　NRS2002 **初步筛查**

筛查项目	是	否	筛查项目	是	否
1　BMI<20.5(18.5)?			3　患者在过去的 1 周内有摄食减少吗?		
2　患者在过去 3 个月有体重下降吗?			4　患者有严重疾病吗?(如 ICU 治疗)?		

表 4-3　NRS2002 **最终筛查**

评分项目	0 分	1 分	2 分	3 分
营养状态受损评分	正常营养状态:BMI≥18.5,近 1～3 月体重无变化,近 1 周摄食量无变化	3 个月内体重丢失>5%或食物摄入比正常需要量低 25%～50%	一般情况差或 2 个月内体重丢失>5%或食物摄入比正常需要量低 50%～75%	BMI<18.5,且一般情况差或 1 个月内体重丢失>5%(或 3 个月体重下降 15%)或者前 1 周食物摄入比正常需要量低 75%～100%
疾病严重程度评分	正常营养需要量	需要量轻度提高:髋关节骨折,慢性疾病有急性并发症者,肝硬化,COPD,血液透析,糖尿病,一般肿瘤患者	需要量中度增加:腹部大手术,脑卒中,重度肺炎,血液恶性肿瘤	需要量明显增加:颅脑损伤,骨髓移植,急性生理与慢性健康评分＞10 分的 ICU 患者
年龄评分	18～69 岁	≥70 岁		

三、营养支持的目的与原则

(一)营养支持的目的

现代临床营养支持已经超越了以往提供能量,恢复"正氮平衡"的范畴,而是通过代谢调理和免疫功能调节,从结构支持向功能支持发展,发挥"药理学营养"的重要作用,成为现代危重症治疗的重要组成部分。营养支持的目的有以下几点。

(1)供给细胞代谢所需要的能量和营养物质,维持组织器官结构与功能。

(2)通过营养素的药理作用调节代谢紊乱及机体免疫功能,增强机体抵抗力,从而影响疾病的发展与转归,这是实现重症患者营养支持的总目标。

(3)合理的营养支持,可减少净蛋白的分解,改善潜在和已发生的营养不良状态,防治并发症。

(二)营养支持的原则

1.营养支持的时机

《成人重症患者营养支持疗法提供与评定指南 2016》中指出,对于无法维持预期摄入的危重症患者,建议以早期肠内营养的形式在 24～48 小时内开始营养支持治疗。营养支持应在充分复苏、获得稳定的血流动力学状态、纠正严重的代谢紊乱的前提下及早开始。

2.营养支持的适应证

(1)高代谢患者:如严重创伤、严重烧伤、败血症等。

(2)营养吸收障碍:如急性胰腺炎、肠瘘、消化道梗阻、短肠综合征、消化性溃疡、消化道发育异常等。

(3)营养摄入障碍:如肺部疾病应用机械辅助呼吸的患者,禁食 5 天以上、吞咽困难、神经性畏食、昏迷的患者等。

3.营养需求

(1)能量需求总量。危重症患者能量需求总量,见表 4-4。危重症患者能量需求常用基础能量的需要来估计对营养的需要。基础能量消耗(basal energy expenditure,BEE)指禁食条件下维持基础代谢所需要的能量,可由 Harris-Benedict 公式计算。

表 4-4 危重症患者能量需求总量

时间	能量需求总量
应激早期(0～1 周)	83.7～104.6 kJ/(kg・d)
应激中期(2～3 周)	104.6～125.5 kJ/(kg・d)
应激后期(>3 周)	125.5～146.4 kJ/(kg・d)

男性:BEE(kcal) = 66.5 + 13.7 × 体重(kg) + 5.0 × 身高(cm) - 6.8 ×

年龄(岁)。

女性:BEE(kcal)=65.5+9.6×体重(kg)+1.8×身高(cm)−4.7×年龄(岁)。

(2)ARDS 患者实际能量计算。使用评价健康成人能量代谢的 Harris-Benedict 公式来评价 ARDS 患者的能量代谢水平,常低估患者的实际能量消耗,ARDS 患者能量需求较正常人增加,由于炎症、发热、低氧血症、呼吸困难、兴奋、躁动、气管内吸痰及与呼吸机抵抗等因素均使患者能量消耗增加,患者的特殊动力学效应多见于因摄入较多的碳水化合物导致体内 CO_2 产生过多而出现的呼吸肌氧耗、呼吸功增加。为较准确评价 ARDS 患者的 24 小时实际能量消耗,有必要引入校正系数-应激指数。依据病情轻重程度、活动程度的不同,确定应激指数的大小,即:

$$EE=应激指数×BEE$$

应激指数的估计值来源于对危重外科患者间接测热法的研究结果,应激指数的大小取决于患者的体温、活动及烦燥程度、创伤、脓毒症及交感活动程度,应激指数一般为 1.4～2.0。

(3)营养要素。①糖类:非蛋白质热卡合成所必需的能量来源,提供总热卡的 50%～60%,肠内途径供给产生能量为 16.74 kJ/g,肠外途径供给产生能量为 14.23 kJ/g。②蛋白质:足够的蛋白质供给为 1.2～2.0 g/(k·d)。危重症患者热氮比为(100～150):1,对于重症肺炎、脓毒症患者可进一步降至(80～130):1。③脂肪:脂肪补充量一般为非蛋白质热卡的 40%～50%;摄入量可达(1～1.5)g/(kg·d),应根据血脂廓清能力进行调整,脂肪乳剂应匀速缓慢输注。

(4)微量营养素:包括水溶性维生素、脂溶性维生素、必需微量元素和其他无机盐。在感染、手术等应激状态下,机体对部分水溶性维生素的需要量增加,可适当增加供给量;而脂溶性维生素长期过量可在体内蓄积中毒,所以输入量不应超过膳食许可量。

四、营养支持方式

根据营养素补充途径,临床营养支持分为肠外营养(parenteral nutrition,PN)支持与肠内营养(enteral nutrition,EN)支持两种方式。

随着临床营养支持的发展,营养支持方式已由 PN 为主要的营养供给方式转变为通过鼻胃/鼻空肠导管或胃/肠造口途径为主的 EN 支持方式。只要胃肠道解剖与功能允许,并能安全使用,应积极采用 EN。任何原因导致胃肠道不能应用或应用不足,应考虑 PN,或联合应用 EN。

（一）PN

PN 是经静脉途径供应患者所需要的营养要素,包括热量(糖类、脂肪乳剂)、必需氨基酸、非必需氨基酸、维生素、电解质及微量元素。PN 分为完全肠外营养(total parenteral nutrition,TPN)和部分补充肠外营养(partial parenteral nutrition,PPN)。不能耐受 EN 和 EN 禁忌的重症患者应选择 TPN 的途径。

1.适应证

(1)胃肠道功能障碍的重症患者。

(2)由于手术或解剖问题胃肠道禁止使用的重症患者。

(3)存在尚未控制的腹部情况,如腹腔感染、肠梗阻、肠瘘等。

对于 EN 禁忌的重症患者,如不及时有效地给予 PN,其死亡的风险将增加 3 倍。胃肠道仅能接受部分营养物质补充的重症患者,可采用部分肠内与部分肠外营养相结合的联合营养支持方式,目的在于支持肠功能。一旦患者胃肠道可以安全使用时,则逐渐减少直至停止 PN,联合肠道喂养或开始经口摄食。

2.禁忌证

(1)早期复苏阶段、血流动力学尚未稳定或存在严重水、电解质与酸碱失衡。

(2)严重肝功能衰竭、肝性脑病。

(3)急性肾衰竭存在严重氮质血症。

(4)严重高血糖尚未控制。

3.营养素及其应用原则

(1)糖类:葡萄糖是肠外营养中主要的糖类来源,一般占非蛋白质热量的 50%～60%,应根据糖代谢状态进行调整。葡萄糖能够在所有组织中代谢,提供所需要的能量,是蛋白质合成代谢所必需的物质,是脑神经系统、红细胞等所必需的能量物质,每天需要量在 100 g 以上。其他乳果糖、山梨醇、木糖醇等亦可作为能量的来源,其代谢过程不需要胰岛素的参与,但代谢后产生乳酸、尿酸,输注量过大将发生乳酸或尿酸血症。

严重应激时胰岛素受体与葡萄糖载体的作用受到抑制,导致其氧化代谢障碍和利用受限。胰岛素抵抗和糖异生增强导致高血糖是应激后糖代谢紊乱的特点。PN 时大量补充葡萄糖易加重血糖升高、糖代谢紊乱及脏器功能损害的危险。热量与葡萄糖的过多补充,增加 CO_2 的产生,增加呼吸肌做功、肝代谢负担和淤胆发生等。特别是对合并呼吸系统损害重症的患者,且葡萄糖供给量对于 CO_2 产生量的影响胜于葡萄糖和脂肪的比例。

总之,葡萄糖的供给应参考机体糖代谢状态与肝、肺等脏器功能。随着对严重应激后体内代谢状态的认识,降低非蛋白质热量中的葡萄糖补充,葡萄糖和脂肪比例保持在(60∶40)～(50∶50),以及联合强化胰岛素治疗控制血糖水平,已成为重症患者营养支持的重要策略之一。

(2)脂肪乳剂:是 PN 的重要营养物质和能量来源,提供必需脂肪酸并携带脂溶性维生素,参与细胞膜磷脂的构成。脂肪可供给较高的非蛋白质热量。其中亚油酸和 α 亚麻酸提供能量分别占总能量的 1％～2％和0.5％时,即可满足人体的需要。

长链脂肪乳剂和中、长链混合脂肪乳剂是目前临床上常选择的静脉脂肪乳剂类型。其浓度有10％、20％、30％。长链脂肪乳剂提供必需脂肪酸,由于中、长链混合脂肪乳剂不依赖肉毒碱转运进入线粒体,有较高氧化利用率,更有助于改善应激与感染状态下的蛋白质合成。

危重成年患者脂肪乳剂的用量一般可占非蛋白质热量的 40％～50％,1.0～1.5 g/(kg·d),高龄及合并脂肪代谢障碍的患者,脂肪乳剂补充量应减少。脂肪乳剂须与葡萄糖同时使用,才有进一步的节氮作用。此外,脂肪乳剂单位时间输注量对其生理作用亦产生影响。研究表明,脂肪乳剂输注速度＞0.12 g/(kg·h)时,将导致血管收缩的前列腺素水平增加。关于脂肪乳剂静脉输注要求,美国疾病预防控制中心推荐指南指出,含脂肪的全营养混合液应 24 小时内匀速输注,如脂肪乳剂单瓶输注时,输注时间应＞12 小时。

(3)复方氨基酸溶液:是 PN 的唯一"氨源",分平衡型和非平衡型两类。平衡型氨基酸溶液含必需氨基酸 8 种,非必需氨基酸 8～12 种,其组成符合人体合成代谢的需要,适用于大多数患者。特殊氨基酸溶液配方成分不同,专用于不同的疾病。

(4)维生素:常用的复合维生素制剂含有 9～13 种维生素,每支注射液的含量即是正常人每天的基本需要量。

(5)微量元素:也是复方注射液,每支含锌、铜、铁、锰、铬、碘等多种微量元素,每天 1 支即可。如果缺铬可引起糖尿病神经病变及抗感染能力下降,缺锌可发生皮炎。

(6)水和电解质:每天水摄入量以 2 000 mL,尿量以 1 000 mL 为基础计算。成人主要需要的电解质有钠、钾、氯、钙、镁、磷等,镁的补充用 25％硫酸镁;磷在合成代谢及能量代谢中发挥重要作用,磷的补充常用机磷制剂、甘油磷酸钠;其他电解质按常规补给。

4.支持途径与选择原则

PN支持途径可选择经中心静脉和经外周静脉营养支持,如提供完整充分营养供给,危重症患者多选择经中心静脉途径。营养液容量、浓度不高和接受PPN的患者,可采取经外周静脉途径。

经中心静脉途径包括经锁骨下静脉、颈内静脉、股静脉和外周中心静脉导管途径,首选锁骨下静脉置管途径。锁骨下静脉感染及血栓性并发症均低于股静脉和颈内静脉途径,随着穿刺技术和管材的提高,机械性损伤的发生并不比经股静脉高。经外周中心静脉导管途径并不能减少中心静脉导管相关性感染的发生。对于全身脏器功能状态趋于稳定,但由于疾病难以脱离或完全脱离PN的危重症患者,可选择此途径给予PN。

与多腔导管相比,单腔导管施行PN,中心静脉导管相关性感染和导管细菌定植的发生率明显降低。两项Ⅱ级研究均提示,导管连接部位和穿刺部位局部细菌定植是中心静脉导管相关性感染最大的感染源,因此中心静脉插管需要比外周静脉穿刺有更高的无菌要求。敷料出现潮湿、松动或者污染时应予以更换;穿刺局部有渗血时,建议使用普通纱布。

5.并发症

(1)技术性并发症:与中心静脉导管的放置或留置有关,包括穿刺导致肺损伤产生气胸;穿刺导致血管损伤产生血胸、纵隔血肿或皮下血肿;神经或胸导管损伤等。

此外,护理不当也可引起导管脱出、导管扭折、导管折断、导管漏液、衔接部脱开、导管堵塞等。空气栓塞是最严重的并发症,空气可在穿刺置管过程中、液体走空或导管接头脱开时逸入静脉,一旦发生后果严重,甚至导致死亡。

(2)代谢性并发症:①补充不足。a.血清电解质紊乱:由于病情而丢失电解质如胃肠减压肠瘘,应增加电解质的补充量。低钾血症及低磷血症在临床上较常见。此外,低钾血症、低氯血症可导致代谢性碱中毒,应予以纠正。b.微量元素缺乏:较多见的是锌缺乏,容易发生于高分解状态并伴明显腹泻者,临床表现有口周及肢体皮疹、皮肤皱痕、神经炎等,血锌浓度下降有诊断价值;长期PN还可能因铜缺乏而产生小细胞性贫血;铬缺乏可导致难以控制的高血糖;对病程长者,在肠外营养液中常规加入微量元素注射液,可预防微量元素缺乏症的发生。c.必需脂肪酸缺乏:长期PN时若不补充脂肪乳剂,可发生必需脂肪酸缺乏症,临床表现有皮肤干燥、鳞状脱屑、脱发及伤口愈合迟缓等,每周补充脂肪乳剂一次,就可预防脂肪酸缺乏症的发生。②糖代谢紊乱。a.低血糖及高血糖:低血糖是由于外源性胰岛素用量过大或突然停止输注高浓度葡萄糖溶液(内含胰岛素)所致。因很少单独输注高浓度葡萄糖溶液,这种并发症已少见。高血糖则很常见,主要是由于葡萄糖溶液输注速度太快或机体的糖利用率下降所致。后者包括糖尿病患者及严重创伤、感染者。严重的高血糖(血糖浓度超过 40 mmol/L)可导致高渗性非酮性昏迷,有生命危险。对高糖血者,应在肠外营养液中增加胰岛素补充[1 U:(1~4 g)],随时监测血糖水平,重症者应立即停用含糖溶液,用低渗盐水(0.45%)以 250 mL/h 速度输入,降低血浆渗透压,同时输入胰岛素(10~20 U/h),促使糖进入细胞内,降低血糖水平,应注意常同时存在低钾血症,亦应予以纠正。b.肝功能损害:PN 引起肝功能改变的因素很多,其中最主要的原因是葡萄糖超负荷引起的肝脂肪变性,临床表现为血胆红素浓度升高及转氨酶升高,为减少此种并发症的发生,应采用双能源,以脂肪乳剂替代部分能源,减少葡萄糖用量。③PN 应用问题。a.胆囊内胆泥和结石形成:长期 TPN 治疗,因消化道缺乏食物刺激,胆囊收缩素等肠激素分泌减少,营养液容易在胆囊中形成胆泥,进而形成结石。实施 TPN 3 个月者,胆石发生率可高达 23%,尽早改用肠内营养是预防胆石的最有效措施。b.胆汁淤积及肝酶谱升高:部分患者 PN 后会出现血清胆红素、谷丙转氨酶、碱性磷酸酶及肽转移酶值的升高,引起这种胆汁淤积和酶值升高的原因是多方面的,如葡萄糖超负荷、TPN 时肠道缺少食物刺激、体内的谷氨酰胺大量消耗,以及肠屏障功能受损使细菌与内毒素移位等均可影响肝功能。复方氨基酸溶液中的某些成分(如色氨酸)的分解产物及可能存在的抗氧化剂(重硫酸钠)等对肝也有毒性作用,通常由 TPN 引起的这些异常是可逆的,TPN 减量或停用(改用 EN)可使肝功能恢复。c.肠屏障功能减退:肠道缺少食物刺激和体内谷氨酰胺缺乏是使肠屏障功能减退的主要原因,其严重后果是肠内细菌、内毒素移位,损害肝及其他器官功能,引起肠源性感染,最终导致多器官功能衰竭。为此,尽早改用 EN,补充谷氨酰胺,是保护肠屏障功能的有效措施。

(3)感染性并发症:PN 的感染性并发症主要是导管性脓毒症。多与导管和输液护理不注意无菌技术有关。致病菌可经皮肤穿刺点、导管和输液系统的衔接处或输用污染的溶液进入体内,可引起严重的败血症、感染性休克等危及生命的并发症。遇有接受 PN 的患者突然发热,而一时找不到明确原因时,可考虑是否由于导管引起的严重感染。应继续积极寻找发热原因,同时进行抗感染治疗,并密切观察病情的变化。若无好转趋势,而原因仍不明,虽置管的局部无炎症反应迹象,除送血培养外,还应及时拔导管,并将导管管端进行细菌培养。宁可将未被细菌污染的导管拔除,也不宜将已感染的导管留在体内,只要病情需要可重新置管,以免使感染不断扩散。

(二)EN

EN 是经胃肠道提供代谢需要的营养物质及其他各种营养素的营养支持方式。EN 取决于时间长短、精神状态与胃肠道功能。相比于 PN,EN 的优越性除体现在营养素直接经肠吸收、利用,更符合生理、给药方便、费用低廉外,还显示出有助于维持肠黏膜结构和屏障功能完整性的优点。

1.适应证

患者胃肠道功能存在(或部分存在),但不能经口正常摄食的重症患者,应优先考虑给予 EN,只有 EN 不可实施时才考虑肠 PN。多项临床研究得出 PN 能增加感染并发症,EN 无论是在支持效果、花费、安全性还是可行性上都要明显优于 PN。因此,重症患者在条件允许情况下,应尽早使用 EN。通常早期 EN 是指"进入 ICU 24～48 小时",并且血流动力学稳定、无 EN 禁忌证的情况下开始肠道喂养。

2.禁忌证

(1)当重症患者出现肠梗阻,肠道缺血时,EN 往往造成肠管过度扩张,肠道血运恶化,甚至肠坏死、肠穿孔。

(2)严重腹胀或腹腔间室综合征时,EN 增加腹腔内压力,高腹压将增加反流及吸入性肺炎的发生率,并使呼吸循环等功能进一步恶化,因此,在这些情况下应避免使用 EN。

(3)对于严重腹胀、腹泻,经一般处理无改善的患者,建议暂时停用 EN。

3.营养制剂的选择

为适合机体代谢的需要,肠内营养制剂的成分均很完整,包括糖类、蛋白质、脂肪或其分解产物,也含有生理需要量的电解质、维生素和微量元素等。大致可分为氨基酸型肠内营养制剂、短肽型肠内营养制剂(要素型)、整蛋白型肠内营养制剂(非要素型)及组件型肠内营养制剂。

4.途径选择与营养管放置

(1)经鼻胃管途径:常用于胃肠功能正常、非昏迷及经短时间管饲即可过渡到口服饮食的患者。优点是简单、易行,缺点是反流、误吸、鼻窦炎、上呼吸道感染的发生率增加。

(2)经鼻空肠置管喂养:优点在于因导管通过幽门进入十二指肠或空肠,使反流与误吸的发生率降低,患者对 EN 的耐受性增加。但要求在喂养的开始阶段,营养液的渗透压不宜过高。

(3)经皮内镜下胃造口:指在纤维胃镜引导下行经皮胃造口,将营养管置入胃腔。优点是去除鼻管,减少鼻咽与上呼吸道的感染并发症,可长期留置营养管。适用于昏迷、食管梗阻等长时间不能进食,但胃排空良好的重症患者。

(4)经皮内镜下空肠造口术:指在内镜引导下行经皮胃造口,并在内镜引导下,将营养管置入空肠上段,可以在空肠营养的同时行胃腔减压,可长期留置。其优点除减少鼻咽与上呼吸道的感染并发症外,还可降低反流与误吸风险,并在喂养的同时可行胃十二指肠减压。尤其适合于有误吸风险、胃动力障碍、十二指肠淤滞等需要胃十二指肠减压的重症患者。

5.并发症

(1)机械性并发症:黏膜损伤、管道堵塞、管道脱落等。置管前应选择口径适宜、质地柔软的喂养管;操作时动作轻柔,技术娴熟;置管后妥善固定,加强观察,防止脱管,鼻饲后温水冲洗管道。

(2)感染性并发症:吸入性肺炎是 EN 最常见和最严重的并发症。一旦发生误吸应停止肠内营养,吸出气管内残留液体,必要时给予纤维支气管镜检查并清除误吸物、遵医嘱抗感染治疗。

(3)胃肠道并发症:腹泻最常见。初次应从低浓度开始,逐渐增加浓度,降低灌注速度;对于乳糖不耐受的患者,应给予无乳糖配方。一旦发生腹泻应积极查明原因针对处理,必要时遵医嘱给予止泻药。

(4)代谢性并发症:最常见的是高血糖和低血糖。对于 EN 的患者应加强血糖监测,出现血糖异常时及时报告医师。

五、ARDS 患者营养支持方案及主要营养素

当患者所需的总能量确定后,尚需确定每天供给的蛋白质、脂肪、碳水化合物的量。许多研究发现在 ARDS 患者疾病的高分解代谢状态和恢复期都需要摄入较多的蛋白质,由于合理的营养支持能促进耗竭的机体恢复并能改善呼吸肌的结构和功能,因此在 ARDS 的治疗过程中,需要增加蛋白质的供应,保证每天蛋白质需要的一般供给量为 1.0~1.5 g/kg,危重期应增加至 1.5~2.0 g/kg 或 80~150 g/d。

营养支持的方案为蛋白质供给的能量相当于总能量的 20%,其余占总能量 80% 的能量则由碳水化合物和脂肪供给,非蛋白能量所提供的能量可防止蛋白质分解供能,碳水化合物的节氮作用强于脂肪,如将占总能量 80% 的非蛋白能量全部由碳水化合物提供,对于 ARDS 的患者,碳水化合物氧化产生的大量 CO_2 将显著增加呼吸负荷,可能导致体内 CO_2 的大量潴留,不利于 ARDS 患者的病情稳定。脂肪乳剂的应用提供了大量的非蛋白能量,不产生 CO_2,不影响患者的呼吸负荷,且具有节氮作用。碳水化合物和脂肪可提供患者所需的大量热能,但尚难确定患者每天所需碳水化合物的最佳摄入量,研究发现,每天最少摄入 100 g 的碳水化合物可以避免患者发生酮症。在每天摄入的碳水化合物中,大脑、红细胞及伤口愈合每天分别需 120 g、30～40 g、20～60 g。如果每天摄入的碳水化合物不够,通过氨基酸的糖异生作用来满足机体的需要。在 ARDS 患者的营养支持过程中,给予适量的高脂、低糖营养支持方案能在保证提供足量能量的同时,达到防治营养不良、减少 CO_2 的产量、降低通气驱动负荷的目的。

　　ARDS 不同阶段的营养支持策略:①早期,增加各种营养素的摄入,保证能量、蛋白质等营养素的充分摄入,降低分解代谢水平。②ARDS 期,保证高能量、高蛋白及各种营养素的均衡摄入。③慢性 ARDS 期,进一步调整营养素的供给比例,避免 CO_2 产生过多,加重呼吸负荷,储存能量和蛋白质,完成呼吸机的撤离。

　　对于危重症患者,特别是 ARDS 患者经肠内或肠外给予适当的营养支持成为综合治疗的基本内容之一。美国胸科学会已经制定了 ICU 患者营养评价、合理支持的指南。营养支持的目的在于不但能通过提供适当的营养素满足危重患者高代谢需求,而且能预防或纠正主要营养素和微量营养素的缺乏,并尽可能降低营养支持过程中的并发症。需要强调的是,多年来的临床及基础研究证明,给予危重患者合理营养支持能使其受益匪浅。

　　给予 ARDS 患者的营养支持,营养供给途径取决于患者的全身个体情况及对胃肠营养的耐受情况,当然营养支持过程中临床医师的判断和处理能力也发挥重要的作用。尽管临床上 PN 常用于 ARDS 患者的治疗过程,但无数的实验和临床研究证明 EN 远胜于 PN。比如,禁食或长期缺乏 EN 能导致肠内细菌易位,严重烧伤者可出现由此引起的全身败血症。与 PN 比较,EN 能明显减少医疗费用,同时能明显降低营养并发症。无数的临床和基础研究证明,只要肠道功能存在,且无明显禁忌证,应该尽可能地利用肠道功能,实施 EN。然而,由于临床医师在营养问题上判断及处理能力的差异及部分危重患者对接受 EN 耐受能力差,导致在实际临床工作过程中,PN 得以较为广泛得到应用。比较外科大手术或危重患者接受 PN 或 EN 的数据分析提示,两组出现的死亡率无明显差异。

　　给予 ARDS 患者进行营养支持,并不断摸索营养支持的最佳方案。有报道显示给予高脂、低糖营养支持方案能减少机械通气患者所需的通气时间,其原因在于该方案能减少呼吸商和 CO_2 的产生量。ARDS 患者高呼吸商的原因为过度营养支持。对于 ARDS 患者,建议营养支持的总原则:①采用高蛋白质、高脂肪、碳水化合物的膳食或胃肠外营养液。②蛋白质、脂肪、碳水化合物的能量比分别为 20%、20%～30%、50%～60%。③每天的蛋白质摄入量为 80～150 g/d,卡氮比为(628～753)kJ：1 g,危重患者可高达(837～1 255)kJ：1 g。④每天适量补充各种维生素及微量元素,依据临床情况调整电解质用量,特别注意补充影响呼吸肌功能的钾、镁、磷等元素。

对于 ARDS 患者或 ARDS 的高危人群,某些特殊氨基酸如精氨酸、谷氨酰胺是非常有益的膳食添加剂。肠细胞代谢谷氨酰胺能提高肠黏膜的完整性,减少肠道细菌易位和毒素进入体循环,进而减轻全身性的炎症反应。精氨酸和谷氨酰胺能增强淋巴细胞功能,精氨酸能改善危重创伤患者的单核细胞功能,左旋精氨酸能增加一氧化氮的产生量,改变血管张力,增强氧自由基介导的抗细菌防御机制。ω-3 脂肪酸和不饱和脂肪酸均能减少前炎症细胞因子和花生四烯酸的产量。无明显生物活性的花生四烯酸如 PGE_1、TXA_3、白细胞三烯 B_5 能在环氧酶、5-脂氧酶的作用下由不饱和脂肪酸转化而成。动物实验发现多聚不饱和脂肪酸能降低肺血管阻力,减少肺中性粒细胞浸润及微血管的渗透性,因而改善肺的气体交换。给予 ARDS 患者供给添加抗氧化剂的肠道营养 4 天以上,可达到减少肺中性粒细胞聚集、改善氧合、缩短机械通气时间及减少发生新的器官功能衰竭的机会,但供给免疫营养支持与否对死亡率无明显影响。综合各种临床资料显示,提供添加免疫营养素的营养支持对于 ARDS 患者具有非常的重要性。

第五章

急性呼吸窘迫综合征的原发病治疗

第一节 重症肺炎

重症肺炎是由各种病原微生物所致的肺实质性炎症,进而造成严重血流感染。临床上伴有急性感染的症状,多见于老年人,青壮年也可发病。临床表现可见呼吸频率≥30 次/分,低氧血症,$PaO_2/FiO_2 < 39.9$ kPa(300 mmHg),需要机械通气支持,肺部 X 线显示多个肺叶的浸润影,脓毒性休克,需要血管加压药物支持>4 小时以上,少尿。病情严重者可出现弥散性血管内凝血、肾功能不全而死亡。参考肺炎的分类,重症肺炎也可分为重症社区获得性肺炎和重症医院获得性肺炎,重症医院获得性肺炎又可分为两类,入院后 4 天以内发生的肺炎称为早发型肺炎,5 天或以上发生的肺炎称为迟发型肺炎,两种类型重症医院获得性肺炎在病原菌分布、治疗和预后上均有明显的差异。

一、病因

(一)易感因素

重症社区获得性肺炎最常见的基础病是 COPD;其次是慢性心脏疾病、糖尿病、酗酒、高龄、长期护理机构居住等;约有 1/3 的重症社区获得性肺炎患者在发病前是身体健康的。重症医院获得性肺炎的发生与患者的个体因素、感染控制相关因素、治疗干预引起的宿主防御能力变化等有关。患者相关因素包括多方面,如存在严重急性/慢性疾病、昏迷、严重营养不良、长期住院或围术期、休克、代谢性酸中毒、吸烟、合并基础性疾病、中枢神经系统功能不全、酗酒、COPD、呼吸衰竭等。

(二)病原微生物

病原体可以是单一致病微生物,也可以是混合致病微生物。重症社区获得性肺炎最常见的病原体为肺炎链球菌、军团菌、流感嗜血杆菌、革兰阴性肠杆菌(特别是克雷伯杆菌)、金黄色葡萄球菌、肺炎支原体、铜绿假单胞菌、呼吸道病毒及真菌。重症医院获得性肺炎早发型的病原体与重症社区获得性肺炎者类似;迟发型重症医院获得性肺炎多见革兰阴性菌如铜绿假单胞菌、鲍曼不动杆菌、嗜麦芽窄食单胞菌、大肠埃希菌、肺炎克雷伯杆菌、阴沟肠杆菌、伯克霍尔德菌;革兰阳性菌如金黄色葡萄球菌、肠球菌属、凝固酶阴性葡萄球菌;真菌以念珠菌为主。

二、临床表现

(一)一般症状

寒战、高热,但亦有体温不升者。可伴头痛,全身肌肉酸痛,口鼻周围出现疱疹。恶心、呕吐、腹胀、腹痛。体温在 $39 \sim 41$ ℃,脉搏细数,血压下降<12.0/8.0 kPa(90/60 mmHg)。神志模糊,烦躁不安,嗜睡,谵妄,抽搐和昏迷,四肢厥冷,出冷汗,少尿或无尿。

(二)体征

1.呼吸困难

呼吸急促无力或为深大呼吸,呼吸频率>30 次/分,鼻翼翕动,口唇及肢端发绀。肺病变部位语颤增强,叩诊浊音或实音,肺泡呼吸音减弱,可闻及干湿啰音,部分患者可闻及胸膜摩擦音。

2.咳嗽、咯痰、咯血

可为干咳、咳黏痰或脓性痰,有时咳铁锈痰或血痰,甚至咯血;伴发肺脓肿(厌氧菌感染)时可出现恶臭痰。

3.胸痛

胸痛多为尖锐的刺痛,咳嗽吸气时加重。

三、诊断

(一)诊断标准

(1)出现意识障碍。

(2)呼吸频率≥30 次/分。

(3)呼吸空气时,PaO_2<8.0 kPa(60 mmHg)、PaO_2/FiO_2<39.9 kPa(300 mmHg),需

行机械通气治疗。

(4)动脉收缩压<12.0/8.0 kPa(90/60 mmHg),并发脓毒性休克。

(5)胸部 X 线显示双侧或多肺叶受累,或入院 48 小时内病变扩大≥50%。

(6)血尿素氮>7 mmol/L,少尿,尿量<20 mL/h,或并发急性肾衰竭需要透析治疗。

但迟发型发病(入院>5 天、机械通气>4 天)和存在高危因素者,如老年人、慢性肺部疾病、其他基础疾病、恶性肿瘤、免疫受损、昏迷、误吸、近期呼吸道感染等,即使不完全符合重症肺炎规定标准,亦视为重症。

(二)辅助检查

1.病原学检查

(1)血培养:严重感染伴血流感染者,于抗菌药物使用前,可在血液中培养出致病菌。因此对所有重症患者均应留取两套血培养。

(2)有创检查:应用其他有创操作取得原本无菌部位的标本对肺炎诊断具有重要意义。常用有创检查如下:胸腔穿刺、经皮肺穿刺、支气管镜保护性毛刷、支气管肺泡灌洗、支气管吸取物定量培养、支气管镜检查。

(3)痰培养:在 24~48 小时可确定病原菌。重症肺炎患者如有脓痰则需要及时进行革兰染色涂片,出现单一的优势菌则考虑为致病菌,同时可解释痰培养的结果。与革兰染色相符的痰培养结果可进行种属鉴定和药敏试验。某些特殊染色如吉曼尼兹染色,可见巨噬细胞内呈紫红色细菌应考虑为军团菌可能。诊断卡氏肺孢虫病的金标准是在肺实质或下呼吸道分泌物中找到肺孢子菌包囊或滋养体。

(4)抗原检测:对住院的重症肺炎患者及任何出现肺炎伴胸腔积液的患者均需要应用免疫层析法进行尿肺炎链球菌抗原检测。因病情严重及流行病学或临床怀疑军团菌感染患者,需要进行尿液及血清军团菌抗原检测。其中,尿军团菌 Ⅰ 型抗原检测是最快捷的诊断或排除诊断方法,试验阴性则表明军团菌感染可能性不大,但并不能完全排除。隐球菌荚膜多糖抗原,对隐球菌感染均有非常好的诊断特异性。

(5)血清学试验:对于肺炎支原体、肺炎衣原体和军团菌感染,血清学试验在流行病学研究中的作用比个体诊治更重要。如果在治疗过程中考虑有非典型病原感染可能(如患者对 β 内酰胺类抗生素治疗无反应),那么血清学试验不应作为唯一的常规诊断试验,联合应用病原 IgM 抗体和聚合酶链反应检测可能是最敏感的检测方法。真菌由于痰培养阳性较低,近年来研究发现通过测定真菌的细胞壁成分半乳甘露聚糖和代谢产物 1-3-β-D 葡聚糖（G 试验）可提高对真菌感染的诊断能力。半乳甘露聚糖试验对肺曲霉病的诊断价值非常大，其诊断的敏感度和特异度均高达 90％左右。怀疑病毒感染者应进行病毒抗体检测。

（6）分子生物学试验：对于社区获得性肺炎患者，应用定量分子检测方法进行痰和血液中肺炎链球菌的检测可能有效，尤其是对于已经开始抗生素治疗患者，可以作为一个评估病情严重度的有用工具。在检测冬季常见的流感和呼吸道合胞病毒感染及非典型病原体方面，分子生物学试验提供了可行的检测方法，其结果可以及时地用于指导临床治疗。

2.血常规检查

白细胞计数$>30\times10^9$/L 或$<4\times10^9$/L，中性粒细胞多在 80％以上，并有中毒颗粒，核左移。累及血液系统时，可有血小板计数进行性下降，导致凝血功能障碍。卡氏肺孢虫病白细胞计数正常或稍高，约 50％病例的淋巴细胞减少，嗜酸性粒细胞轻度增高。

3.胸部 X 线检查

胸部 X 线检查早期表现为肺纹理增多或某一个肺段有淡薄均匀阴影，实变期肺内可见大片均匀致密阴影。重症医院获得性肺炎肺部有不同程度的片状、斑片状浸润性阴影或呈网状改变，部分患者进展迅速，呈大片状阴影；常为多叶或双侧改变，阴影吸收消散较慢；肺部阴影与症状、体征可不一致。卡氏肺孢虫病影像学表现主要涉及肺泡和肺间质改变。

4.胸部 CT 检查

胸部 CT 检查主要表现为肺多叶多段高密度病灶，在病灶内有时可见空气支气管征象，于肺段病灶周围可见斑片状及腺泡样结节病灶，病灶沿支气管分支分布。

5.动脉血气分析

PaO_2下降，PaO_2/$FiO_2$$<39.9$ kPa（300 mmHg）。早期产生呼吸性碱中毒，晚期出现代谢性酸中毒及高碳酸血症。

四、治疗

（一）一般治疗

卧床休息，注意保暖，摄入足够的蛋白质、热量和维生素，易于消化的半流质。监测呼吸、心率、血压及尿量。高热时可给予前额放置冰袋或乙醇擦浴，不轻易使用阿司匹林或其他退热剂。剧烈咳嗽或伴胸痛时可给予可待因 15～

30 mg口服。烦躁不安、谵妄者可服地西泮 5 mg 或水合氯醛 1.0～1.5 mg,不应用抑制呼吸的镇静剂。

(二)抗菌治疗

1.初始经验性抗菌治疗

对于经验性治疗重症肺炎患者应采取重锤猛击和降阶梯疗法的策略,在获得细菌学培养结果之前应早期使用足量的广谱抗生素,以抑制革兰阴性和革兰阳性的病原菌。抗生素应用原则是早期、足量、联合、静脉应用。查清病原菌后,可选用敏感抗生素。

(1)重症社区获得性肺炎治疗:合理运用抗生素的关键是整体看待、重视初始经验性治疗和后续的针对性治疗这两个连续阶段,并适时实现转换,一方面可改善临床治疗效果,另一方面可避免广谱抗生素联合治疗方案滥用而致的细菌耐药。早期的经验性治疗应有针对性地全面覆盖可能的病原体,包括非典型病原体,因为 5%～40%患者为混合性感染。

(2)重症医院获得性肺炎治疗:重症医院获得性肺炎早发型抗菌药物的选用与重症社区获得性肺炎治疗相同,重症医院获得性肺炎迟发型抗菌药物的选用以喹诺酮类或氨基糖苷类联合 β-内酰胺类。如耐甲氧西林。金黄色葡萄球菌感染时联合万古霉素或利奈唑胺;如真菌感染时应选用有效抗真菌药物;如流感嗜血杆菌感染时首选第二、三代头孢菌素、新大环内酯类、复方磺胺甲噁唑、氟喹诺酮类。

若有可靠的病原学结果,按照降阶梯简化联合方案调整抗生素,应选择高敏、窄谱、低毒、价廉药物,但决定转换时机除了特异性的病原学依据外,最重要的还是患者的临床治疗反应。如果抗菌治疗效果不佳,则应“整体更换”。抗感染失败常见的原因有细菌产生耐药、不适当的初始治疗方案、化脓性并发症或存在其他感染等。疗程长短取决于感染的病原体、严重程度、基础疾病及临床治疗反应等,一般链球菌感染者推荐 10 天。非典型病原体为 14 天,金黄色葡萄球菌、革兰阴性肠杆菌、军团菌为 14～21 天。重症医院获得性肺炎对抗感染治疗一般无效。

2.抗真菌治疗

根据患者临床情况选择经验性治疗、抢先治疗或针对性治疗的策略。目前应用的抗真菌药物有多烯类、唑类、棘白菌素类等。多烯类如两性霉素 B 虽然广谱、抗菌作用强,但毒性很大,重症患者难于耐受。近年研制的两性霉素 B 脂质体毒性明显减轻,且抗菌作用与前者相当。唑类如氟康唑、伊曲康唑及伏立康唑等,氟康唑常应用于念珠菌感染,但对非念珠菌及真菌疗效较差或无效;伏立康唑对念珠菌及真菌均有强大的抗菌作用,且可透过血-脑屏障。棘白菌素类如卡泊芬净,是通过干扰细胞壁的合成而起抗菌作用,具有广谱、强效的抗菌作用,与唑类无交叉耐药,但对隐球菌无效。对于病情严重、疗效差的真菌感染患者,可考虑联合用药,但需注意药物间的拮抗效应。抗真菌治疗的疗程应取决于临床治疗效果,根据病灶吸收情况而定,不可过早停药,以免复发。

3.抗病毒治疗

抗病毒药物分为抗 RNA 病毒药物、抗 DNA 病毒药物、广谱抗病毒药物。

(1)抗 RNA 病毒药物。①M_2离子通道阻滞剂:这一类药物包括金刚烷胺和金刚乙胺,可通过阻止病毒脱壳及其核酸释放,抑制病毒复制和增殖。M_2蛋白为甲型流感病毒所特有,因而此类药物只对甲型流感病毒有抑制作用,用于甲型流感病毒的早期治疗和流行高峰期预防用药。但该类药物目前耐药率很高。②神经氨酸酶抑制剂:奥司他韦、扎那米韦和帕拉米韦。各型流感病毒均存在神经氨酸酶,此类药物可通过黏附于新形成病毒微粒的神经氨酸酶表面的糖蛋白,阻止宿主细胞释放新的病毒,并促进已释放的病毒相互凝聚、死亡。③阿比多尔:是一种广谱抗病毒药物,对无包膜及有包膜的病毒均有作用,其抗病毒机制主要是增加流感病毒构象转换的稳定性,从而抑制病毒外壳 HA 与宿主细胞膜的融合作用,并能穿入细胞核直接抑制病毒 RNA 和 DNA 的合成,阻断病毒的复制,另外还可能具有调节免疫和诱导干扰素的作用,增加抗病毒效果。④帕利珠单抗:是一种 RSV 的特异性单克隆抗体,可用于预防呼吸道合胞病毒感染。

(2)抗 DNA 病毒药物。①阿昔洛韦:又称无环鸟苷,属核苷类抗病毒药物,为嘌呤核苷衍生物,在体内可转化为三磷酸化合物,干扰病毒 DNA 聚合酶从而抑制病毒复制,故为抗 DNA 病毒药物。②更昔洛韦:又称丙氧鸟苷,为阿昔洛韦衍生物,其作用机制及抗病毒谱与阿昔洛韦相似。③西多福韦:是一种新型开环核苷类抗病毒药物,与阿昔洛韦不同的是该药只需非特异性病毒激酶两次磷酸化催化,即可转化为活性形式,故对部分无法将核苷转化成单磷酸核苷(核酸)的DNA 病毒有效。西多福韦具有强抗疱疹病毒活性,对巨细胞病毒感染疗效尤为突出,可用于免疫功能低下患者巨细胞病毒感染的预防和治疗。

(3)广谱抗病毒药物。①利巴韦林:其磷酸化产物为病毒合成酶的竞争性抑制剂,可抑制肌苷单磷酸脱氢酶、流感病毒 RNA 聚合酶和 mRNA 鸟苷转移酶,阻断病毒 RNA 和蛋白质合成,进而抑制病毒复制和传播。②膦甲酸钠:主要通过抑制病毒 DNA 和 RNA 聚合酶发挥其生物效应。

(三)抗休克治疗

感染性休克属于血容量分布异常的休克,存在明显的有效血容量不足,治疗上首先应进行充分的液体疗法,尽早达到复苏终点:CVP 0.8~1.2 kPa(8~12 cmH$_2$O)、平均动脉压≥8.7 kPa(65 mmHg),尿量≥0.5 mL/(kg·h),混合血氧饱和度≥70%。在补充血容量后若血压仍未能纠正,应使用血管活性药物,根据病情可选择去甲肾上腺素等;若存在心脏收缩功能减退者,可联合应用多巴酚丁胺,同时应加强液体管理,避免发生或加重肺水肿,影响氧合功能及抗感染治疗效果。

(四)抗感染治疗

肾上腺糖皮质激素能够稳定溶酶体膜,减轻炎症和毒性反应,抑制炎症介质的产生,对保护各个脏器功能有一定作用。常用甲泼尼龙,主张大剂量,短程(不超过3天)治疗,必须在有效控制感染前提下应用,在感染性休克中,GC的应用越早越好,在组织细胞严重损害之前应用效果尤佳。一般建议应用氢化可的松200~300 mg/d,分2~3次,疗程共5~7天。

(五)呼吸支持治疗

重症肺炎常引起严重的呼吸衰竭,需应用机械通气。通气方式的选择应根据患者的神志、分泌物情况、呼吸肌疲劳程度、缺氧程度等因素而定。无创通气仅适用于神志清醒、病情稍轻的、合并COPD基础病患者或作为有创机械通气后的序贯治疗。合并严重呼吸衰竭或发展至ARDS的重症肺炎,应建立人工气道进行有创机械通气。发生ARDS时,其机械通气目前推荐的是保护性肺通气策略等。

(六)营养支持治疗

重症肺炎患者早期分解代谢亢进,目前建议以补充生理需要量为主,过多的热量补充反而对预后不利,且加重心脏负荷。病情发展稳定后则需根据患者体重、代谢情况而充分补充热量及蛋白,一般补充热量125.6~146.5 kJ,蛋白质1.0~1.5 g/kg,改善营养状态,有利于病情恢复及呼吸肌力增强、呼吸机撤离。

(七)维持或纠正重要器官功能

随着病情进展,重症肺炎可引起多器官功能损害,常见有肾、消化道、肝、内分泌、血液等器官或系统的功能损害,故在临床上应密切监测机体各器官功能状况。一旦出现器官功能受损,根据程度的不同而采用相应的治疗措施。

(八)预防性措施

重症医院获得性肺炎的预后较差,死亡率相当高,增加死亡率的因素有菌血症,尤其是由铜绿假单胞菌、不动杆菌属细菌、肺炎克雷伯杆菌等引起的菌血症、多重耐药菌、合并其他内科疾病及不适当的抗生素治疗。

临床上可采用有效措施,降低医院获得性肺炎、重症医院获得性肺炎的发生率。预防性措施包括多个方面,如避免误吸(或微误吸)的发生、加强物理治疗避免肺不张、采用半卧位口腔护理、护理人员的教育等。医护人员在临床工作中需特别注意的是手部卫生,按规范的方法勤洗手,可减少交叉感染。

第二节　慢性阻塞性肺疾病急性加重期

慢性阻塞性肺疾病(chronic obstructive pulmonarydisease,COPD)是一种可以预防和治疗的常见疾病,其特征是持续存在气流受限。气流受限呈进行性发展,伴有气道和肺对有害颗粒或气体所致慢性炎症反应的增加。COPD急性加重期(acute exacerbation chronic obstructive pulmonary disease,AECOPD)是指在疾病过程中,短期内咳嗽、咳痰、气短和/或喘息加重,痰量增多,呈脓性或黏液脓性痰,可伴发热等症状,并需改变COPD的基础日常用药者。加强对AECOPD的判定与治疗是治疗和控制COPD进展的关键。

一、病因

(一)基本因素

1.吸烟

吸烟既是COPD重要的发病因素,也是促使COPD不断加重的诱发因素。吸烟者肺功能的异常发生率高,第一秒呼气量的年下降率较快,吸烟者死于COPD的人数较非吸烟者明显多。

2.职业性粉尘和化学物质

当职业性粉尘及化学物质(烟雾、变应原、工业废气及室内空气污染等)的浓度过大或接触时间过久,均可导致COPD发生,进而使气道反应性增加,使COPD急性加重。

3.空气污染

化学气体如氯、二氧化氮、二氧化硫等,对支气管黏膜有刺激性和细胞毒性作用。空气中的烟尘或二氧化硫明显增加时,COPD急性发作显著增多。其他粉尘如二氧化硅、煤尘、棉尘、蔗尘等也刺激支气管黏膜,使气道清除功能受损害,为细菌侵入创造了条件。烹调时产生的大量油烟和生物燃料产生的烟尘与COPD发病有关,生物燃料所产生的室内空气污染可能与吸烟具有协同作用,可引起COPD急性发作。

4.感染

呼吸道感染是COPD发病和加剧的另一个重要因素,肺炎链球菌和流感嗜血杆菌可能为COPD急性发作的主要病原菌。病毒也对COPD的发生和发展起作用。儿童期重度下呼吸道感染和成年时的肺功能降低及呼吸系统症状发生有关。

5.气道功能受损

吸烟、氯气污染、有害颗粒均损害支气管纤毛上皮;支气管黏膜过度产生黏液,抑制分泌物的正常排泄;巨噬细胞和中性粒细胞的吞噬功能受损,影响下气道的清除功能。

6.社会经济差异

AECOPD的发病与患者社会经济差异相关,社会经济相对差的人群发病率较高,这可能与各自的生活环境、空气污染的程度不同,营养状况、医疗水平不同等因素有关。

(二)诱发因素

常见诱发因素有以下几种。

(1)寒冷、气候变化或受凉。

(2)空气污染。

(3)劳累、精神刺激等。

(4)上呼吸道感染,大约2/3的病例由感染所致,其中非典型微生物和病毒感染约占1/3。AECOPD的诱因与引起COPD发病因素往往一致,这些因素促使COPD发生、发展,因此,避免这些诱发因素,可预防COPD的发生,对于COPD患者来说,可预防急性加重的发作,避免病情恶化。

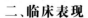

二、临床表现

(一)症状

1.咳嗽、咳痰

咳嗽初起早晨加重,以后晚上也明显。痰量增加,痰呈脓性或黏液脓性,痰的颜色变为黄色或绿色提示有细菌感染。

2.气短、喘息

气短逐渐加重,尤其活动后明显。有的患者发生喘息。

3.其他

AECOPD后期发生低氧血症和/或高碳酸血症;并可发生肺源性心脏病。有些患者会伴有发热、白细胞计数升高等感染征象。此外,亦可出现全身不适、下肢水肿、失眠、嗜睡、日常活动受限、疲乏、抑郁和精神错乱等症状。

(二)体征

COPD患者早期体征不明显。随着病情的发展,视诊可见胸廓前后径增大,剑突下胸骨下角增宽(桶状胸),呼吸运动减弱,部分患者呼吸变浅、频率增快,严重者可有缩唇呼吸等;触觉语颤减弱或消失;叩诊呈过清音,心浊音界缩小或不易叩出,肺下界和肝浊音界下移,肺下界活动度减少;听诊呼吸音普遍减弱。

三、诊断

(一)诊断依据

一般情况下,根据吸烟等高危因素史,临床症状和体征等资料,临床可以怀疑AECOPD。

(二)AECOPD临床严重程度分级

目前评价COPD严重程度的肺功能分级主要针对COPD稳定期,对AECOPD的严重程度评价尚未达成共识。根据临床症状、动脉血气及重要器官的功能障碍进行AECOPD分级(表5-1),可供临床参考。

表5-1　AECOPD临床严重程度分级

分级	特征
Ⅰ级(轻度)	咳嗽加剧,痰量增加或者发热等症状;吸空气时 PaO_2 基本正常
Ⅱ级(中度)	上述 COPD 急性加重症状;吸空气时 $PaO_2 < 8.0$ kPa(60 mmHg)和/或 $PaCO_2 > 6.7$ kPa(50 mmHg)

续表

分级	特征
Ⅲ级(重度)	上述 COPD 急性加重症状；吸空气时 $PaO_2 < 8.0$ kPa(60 mmHg)和/或 $PaCO_2 > 6.7$ kPa(50 mmHg)；伴其他重要器官的功能衰竭，如意识障碍，休克，肝、肾衰竭和上消化道出血等

(三)辅助检查

1.肺功能测定

AECOPD 患者常难以满意地完成肺功能检查。当 $FEV_1 < 50\%$ 预计值时，提示为严重发作。

2.动脉血气分析

静息状态下在海平面呼吸空气条件下，$PaO_2 < 8.0$ kPa(60 mmHg)和/或 $SaO_2 < 90\%$，提示呼吸衰竭。如 $PaO_2 < 6.7$ kPa(50 mmHg)，$PaCO_2 > 9.3$ kPa(70 mmHg)，pH < 7.30 提示病情危重，需进行严密监护或入住 ICU 行无创或有创机械通气治疗。

3.影像学检查、心电图检查

胸部 X 线影像有助于 AECOPD 与其他具有类似症状的疾病相鉴别。心电图对心律失常、心肌缺血及右心室肥厚的诊断有帮助。螺旋 CT、血管造影和血浆 D-二聚体检测在诊断 AECOPD 患者发生肺栓塞时有重要作用，低血压或高流量吸氧后 PaO_2 不能升至 8.0 kPa(60 mmHg)以上可能提示肺栓塞的存在，如果临床上高度怀疑合并肺栓塞，则应同时处理 COPD 和肺栓塞。

4.血常规检查

血红细胞计数及血细胞比容有助于了解有无红细胞增多症或出血。部分患者血白细胞计数增高及中性粒细胞核左移可为气道感染提供佐证。但通常白细胞计数并无明显改变。

5.实验室检查

对 AECOPD 有脓性痰者，在给予抗生素治疗的同时应进行痰培养及细菌药物敏感试验，若患者对初始抗生素治疗反应不佳时，可根据痰培养结果和药敏试验，及时更换敏感的抗菌药物。

四、治疗

(一)控制性氧疗

氧疗是 AECOPD 住院患者的基础治疗。无严重并发症的 AECOPD 患者氧疗后易达到满意的氧合水平[$PaO_2 > 8.0$ kPa(60 mmHg)或 $SaO_2 > 90\%$]。但宜给予低浓度吸氧,吸入氧浓度一般不超过 35%,吸入氧浓度过高,可能发生潜在的 CO_2 潴留及呼吸性酸中毒。给氧途径包括鼻导管或 Venturi 面罩,其中 Venturi 面罩能更精确地调节吸入氧浓度。氧疗 30 分钟后应复查动脉血气,以确认氧合满意,且未引起 CO_2 潴留及呼吸性酸中毒。

(二)抗感染治疗

AECOPD 多由细菌感染诱发,故抗感染治疗在 AECOPD 治疗中具有重要地位。当患者呼吸困难加重,咳嗽伴有痰量增多及脓性痰时,如果仅有两个症状且其中一个是脓性痰时也推荐使用抗菌药物,包括病情危重需要机械通气的患者。应根据 COPD 严重程度及相应的细菌分布情况,结合当地常见致病菌类型及耐药流行趋势和药物敏感情况尽早选择敏感抗生素。如对初始治疗方案反应欠佳,应及时根据细菌培养及药敏试验结果调整抗生素。要根据细菌可能的分布采用适当的抗菌药物治疗。抗菌治疗应尽可能将细菌负荷降低到最低水平,以延长 COPD 临床缓解期的持续时间。长期应用广谱抗生素和糖皮质激素易继发深部真菌感染,应密切观察真菌感染的临床征象并及时采用防治真菌感染的措施。

(三)支气管舒张剂的应用

短效 β_2 受体激动剂较适用于 AECOPD 的治疗,若效果不显著,可加用抗胆碱能药物,如异丙托溴铵、噻托溴铵等。对于较严重的 AECOPD 者,可考虑静脉滴注茶碱类药物,由于茶碱类药物血药浓度个体差异较大,治疗窗较窄,监测血清茶碱浓度对于评估疗效和避免不良反应的发生都有一定意义。β_2 受体激动剂、抗胆碱能药物及茶碱类药物由于作用机制不同,药代学及药动学特点不同,且分别作用于不同大小的气道,所以联合应用可获得更大的支气管舒张作用,但联合应用 β_2 受体激动剂和茶碱类时,应注意心脏方面的不良反应。

(四)GC 的应用

AECOPD 住院患者宜在应用支气管舒张剂的基础上,口服或静脉滴注 GC,激素的剂量要权衡疗效及安全性,建议口服泼尼松 30～40 mg/d,连续 7～10 天后逐渐减量停药;也可以静脉滴注甲泼尼龙 40 mg/d,3～5 天后改为口服。延长给药时间或加大激素用量不能增加疗效,反而会使不良反应增加。

(五)机械通气治疗

可根据病情需要给予无创或有创机械通气,一般首选无创机械通气。机械通气,无论是无创或有创方式都只是一种生命支持方式,在此条件下,通过药物治疗尽快消除 AECOPD 的原因,使急性呼吸衰竭得到逆转。

1.无创机械通气

AECOPD 患者应用无创机械通气可增加潮气量,提高 PaO_2,降低 $PaCO_2$,减轻呼吸困难,从而降低气管插管和有创机械通气的使用,缩短住院天数,降低患者病死率。使用无创机械通气要注意掌握合理的操作方法,提高患者依从性,避免管路漏气,从低压力开始逐渐增加辅助吸气压和采用有利于降低 PaO_2 的方法,从而提高无创机械通气的效果。

2.有创机械通气

在积极药物和无创机械通气治疗后,患者呼吸衰竭仍进行性恶化,出现危及生命的酸碱失衡和/或神志改变时宜用有创机械通气治疗。拔出气管插管后,根据情况可采用无创机械通气进行序贯治疗。

AECOPD 患者存在撤机困难问题。其一是因肺过度膨胀、肺大疱、肺气肿形成,肺功能差。其二是撤机过程发生高碳酸血症。其三是呼吸肌力量的衰竭导致呼吸衰竭。其四是人工气道细而长或痰痂阻塞管腔、患者咬管等加重呼吸负荷。其五是再次支气管肺感染。其六是精神依赖等。因此,要事先设计一系列撤机计划,争取撤机成功。

(六)其他治疗

在严密监测出入量和血电解质的情况下,适当补充液体和电解质,注意维持液体和电解质平衡;注意补充营养,对不能进食者需经胃肠补充要素饮食或给予静脉高营养;对卧床、红细胞增多症或脱水的患者,无论是否有血栓栓塞性疾病史,均需考虑使用肝素或低分子肝素,预防深静脉血栓形成和肺栓塞;注意痰液引流,采用物理方法排痰和应用化痰排痰药物,积极排痰治疗;识别并治疗冠状动脉粥样硬化性心脏病、糖尿病、高血压等伴随疾病和其他并发症,如休克、弥散性血管内凝血、上消化道出血、胃肠功能不全等。

第三节　肺　挫　伤

肺挫伤是常见的肺实质损伤,其病理变化以受伤部位的水肿和出血而无肺表面的裂伤为特征。其在胸部钝性伤中常见,发生率为钝性胸部伤的 30%～75%,病死率为 14%～40%。如不及时有效地处理,会发展成 ARDS,后果更为严重,可因呼吸、循环衰竭而死亡。

一、病因

胸部钝性伤,如车祸、挤压伤、减速伤、坠落伤、猛烈钝器伤等,暴力局限时可引起小面积肺挫伤,暴力强大时可引起肺叶或整个肺实变。其发病机制是当暴力作用于胸壁,使胸腔受到挤压,增高的胸内压力压迫肺组织,引起肺毛细血管破裂出血;当外力消除,变形胸廓弹回时,胸内骤然的负压又可导致原损伤区的附加损伤,肺毛细血管破裂和出血加重。损伤初期,肺间质水肿、淤血,血液渗出至肺泡内,而大多数肺泡壁是完整的。12～24 小时后,炎性介质的释放,使毛细血管通透性增加,大量炎性细胞和单核细胞渗入挫伤肺泡及间质内,肺泡结构破坏萎陷,且因渗出液及细胞碎屑的积聚又使损伤区周围间质毛细血管受压萎陷,肺毛细血管内压力升高,血流减少,肺组织实变,失去弹性,从而使肺损伤区及其周围的肺组织失去气体交换功能,引起全身低氧血症和 CO_2 蓄积。肺血流减少缺氧、酸中毒、肺泡水肿造成 I 型肺泡上皮细胞损害,抑制肺泡表面活性物质的产生,形成肺泡透明膜,引致肺泡不张,右向左血液分流量增多,继发成人ARDS。

二、临床表现

(一)单纯性肺挫伤

单纯性肺挫伤临床症状轻微,常被并发的胸部其他损伤如皮肤挫伤、皮下瘀血、肋骨骨折、胸骨骨折、反常呼吸等的征象所掩盖。呼吸困难也可以很轻,但有咳泡沫性血痰。患侧肺可闻及湿性啰音。

(二)呼吸功能不全性肺挫伤

呼吸功能不全性肺挫伤除咳泡沫样血性痰及其伴发损伤的征象外,创伤后早期即有明显的鼻翼翕动、呼吸困难、呼吸浅快(35 次/分)、胸闷、发绀、心动过速等,患侧肺有湿性啰音,呼吸音减弱甚至消失。如不及时处理则易发生ARDS。

三、诊断

(一)病史

肺挫伤常发生于交通事故、坠跌、挤压及高速钝性武器击中等情况下,致伤暴力强大。

(二)临床症状与体征

临床症状与体征(见上述)。

(三)辅助检查

1.胸部 X 线检查

胸部 X 线检查是诊断肺挫伤的重要手段,主要有两种基本类型。

(1)肺浸润性病变,呈斑片状边缘模糊的毛玻璃样大片浸润阴影,最轻型者也可呈现边缘清晰的小片状密度增高影,严重者可呈现整个肺叶乃至全肺一致性高密度实变阴影,是由肺泡内出血或出血进入支气管内所致。另外患侧横膈下移,是由肿胀膨大的肺推移横膈所致。

(2)沿支气管分布呈线状的浸润影,是由小支气管周围出血所引起。

胸部 X 线检查结果的严重程度与临床呼吸困难的严重程度不一定成正比关系,此点尚难得到满意的解释,可能与患者体质、外伤强度与着力点有关。

胸部 X 线检查所呈现的变化于伤后 1 小时即可出现,但有 30% 患者可延迟到 4~6 小时后才出现。因此,怀疑肺挫伤时应连续复查胸部 X 线。经治疗后48~72 小时开始吸收,2~3 周后才能完全清晰。

2.动脉血气分析

单纯性肺挫伤 PaO_2 可正常或轻度下降,经吸纯氧 1 小时后,PaO_2 可以>39.9 kPa(300 mmHg),说明肺内无明显右向左分流。呼吸功能不全性肺挫伤动脉血气分析有明显低氧血症,而 $PaCO_2$ 可正常或稍低,肺内右向左分流比值(Q_s/Q_t)显著升高,可达 20% 或以上。由于右向左分流量增加,在吸纯氧,甚至机械通气时,PaO_2 仍可较正常为低[<39.9 kPa(300 mmHg)],肺泡-动脉氧差明显升高[>46.6 kPa(350 mmHg)]。由于代偿作用,心排血量增加,动静脉氧差减低。上述改变,伤后数小时或数天才出现,故应对患者进行连续血气监测。

3.CT 检查

CT 检查表现为肺纹理增多、增粗,轮廓模糊,伴有斑点状阴影或边缘模糊不清的片絮状影。CT 敏感性高,可明确损伤部位、性质、程度,尤其对伤势严重且有复合伤的患者,可快速明确诊断,大大提高治愈率。

四、治疗

(一)单纯性肺挫伤

单纯性肺挫伤无须特殊治疗,给予止痛、鼓励排痰即可很快康复。但在治疗早期仍需密切临床观察,重复胸部影像学检查和血气分析,监视单纯性肺挫伤转变为呼吸功能不全性肺挫伤的可能。

(二)呼吸功能不全性肺挫伤

1.及时处理合并伤

呼吸功能不全性肺挫伤合并伤常见胸廓骨折、浮动胸壁、内脏损伤、气胸、血胸等,凡有多发性合并伤尤其是颅脑损伤者应施行预防性机械呼吸;肺挫伤合并心脏挫伤伴有低心排时,应行预防性机械呼吸;若患者因合并伤手术已做气管插管,则应继续应用1~2天PEEP;反常呼吸本身不是应用机械呼吸的指征,但由于软化的胸壁阻碍挫伤肺组织的膨胀,故应考虑早期应用机械呼吸。

2.保持呼吸道畅通

在应用止痛药的前提下,拍击患者背部,变换患者体位,鼓励患者咳嗽,做深吸气及腹式呼吸运动,协助患者排痰,必要时可采用鼻导管吸痰。呼吸困难显著,潮气量低,有分泌物潴留时应及时进行气管切开,有支气管痉挛时可应用解痉药物,为了避免肺不张,预防感染,应考虑早期应用呼吸机治疗但必须力求避免长期应用机械呼吸。

3.机械通气

严重肺挫伤后常有呼吸窘迫和低氧血症,应及早气管插管行机械通气治疗。

近年来对严重肺挫伤及ARDS提出了一些新的通气模式,如保护性通气的新概念。保护性通气包括低潮气量、最佳PEEP、允许性高碳酸血症等。采用6 mL/kg体重的潮气量,中等水平的PEEP可以满足肺挫伤患者的氧合需要,同时又可以减少并发症的发生,应用小潮气量和限制压力可使分钟肺泡通气量降低,$PaCO_2$随之升高,只要$PaCO_2$上升速度不是太快,肾脏有时间进行代偿,维持$pH>7.20\sim7.25$,则机体可以耐受,称为允许性高碳酸血症。此外,有人利用液体通气可以明显改善肺的通换气功能和减轻肺部炎症。也有报道在采用机械通气的同时间歇吸入NO气体,可使患者的血氧饱和度明显上升,达到降低通气压力的目的。

4.防治感染

肺部感染是常见的并发症,可加重呼吸功能不全,故所有肺挫伤患者均应给予广谱抗生素。

5.肾上腺皮质激素的应用

肾上腺皮质激素能阻止许多胺类的互相作用,从而减轻炎症反应,抑制毛细血管壁通透性增高及渗出,促进肺泡表面活性物质的产生,以促进肺挫伤康复,预防 ARDS 发生。氢化可的松 30～50 mg/(kg·d)或地塞米松 1～1.5 mg/(kg·d),但不宜长期应用,一般以 3 天为宜。

6.限制水分及晶体液输入

医源性原因是促进肺挫伤并发呼吸功能不全的重要原因。如果大量输入晶体溶液,可触发 ARDS 使病情恶化。可适量输注清蛋白、血浆或全血以补充血容量的不足。如果复苏时已输入大量液体,可给予利尿剂,呋塞米能减轻肺静脉收缩,先降低肺毛细血管床的静脉压,继而产生利尿效果,一般用量为 40～80 mg,有助于肺水肿的消退。

7.手术治疗

肺挫伤本身并无手术指征,发现严重合并伤,如张力性气胸、活动性出血、心包压塞、广泛性肺裂伤、膈肌破裂等,应及时开胸探查。大范围胸壁软化,机械通气仍不能维持呼吸时可考虑肋骨悬吊术或肋骨内固定术。

8.其他治疗

针对肺挫伤的损伤机制,采用相应的药物进行治疗,如抗氧化剂、蛋白酶抑制剂、肝素和右旋糖酐-40、钙通道阻滞剂及外源性肺泡表面活性物质等,此外还可采用 ECMO 治疗严重肺挫伤。

第四节 氧 中 毒

由高压氧或高分压氧下时间过长所致机体组织器官的功能与结构发生病变称为氧中毒。脑、肺及眼是氧中毒易患部位。为此习惯上按中毒发生部位将氧中毒分为脑型、肺型和眼型。但事实上氧中毒时,机体各系统同时受影响,只是程度不同,如脑型氧中毒,同时可有肺功能损害,反之亦然。氧中毒的发生受多种因素影响,存在较大的个体差异和时间差异。

一、病因

(一)常见因素

导致氧中毒的主要原因是氧的压力时间效应量超过机体的可耐受能力。中毒的发生率与中毒深度是与氧分压时间(治疗压力与吸入高浓度氧的时间)成正比。脑型氧中毒多为氧分压过高(在 2.5 ATA 以上的压力环境中吸纯氧)。而肺型氧中毒多为高氧分压下的时间过长。即随吸氧时间的延长,中毒逐渐加重。常压下吸纯氧,6~12 小时后可发生胸骨后疼痛;12~18 小时结膜、鼻咽、肺部均可出现刺激症状,肺活量下降;连续吸氧 24 小时后,可发生支气管肺炎。而吸 2 ATA 的高压氧,3 小时左右肺活量下降,4 小时胸骨后有刺激感,5 小时可出现咳嗽,10~12 小时可发生明显的肺型氧中毒。

(二)易感因素

(1)急性缺氧或中毒的损伤期,神经髓鞘受损后对病理氧化的耐受性降低,容易发生脑型氧中毒和心肌受损。

(2)代谢亢进:发热、甲状腺功能亢进、抽搐、甲状腺素、泼尼松、肾上腺素、去甲肾上腺素等可诱发或加重脑型氧中毒。

(3)有肺部感染者易发肺型氧中毒。

(4)体质衰弱。

(5)缺乏维生素 E、维生素 C 及微量元素硒等情况时,清除过氧化物和氧自由基能力减弱,也易于发生氧中毒。

(三)发生机制

(1)高压氧可收缩血管,使血管通透性降低,高压氧过量则导致血管痉挛,则使毛细血管壁通透性增加,发生组织水肿。眼氧中毒时有视网膜脱离(是视网膜下水肿过度所致)。

(2)神经体液因素:实验发现,垂体切除和肾上腺切除后的动物氧中毒程度减轻,泼尼松或肾上腺素可使肺型氧中毒程度加重,提示肺型氧中毒存在垂体-肾上腺皮质的参与。

(3)动物实验发现高压氧可使肺表面活性物质减少。肺型氧中毒时,肺泡壁的分泌细胞(Ⅰ型细胞)内板层小体的膜受损,使其分泌肺表面活性物质的功能减弱或丧失。肺表面活性物质减少将使肺泡表面张力增加而趋于不稳定,甚至萎陷,造成肺不张及其他病理损害。

(4)酶受抑制:氧中毒的某些可逆性病理变化与相关的酶受抑制有关。膜受损后,可完全抑制"膜伴"酶相应的各种作用,从而引起神经系统永久性损伤。

(5)神经递质:氧惊厥时血及下丘脑中 β-内腓肽升高,垂体内显著下降;应用 β-内腓肽抗血清可延长氧惊厥的始发和减轻其程度。肺型氧中毒时肺内心房钠尿肽减少,血浆内心房钠尿肽则升高。静脉注射心房钠尿肽,能部分抑制高压氧对肺组织及肺泡内磷脂的破坏作用,从而保护肺表面活性物质。高压氧下 γ-氨基丁酸和精氨酸加压素合成减少,脑内 γ-氨基丁酸和人精氨酸加压素浓度降低,进而诱发氧惊厥。

(6)氧自由基:脑氧中毒程度与脑内脂质过氧化物含量增高及乙酰胆碱酯酶活性降低相关。因此有人认为氧中毒的根本原因是高压氧下体内氧自由基、"超氧化自由基"增多所致。因为氧自由基可引起脂质过氧化和巯基基团氧化。脂质过氧化可损伤细胞膜和细胞器。巯基基团氧化可使含巯基酶受抑制、能量代谢障碍、ATP 生成及蛋白质和核酸合成受阻,从而导致细胞功能障碍。

二、临床表现

(一)肺型氧中毒

肺型氧中毒的表现包括毛细血管内皮细胞和肺泡上皮细胞的破坏,肺泡细胞增生、水肿、出血,肺动脉壁增厚和玻璃样变、纤维增生,肺膨胀不全。最终导致严重的气体交换障碍而发生缺氧、死亡。

1.症状

肺型氧中毒的症状类似于支气管肺炎,始于胸骨后和隆突部位并不断扩散至整个支气管树。最初为轻度的痒,偶尔会有咳嗽。以后气管的刺激会不断加重,范围也越来越大,咳嗽也越来越频繁。严重时,气管内有烧灼感,吸气时加重,并伴有不可控制的咳嗽。继续进展会出现呼吸困难,逐渐加重。在 200.0 kPa(1 500 mmHg)高压氧暴露结束后,明显的肺氧中毒症状会在 2～4 小时内消失。全部症状要在 1～3 天内才能消失。在此期间用力时还可能出现呼吸困难。此时,如果存在上呼吸道感染,可能导致在以后的几周内症状复发。

2.体征

肺部听诊,常无明显的阳性发现。严重时,出现水泡音、发热、鼻黏膜充血等表现。

(二)脑型氧中毒

脑型氧中毒的表现包括从局部的肌肉震颤直至全身的强直性、阵发性痉挛,如果继续暴露,可导致进行性神经损害,永久性丧失活动能力,最终死亡。

脑型氧中毒发生的整个过程大体上可分为 4 个阶段,最典型、最剧烈的表现是惊厥样大发作。

1.潜伏期

从开始呼吸高分压氧到出现症状的这段时间称为潜伏期,氧分压愈高,潜伏期愈短。这段时间代表了一段没有症状的、毒性效应在缓慢发展的阶段,在此期间如果氧分压恢复到正常,机体的毒性表现将会快速而完全地恢复。肺型氧中毒也存在这样一段潜伏期。

2.前驱期

在此阶段,大多患者首先出现下列一个或数个先兆症状:面色苍白、出汗、心动过缓、气哽感觉、困倦、情绪低落、欣快感、焦虑不安、行为变化(烦躁、无兴趣、笨拙等);视觉症状(视敏度丧失、眼花、眼球横向运动、亮度下降、视野缩小等);听觉症状(音乐声、铃声、敲击声等);嗅觉异常、味觉异常;呼吸变化(气喘呼噜声、打嗝、吸气优势、膈肌痉挛等);严重的恶心、痉挛性呕吐、眩晕、嘴唇颤动或抽搐、面颊和鼻抽搐、心悸、上腹部紧张。其中口面部肌肉颤动较常见。需要注意的是,前驱期的这些表现,有时在脑型氧中毒的发展过程中并不会出现,患者会突然地晕厥,或出现惊厥样大发作,或者刚出现前驱期表现后很快就发生惊厥。

3.惊厥期

前驱期过后,很快会出现癫痫大发作样全身强直-阵发性痉挛。开始时是僵硬的强直阶段,表现为意识突然丧失、颈项和四肢强直。紧接强直期后,出现约30秒的阵挛期,几乎所有肌肉都反复、强有力地抽搐,持续约1分钟,然后逐渐停止。发作时意识丧失,常伴有大小便失禁。这种类型的惊厥特称为氧惊厥。在强直和阵挛期内,呼吸基本上是停滞的,阵挛期结束后,则会出现猛烈的过度通气,这是由潴留的 CO_2 和代谢性酸化刺激产生的。如果继续暴露于高压氧中,这种全身强直-阵发性痉挛会反复发作。但如果停止吸氧,意识会在几分钟内恢复,在随后的 5~30 分钟内,大脑功能也会逐渐恢复。与癫痫导致的发作时伴随着低氧不同,在氧惊厥时,脑内仍然是高氧状态,因为肺泡内气体的氧分压是高的,同时也是因为存在明显的高碳酸血症和脑血流量较高。除了会导致身体出现损伤或溺水等损害外,单次的氧惊厥并不会产生有害的后遗症。

发生严重氧惊厥的患者在离开高压氧环境后重新呼吸空气的数分钟内,仍有可能出现比较严重的神经症状,包括可能发生 1~2 次惊厥,称为"撤氧效应"。"撤氧效应"有时在减压刚开始时就可能发生。需要注意,由于发作时伴有屏气,所以如继续减压很可能会导致致命的肺气压伤。所以此时应保持环境压力恒定,直至恢复正常的呼吸。

4.昏迷期

发生惊厥后如仍未脱离高氧环境,就会进入昏迷期,表现为昏迷不醒,呼吸困难加重,直至死亡。

(三)眼型氧中毒

高压氧对眼的毒副作用比较复杂,包括眼氧中毒,还有因高压氧的收缩血管作用,使血流减少导致的不良后果。此外还有目前尚未认知的一些其他因素。

(1)长期进行高压氧治疗(连续150次以上),可引起近视、白内障、视力下降。有人认为,近视的改变是发生核性白内障的一个先兆。由于高浓度氧对晶状体蛋白的氧化损伤,形成高密度的大分子聚合物,晶状体混浊,诱发核性白内障。高压氧治疗所致的核性白内障发展极快,也支持了核性白内障形成的氧化学说。

(2)视力和视野变化:高压氧治疗可引起视网膜等血管的过度收缩或痉挛,造成急性眼底缺血,使眼的营养物质不足,导致视野缩小,视力下降等。曾有患者在高压氧治疗过程中出现视力下降或视力丧失,一般在停用高压氧后数分钟至数天内视力恢复,严格控制压力时限的常规高压氧一般不会引起视力变化。

(3)晶状体变化:长期高浓度的氧对未成熟胎儿组织的生长和发育有干扰,会引起畸形;若发生晶状体后纤维化,则可能导致失明。

(4)对眼压的影响:以往将青光眼作为高压氧治疗的禁忌证,担心高压氧会进一步增高眼压,引起青光眼恶化。近期许多研究表明,高压氧不会引起眼压增高,而且国内外均有高压氧能降低眼压的报告。

三、诊断

(一)诊断依据

根据病史和临床表现一般不难诊断。但在用高压氧救治危重病患者时,应密切观察病情变化,努力做到早期诊断,及时处理。

(二)辅助检查

1.胸部 X 线检查

健康人体发生肺型氧中毒前后 X 线检查通常不能观察到明显异常。临床采用高压氧治疗的患者,在长时间吸氧后,可能会出现肺密度增高阴影,持续暴露会不断扩大并融合。当氧分压降低至86.0 kPa(645 mmHg)以下时,变化通常会逐渐消失。

2.肺功能测定

(1)吸气功能:通过测定肺活量的改变可以监测肺型氧中毒的发生和进展情况。在整个高氧暴露过程中,肺活量会渐进性降低,在停止高压氧暴露后,数小时间内肺活量可能还会持续下降,通常需要数天才能恢复正常。肺型氧中毒早期,吸气功能受损还表现为1秒钟最大吸气量下降,最大吸气量在1秒钟吸气量中的比例下降,最大吸气中期流速下降等。

(2)呼气功能:最大呼气中期流速仅在>200.0 kPa(1 500 mmHg)的压力中暴露后才有下降,呼气中期流速的密度依赖性也会明显下降。

(3)肺弹性:资料表明,经200.0 kPa(1 500 mmHg)的高压氧暴露近9小时后,肺顺应性下降;吸100.0 kPa(750 mmHg)的高压氧40小时后,动态肺顺应性也会下降。氧毒性导致的肺顺应性下降应该和静息状态下吸氧时吸收性肺膨胀不全导致的顺应性下降区分开来,特别是在肺容积低的时候,前者完全恢复需要5小时左右,而后者在深吸气时即可完全恢复。

(4)气道阻力:在高氧性肺损伤的早期阶段,大气道阻力都没有明显改变。但持续暴露于毒性水平的高氧环境中,最终会因水肿形成和其他损伤导致呼吸道损害。

(5)肺气体交换:经高压氧暴露后,肺对CO的排除能力可显著下降,可能是进行性肺上皮细胞和内皮细胞气血屏障功能损伤导致的。此外,尽管肺型氧中毒最终会导致致命的低氧血症,但肺对氧气的交换功能却不太容易受到明显影响。

长时间暴露于压力较低、毒性较小的氧中,会导致肺泡膜增厚。如吸100.0 kPa(750 mmHg)的高压氧30~74小时,肺泡膜扩散能力可下降30%。

(6)肺泡-毛细血管渗透性:在肺机械运动功能变化之前,肺泡-毛细血管渗透性增加可能是肺型氧毒性的早期表现。资料显示,人体经96.0~100.0 kPa(720~750 mmHg)的高压氧暴露15.5~18.0小时后,出现轻微的胸骨后不适,肺泡灌洗液检查发现清蛋白增加了67%,总蛋白增加了90%,转铁蛋白增加了111%。肺泡-毛细血管渗透性增加很容易被逆转,通常不会导致肺气体交换功能损伤。

四、治疗

(一)一般治疗

氧中毒一般情况下无需特殊的治疗方法,主要以预防为主。

防治氧中毒的发生,首先应避免不必要的高浓度氧吸入。低浓度氧疗既可改善因通气不足和通气/血流比例失调所致的COPD呼吸衰竭时的缺氧,又可防止CO_2潴留的加重。而对因换气功能损害的呼吸衰竭患者,需高浓度氧疗,亦应根据病情,采取下列综合措施,在改善组织缺氧条件下,逐步降低吸氧浓度,以减轻氧的不良反应。

(1)需吸高浓度氧的患者宜尽早做鼻或口鼻面罩 PEEP、反比通气、HFJV 或 Bi-CPAP 机械通气。Bi-CPAP 为允许在两个 PEEP 水平[2.5～3.5 kPa、0.5～1.0 kPa(25～35 cmH$_2$O、5～10 cmH$_2$O)]上间断随意自主呼吸,具有自主呼吸与控制呼吸并存的特点,无需人机配合,它不但改善换气的氧合功能,而且在高功能残气变为低功能残气情况下交替呼吸,可增加肺泡通气量,有利于 CO$_2$ 排出。在自主呼吸和压力限制下的机械通气可减少血流动力学的影响和容积气压伤的发生。另外在机械通气时,吸入气含 NO 可使肺动脉压和肺血管阻力降低,改善通气与血流比例的协调,减少肺内静脉血的分流,增加动脉血氧含量,改善组织缺氧,而不影响体循环的血管扩张,以有利于降低吸入氧浓度。

(2)氧疗过程中需维持足够的血红蛋白含量和改善循环功能,以提高患者携氧能力。在电解质和血容量许可的情况下,应用利尿剂,如呋塞米,促进肺间质、肺泡及支气管黏膜水肿消退,以改善换气功能。加强气道湿化,稀释分泌物。

(二)肺型氧中毒

(1)立即停止吸氧,改吸空气。

(2)减压出舱。

(3)不能立即停止吸氧的患者应改吸 21％～23％的氧气。

(4)如降低吸氧浓度出现缺氧症状时。应使用人工呼吸机。

(5)对症治疗,同时应用抗生素、抗感染治疗。

(6)预防:控制高压氧暴露的压强-时程。①限制压强-时程:常压下连续吸入纯氧不超过 8 小时;吸入 50.0 kPa(375 mmHg)及低于此值的负氧,一般不会引起肺型氧中毒,所以可不限时程。在高于 50.0 kPa(375 mmHg)氧压条件下,不同压强-时程均可引起肺活量的减少,一般以肺活量减少 29％为控制水平。由于治疗的需要,不得不使用大剂量高压氧时(如治疗减压病),肺活量下降 10％应为极限控制水平。②计算 UPTD 累积数:呼吸 100 kPa(750 mmHg)纯氧历时 1 分钟所造成的肺氧中毒程度定为 1 UPTD。UPTD 的增加与肺活量的减少有密切关系。因此,一般的高压氧治疗时,治疗轻型减压病或常规高压氧治疗,累积 UPTD 值不宜超过 615,此时肺活量下降 2％。再者在用高压氧治疗严重减压病或需要较长时程地吸高压氧治疗其他疾病时,累积 UPTD 值不得超过 1 425,此时肺活量降低 10％。③间歇吸氧:可显著增加机体对肺氧毒性的耐受力。凡吸氧累积 UPTD 不超过 615 者,在一次高压氧治疗后呼吸常压空气的时间不少于吸氧的时程时,就可以认为原积累的 UPTD 已消去,以后的 UPTD 值可以从零算起。④UPTD 值的计算公式如下。UPTD＝Kp×t。肺氧中毒程度的单位：UPTD。Kp:肺氧中毒剂量单位常(因)数。t:时间,单位为分钟。

如常规高压氧治疗有人采用 2 ATA,在稳压时连续吸纯氧 60 分钟。Kp 为 2.5,t 为 60 分钟。肺氧中毒程度＝Kp×t＝2.5×60＝150 UPTD。如果稳压压力采用 2.5 ATA,吸纯氧 60 分钟,Kp 为 3.17,t 为 60 分钟。肺氧中毒程度＝Kp×t＝3.17×60＝190.2 UPTD。

(三)脑型氧中毒

(1)立即停止吸氧,改吸空气。通常惊厥很快停止。

(2)在使用单人纯氧舱时,应配备一瓶氮气,连接在单人纯氧舱另一进气管上,一旦发生氧惊厥,则输入氮气,同时放出舱内氧气,将舱内氧浓度降到 25% 为止,以达到不快速减压的同时又能快速降低舱内氧浓度的目的。如没有备用氮气时,一旦发生氧惊厥,应缓慢减压。

(3)出现抽搐时应注意预防跌伤,舌咬伤,同时可适当应用解痉剂,如肌内注射苯巴比妥 0.1~0.2 g,或静脉注射异戊巴比妥钠 0.2~0.3 g 等。

(4)在抽搐期间,由于喉痉挛,咽部软组织阻塞,胸廓活动不协调,故绝对不能减压。只有待节律性呼吸恢复,呼吸通畅后才能按规定进行减压。

(5)预防措施:氧惊厥的氧压阈值,一般为 2.2~2.3 ATA,在低于此阈值的条件下即使吸氧时间较长,一般也不会发生氧惊厥,因此一般常规高压氧治疗时,最好将治疗压力限定在 2.3 ATA 以下。高压氧治疗持续吸氧压力-时程限值,见表 5-2。这种压力-时程限值是高压氧治疗的极量,在制订高压氧治疗方案时一般应低于此数值,尤其是特殊情况时更应注意调低压力-时限值。

表 5-2　持续吸高压氧时压力-时程限值

PO_2(ATA)	吸氧总时间(h)
3	1.0
2.5	1.5
2	3.0

(四)眼型氧中毒

(1)眼科患者治疗前给予适量血管扩张剂如妥拉唑啉 25 mg 肌内注射,或尼莫地平 20~30 mg 口服。

(2)高度近视或白内障患者应避免过长疗程的高压氧治疗。

(3)青光眼患者行高压氧治疗应取慎重态度。因为高压氧治疗一般要并用扩血管药才能有较好的效果,而闭角型青光眼不能用扩血管药。如行高压氧治疗应密切观察,应对眼压进行监测。

(4)高压氧治疗中发生视力下降、视力丧失等情况,应立即停止吸氧并进行眼科检查。必要时可给血管扩张剂。

第五节　淹　　溺

淹溺又称溺水,是指人淹没于液体中,液体充满呼吸道和肺泡,引起通气和换气障碍而窒息(湿性窒息)。也可因反射性喉、气管、支气管痉挛、污泥、杂草堵塞呼吸道而发生窒息(干性窒息)。吸收入血液循环的水引起血液渗透压改变、电解质紊乱和组织损害,最后造成呼吸和心跳停止而死亡。不慎跌入粪坑、污水池和化学物贮槽时,可引起皮肤和黏膜损伤及全身中毒。淹溺多发生在夏季,常为意外事故或自杀。

一、病因

(一)自杀

因故投水自杀。

(二)落水后缺乏游泳能力或原有游泳能力丧失

落水后缺乏游泳能力或原有游泳能力丧失常见以下几种情况。

(1)不会游泳者不慎落水。

(2)游泳时间过长致过度疲劳、过度换气,体内 CO_2 丧失过多发生手足搐搦,严重者可出现一过性昏迷,因而发生淹溺。

(3)冷水刺激发生抽搐或造成体温过低。

(4)潜在疾病,如患有潜在的心脏、脑血管或其他疾病不能胜任游泳或在游泳时疾病发作。

(5)酒后游泳尤其是当血中酒精浓度>0.08 g/100 mL 时危险性更大。

(三)潜水员潜水或舰船失事

(1)潜水意外:潜水员在潜水时,其所着潜水装备发生破损、部件连接不紧、潜水用具失灵,以及潜水员过度疲劳、操作错误,使水灌入而致溺水。

(2)意外疾病或创伤:潜水员在水下发生某种疾病,如氧中毒、CO_2潴留、氮麻醉、肺气压伤、面部或全身挤压伤等易继发溺水。

(3)潜艇失事或其他舰船沉没,乘员逃脱不及或逃至水面未能及时获救而发生溺水。

(四)不同类型淹溺的发生因素

1.干性淹溺

人入水后,因受惊慌、恐惧、骤然寒冷等强烈刺激,而发生喉头痉挛,以致呼吸道完全梗阻,造成窒息,此类淹溺呼吸道很少或无水吸入,所以称为干性淹溺。在喉头痉挛时,心脏可反射性地停搏;也可因窒息、心肌缺氧而致心搏骤停。所有溺死者中 10%～40%可能为干性淹溺。

2.湿性淹溺

人淹没于水中,本能地引起反应性屏气,避免水进入呼吸道,随着时间的延长,淹溺者呼吸不畅,会引起氧消耗增加和 CO_2潴留,导致低氧血症、高碳酸血症和酸中毒。在不自觉屏气期,淹溺者吞入的大量水会进入胃肠道,而随着动脉氧分压进一步下降,喉痉挛松弛,导致大量水进入呼吸道和肺泡,所以称为湿性淹溺,阻滞气体交换,引起全身缺氧和 CO_2潴留加重,呼吸道内的水迅速经肺泡吸收到血液循环。由于淹溺的水所含的成分不同,引起的病变也有差异。

(1)淡水淹溺:江河、湖泊、泳池中的水一般属于低渗水,统称淡水。淡水进入呼吸道和肺泡后影响通气和气体交换,还损伤气管、支气管和肺泡壁的上皮细胞,并使肺泡表面活性物质减少,引起肺泡塌陷,进一步阻滞气体交换,造成全身严重缺氧。

淡水进入血液循环,稀释血液,引起低钠、低氯和低蛋白血症。低渗水迅速进入红细胞使其肿胀、破碎,引起溶血,使血钾升高、血红蛋白大量释出,造成高钾血症和高血红蛋白血症,过量的游离血红蛋白堵塞肾小管,引起急性肾衰竭。血容量骤增,缺氧和电解质紊乱可引起心力衰竭和心室纤颤。

(2)海水淹溺:海水含 3.5%氯化钠及大量钙盐和镁盐。海水对呼吸道和肺泡有化学性刺激作用。肺泡上皮细胞和肺毛细血管内皮细胞受海水损伤后,大量蛋白质及水分向肺间质和肺泡腔内渗出,引起非心源性肺水肿,肺重量可增加 3 倍以上。

海水淹溺可导致炎性介质释放,如肺巨噬细胞激活后释放的血小板激活因子、TNF、IL-1、IL-8 等,可激活中性粒细胞和血管内皮细胞释放氧自由基、蛋白溶解酶、血栓素、依前列醇等炎症介质,从而造成肺组织损害进一步加重。

海水使循环血量减少,血液浓缩;海水中大量的钠、镁、钙等电解质进入血循环,使血钠、血镁、血钙成倍增加。高钙血症可导致心律失常,甚至心搏骤停,高镁血症可抑制中枢和周围神经,导致横纹肌无力、扩张血管和降低血压,患者可因缺氧、循环血量减少和电解质紊乱而致心搏骤停。

在淹溺过程中,大部分淹溺者会吞咽大量海水,高渗性水分会进入肠道,影响其血流动力学。且海水淹溺作为一个强大的应激源,作用于中枢神经系统,可直接影响脑肠轴,使胃肠道神经-内分泌-胃肠激素改变,从而影响消化道结构、功能,而肠道结构完整性破坏必定会影响肠道免疫防御体系,影响肠道屏障功能,发生肠道细菌和内毒素移位,进一步发生多脏器功能不全。

(3)冷水溺死:冷水(<20 ℃)与温水溺死有显著差别。某些冷水中溺死的患者在心搏骤停 30 分钟后仍可复苏,所以,无氧后 4～6 分钟发生脑死亡的概念不适用于冷水中近乎溺死的病例。冷水淹溺者的生存时间延长的可能原因是哺乳类动物的潜水反射。人潜入冷水时可迅速发生潜水反应,表现为呼吸抑制、心率减慢,对窒息相对耐受的组织出现血管收缩,以保持大脑和心脏的血流供应。同时低温时组织氧耗减少,也有利于延长溺水者的生存时间。潜水反射也可由恐惧引起,年轻人的潜水反射更突出。

二、临床表现

(一)症状

近乎淹溺者可有头痛或视觉障碍、剧烈咳嗽、胸痛、呼吸困难、咳粉红色泡沫痰。海水淹溺者口渴感明显,最初数小时可有寒战、发热。出现各种心律失常,甚至心室纤颤;可有肺水肿和心力衰竭。24～48 小时后出现脑水肿、ARDS、溶血性贫血、急性肾衰竭或弥散性血管内凝血等临床表现。应特别警惕部分病例可发生迟发性肺水肿。

继发肺部感染极为常见,淹溺者中约有 15％死于继发的并发症。如淹溺在非常冷的水中,患者可发生低温综合征。

(二)体征

皮肤发绀、颜面肿胀、球结膜充血、口鼻充满泡沫和泥污。常出现精神状态改变,烦躁不安、抽搐、昏睡、昏迷和肌张力增加。呼吸表浅、急促或停止。肺部可闻及干、湿啰音。偶有喘鸣音、心律失常、心音微弱或消失,腹部膨隆、四肢厥冷。

三、诊断

(一)诊断依据

一般情况下患者有淹溺史,根据临床症状和病史即可诊断,无须鉴别。

(二)辅助检查

1.血尿常规分析

血常规常见白细胞轻度增高。吸入淡水较多时,可出现血液稀释,甚至红细胞溶解,血钾升高,血和尿中出现游离血红蛋白。吸入海水较多时,出现短暂性血液浓缩,轻度高钠血症或高氯血症。严重溶血或急性肾衰竭时可有严重高钾血症,还可出现弥散性血管内凝血的实验室监测指标异常。

2.心电图检查

心电图检查常见表现有窦性心动过速、非特异性 ST 段和 T 波改变,通常数小时内恢复正常。若出现室性心律失常、完全性心脏传导阻滞提示病情严重。

3.动脉血气分析

约 75% 病例有明显混合性酸中毒;几乎所有患者都有不同程度的低氧血症。

4.胸部 X 线检查

胸部 X 线检查常显示斑片状浸润,有时出现典型肺水肿征象。住院 12～24 小时吸收好转或发展恶化。约有 20% 病例胸部 X 线无异常发现。疑有颈椎损伤时,应进行颈椎 X 线检查。

四、治疗

(一)治疗原则

保持呼吸道通畅,供暖,复温,及时心肺脑复苏,处理各种并发症。

(二)现场急救

1.开放气道

由于淹溺患者的核心病理是缺氧,尽早开放气道和人工呼吸优先于胸外按压。上岸后应将患者置于平卧位,立即清理患者口鼻的泥沙和水草,用常规手法开放气道。不应为患者实施各种方法的控水措施,包括倒置躯体或海姆立克氏手法。开放气道后应尽快进行人工呼吸和胸外按压。如患者存在自主有效呼吸,应置于稳定的侧卧位(恢复体位),口部朝下,以免发生气道窒息。

2.人工通气

淹溺患者上岸后应首先开放气道,口鼻内的泥沙水草要及时清理。用5～10秒观察胸腹部是否有呼吸起伏,如没有呼吸或仅有濒死呼吸应尽快给予2～5次人工通气,每次吹气1秒,确保能看到胸廓有效的起伏运动。

3.胸外按压

对呼吸、心脏停止者应迅速进行心肺复苏,尽快给予人工呼吸和胸外心脏按压。经短期抢救心跳、呼吸不恢复者在转运过程中,不能停止心肺复苏。现场急救后,即使淹溺者自主心跳及呼吸已恢复,但因缺氧的存在,仍需送医院进一步观察24～48小时。

4.早期除颤

半自动体外除颤器是否常规地配备在水上活动的场所一直存在争论。少量的研究显示淹溺患者上岸后心搏骤停的心律大多数是心室静止。但是一旦出现可电击心律,半自动体外除颤器仍然可以迅速逆转病情。故《2015年国际心肺复苏新指南》《2015年美国心脏协会心肺复苏及心血管急救指南》及《欧洲复苏指南》仍然建议尽快使用半自动体外除颤器。

(三)医院内抢救

1.继续心肺复苏

给予心肺监护、气管插管、高浓度吸氧及人工辅助呼吸,积极处理心力衰竭、心律失常、休克、急性肺水肿。淹溺后患者可出现低体温,低体温对神经系统有一定的保护作用,所以可以延长淹溺患者心肺复苏的时间。

2.肺损伤治疗

淹溺者肺部主要的病理生理进程是肺表面活性物质减少,导致肺泡塌陷、肺不张和肺内分流。多重的肺损伤机制导致难治性的低氧血症。淹溺患者发生ARDS的风险很高。因此治疗的重点是改善肺损伤和严重缺氧。其主要手段是机械通气,多采用间断正压呼吸或PEEP,以使不张肺泡再扩张,改善供氧和气体交换。其次可以使用消泡剂。应特别注意防治迟发性肺水肿,要注意控制液体输入量及速度,发生心力衰竭时要进行积极治疗,如应用毛花苷C、呋塞米等药物。

3.脑水肿防治和脑复苏

淹溺后缺氧、低血压、心搏骤停造成的缺血、缺氧性脑损害和脑死亡是溺水患者死亡的主要原因之一。脑复苏的具体措施如下。

(1)头部冰帽配合体表和大血管的降温,有条件的可使用降温毯,降温深度

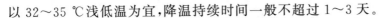

以 32~35 ℃浅低温为宜,降温持续时间一般不超过 1~3 天。

(2)可选用脱水剂、利尿剂、GC 防治脑水肿、肺水肿。必要时可应用镇静剂、抗惊厥药物、促进脑代谢药物。

(3)高压氧治疗。

4.纠正水、电解质和酸碱平衡失常

淹溺者的酸中毒程度一般较轻,如果复苏措施及时准确,水、电解质紊乱得到及时纠正,不用补碱,即可得到控制或消失,重病者可补充 5％碳酸氢钠。纠正水、电解质紊乱时,应注意分清淡水淹溺和海水淹溺。淡水淹溺者,静脉滴注 2％~3％盐水或输全血或红细胞,以纠正血液稀释补充溶解破裂的红细胞,静脉注射 10％葡萄糖酸钙纠正钙离子下降。海水淹溺者,静脉滴注 5％葡萄糖溶液,右旋糖酐-40,或输入血浆或全血,以稀释被浓缩的血液和增加血容量,不应注射盐水。

5.控制溶血反应,保护肾功能

溶血后血浆游离血红蛋白增高,既可诱发弥散性血管内凝血,并可导致急性肾衰竭,保持血液酸碱度于正常范围并及时静脉注射呋塞米,以加速游离血红蛋白的排泄和保护肾脏。在严重溶血甚至并发急性肾衰竭、弥散性血管内凝血的患者,尽早采取血液净化治疗,可能逆转危重的病情。

6.复温

如患者体温过低,据患者情况可采用体内或体外复温措施。

7.继发感染和各种并发症的处理

淹溺时发生感染的可能性很大,特别是肺部感染。应预防性使用抗生素,如感染较重者可根据具体情况选用相应的抗生素。复苏时间较长者,应警惕真菌感染,并做相应处理。若患者合并惊厥、ARDS、急性消化道出血、冠状动脉粥样硬化性心脏病、脑血管意外、外伤等应进行相应治疗。

(四)预防

(1)有关部门应根据水源地情况制定有针对性的淹溺预防措施,包括安置醒目的安全标识或警告牌,救生员要经过专业培训。

(2)应对所有人群进行淹溺预防的宣传教育。过饱、空腹、酒后、药后、身体不适者避免下水或进行水上活动。儿童、老年人、伤残人士避免单独接近水源。游泳前应做好热身步骤、适应水温,减少抽筋和心脏病发作的可能性。远离激流,避免在自然环境下使用充气式游泳圈。

(3)不建议公众使用过度换气的方法进行水下闭气前的准备。

(4)如有可能,应从儿童期尽早开始进行游泳训练。

(5)在人群中普及心肺复苏术可大大提高淹溺抢救成功率。

第六节 脓 毒 症

脓毒症是由感染引起的全身炎症反应综合征。它可以直接由肺部感染或间接由其他部位的严重感染引起严重的肺损伤。ARDS 是 ICU 中最常见的呼吸综合征之一,脓毒症是 ARDS 的常见危险因素。ARDS 发生在脓毒症之后且与之相关的 48 小时以内。

一、病因

(一)感染因素

感染因素是脓毒症发病的主要原因,常见的致病菌有革兰阴性杆菌、凝固酶阴性葡萄球菌、金黄色葡萄球菌、肠球菌及真菌等。

(二)非感染因素

非感染因素如严重创伤、烧伤、重症胰腺炎、中毒、恶性肿瘤、糖尿病、慢性肝肾病变、外科大手术等,患者出现全身性炎症反应,但血中多检测不到细菌或病毒。

(三)诱发因素

脓毒症的诱发因素包括以下几个方面:年纪(年幼或高龄)、免疫系统受损、糖尿病或肝硬化病史、长期于重症监护室治疗、创伤、侵入性治疗(静脉内导管或气管插管)、长期服用 GC 等。

(四)脓毒症并发 ARDS 的因素

大量试验分析结果显示,SOFA 评分、LIPS 评分、乳酸是脓毒症诱发 ARDS 的独立危险因素。

1.SOFA 评分

SOFA 评分系统是脓毒症相关多脏器功能障碍评价系统,评分越高提示脓毒症患者多脏器功能障碍越重。有学者提出,SOFA 评分越高,脓毒症患者死亡风险越高。多项研究进一步提示 SOFA 对脓毒症诱发 ARDS 具有重要的预测价值。脓毒症患者存在组织灌注不足情况,特别是出现休克时灌注明显不足,器官就会出现供需矛盾。

2.LIPS 评分

LIPS 系统从易感因素、手术、创伤和风险修正等多个方面对 ARDS 的风险进行评估,分数越高,ARDS 发生风险越高。LIPS 在入院时即可获得,与是否进行机械通气无关,操作性强。有研究发现,LIPS 对 ARDS 具有良好的预测价值,信效度高。

3.乳酸

乳酸可反映机体氧代谢和灌注,脓毒症早期即可出现乳酸水平升高。且乳酸水平越高,病死率越高。

二、发病机制

脓毒症发病机制非常复杂,涉及感染、炎症、免疫、凝血及组织损害等一系列问题,并与机体多系统、多器官病理生理改变密切相关。

炎症介质的介导是脓毒症发生机制中的重要环节。单核/巨噬细胞系统受内毒素 LPS 的刺激,释放 TNF 和 IL-1、IL-8 等炎症介质,促进了炎症反应,且 TNF 和 IL-1 两者有协同作用,IL-8 对组织炎症的持久损害有重要影响。花生四烯酸的代谢产物 TXA_2、前列腺环素(血管扩张剂)及 PGE_2 均参与发热、心动过速、呼吸急促、心室灌注异常和乳酸酸中毒的发生。这些炎症介质的产生也会导致内皮细胞的功能障碍,从而启动了局部反应,包括促进白细胞的黏附和迁移,凝血酶的生成和纤维蛋白的形成,局部血管活性的改变、通透性增加,导致细胞凋亡。再加之宿主的免疫放大反应,促进了异位炎性反应的循环,凝血系统激活及细胞间的相互作用,最终导致微血管内血栓形成、低氧血症和器官功能障碍。在脓毒症中,炎症反应途径、凝血途径及其他细胞反应相互交织和相互影响,共同发挥作用。

编者通过对多糖包被(endothelialglycocalyx layer,EGL)的研究发现,脓毒症诱导 EGL 降解可以引起以下几方面的病理生理改变。①血管通透性增加:通透性增加会加重组织低灌注,同时出现组织间隙水肿,影响肺内气体交换和组织供氧;此外组织水肿使得药物分布容积增大,影响抗生素疗效,导致感染加重,进一步加重血管内皮损伤,使毛细血管通透性进一步增加,从而形成恶性循环,加速脓毒症的进程,引发组织损伤、多器官功能障碍。②血流动力学的改变:由于 EGL 的存在,实际的血管内径减小,血流阻力增加,法琳效应可导致灌注毛细血管血液黏度下降。研究发现,EGL 受损可导致功能性毛细血管的密度下降,而灌注毛细血管内的血细胞比容增加,这反应了脓毒症微循环的特点-血流分布异常。因此可推测,脓毒症导致 EGL 降解,引起血流分布异常和微循环障碍,诱发脏器损伤。③内皮损伤和凝血紊乱:脓毒症时由于 EGL 的降解,内皮保护功能下降,导致 TNF-α、LI、组胺等炎症因子直接作用于内皮细胞,激活黏附因子的表达,促进白细胞的迁移、滚动和黏附,启动炎症介导的内皮损伤和组织损伤;EGL 降解还可使血流剪切力直接作用于内皮表面,直接导致机械性损伤;EGL 受损还导致血小板黏附和微血栓形成,引起微循环障碍,影响组织灌注。

研究发现脓毒症相关性 ARDS 比非脓毒症相关性 ARDS 更严重,这多与脓毒症时内毒素的大量释放和失控的炎症反应等相关,在早期液体复苏也会增加患者血管外水肿,进而导致 ARDS 发生。

此外,有学者研究发现以下因素与脓毒症并发 ARDS 有关。

(一)细胞死亡

脓毒症可激活多种细胞死亡途径,包括坏死、凋亡、坏死性凋亡、焦亡、自噬依赖性细胞死亡和铁死亡等。在脓毒症期间,通过与病原体的直接作用或在机体炎症反应的作用下,这些细胞的死亡通路可被激活,诱导脓毒症患者出现ARDS。

(二)内皮损伤和功能障碍

当内皮细胞被细菌产物或细胞因子激活后,血管内皮细胞表面黏附分子的表达被促进,如 P-选择素、E-选择素、血管细胞黏附分子-1 和细胞间黏附分子-1,这些黏附分子可以促进白细胞与内皮细胞黏附,促进白细胞向周围组织的迁移,进一步放大炎症反应,加重组织损伤。此外,在脓毒症早期,内皮糖萼的损伤一方面增加内皮的通透性,促进水肿形成,诱发 ARDS;另一方面,内皮糖萼损伤还会造成内皮相关的抗凝和纤溶功能受损,导致血小板黏附和凝血级联反应激活,促进微血管血栓的形成,干扰组织氧合,从而引起组织缺氧,这种微血管功能障碍会导致血流灌注受损、组织损伤,甚至器官衰竭。

(三)免疫功能紊乱

脓毒症诱导机体的免疫反应对维持和恢复体内平衡至关重要,然而当机体产生过度的免疫反应,可以损伤肺泡-内皮屏障,导致组织损伤,诱发 ARDS;在脓毒症后期,免疫系统麻痹可以导致机体处于持续的代偿性抗炎状态,引起感染复发或继发感染,进一步加重组织损伤。

(四)线粒体功能障碍

在脓毒症期间,线粒体的各种功能发生改变,包括氧化磷酸化减少、ATP生成减少、ROS产生增加、细胞凋亡增加等。线粒体损伤还会释放多种损伤相关的分子模式,进一步增强免疫反应。研究表明,在脓毒症期间,线粒体相关损伤相关的分子模式产生增加,可以通过多种途径作用于内皮细胞和中性粒细胞,增强中性粒细胞对内皮细胞的黏附,增加内皮通透性,导致组织水肿。此外,血浆中线粒体DNA(mtDNA)水平与脓毒症导致ARDS患者的发病率和死亡率具有显著相关性。

三、临床表现

(一)基本表现

1.原发性病灶与迁徙性病灶

(1)原发性病灶:常为痈、脓肿、皮肤烧伤、开放性创伤、感染、压疮及呼吸道、消化道感染等。但应注意仍有相当比例患者,未查出原发病灶。

(2)迁徙性病灶:主要见于病程较长的革兰阳性球菌和厌氧菌脓毒症。可为皮下和深部软组织脓肿、肺脓肿、骨髓炎关节炎、感染性心内膜炎等。

2.毒血症

毒血症患者常有寒战、高热,严重时可有体温不升。自觉全身不适、头痛、肌肉酸痛、呼吸脉搏加快,少数患者可有恶心、呕吐、腹痛、腹泻等消化道症状,严重时可出现中毒性脑病、中毒性心肌炎、肠麻痹、脓毒性休克、弥散性血管内凝血等。

3.皮疹

皮疹患者瘀点最常见,也可为荨麻疹、脓疱疹、猩红热样皮疹、烫伤样皮疹,金黄色葡萄球菌和A族链球菌脓毒症多见。坏死性皮疹在铜绿假单胞菌脓毒症中可见。

4.肝大、脾大

肝、脾常仅为轻度增大,合并中毒性肝炎或肝脓肿时肝脏可显著增大,可出现肝区胀痛、叩痛、肝功能损害等。

5.关节损伤

关节损伤多见于革兰阳性球菌和产碱杆菌脓毒症,主要表现为膝关节等大关节活动受限、红肿疼痛,少数腔内积液、积脓。

(二)脓毒性休克表现

1.早期

患者表现为烦躁焦虑,面色和皮肤苍白,口唇和甲床轻度发绀,呼吸急促,脉细速,心音低钝,血压正常或偏低,脉压小,尿少,眼底和甲皱襞动脉痉挛。少数患者可呈暖休克。

2.中期

患者主要表现为低血压和酸中毒。收缩压降低至 10.6 kPa(80 mmHg)以下,原有高血压者,血压较基础水平降低 20%～30%。皮肤湿冷、花斑,脉搏细速(按压稍重或消失),尿量很少,甚至无尿。

3.晚期

患者出现顽固性低血压,CVP 降低,静脉塌陷,常并发弥散性血管内凝血、MODS,直至多器官功能衰竭等。

临床提示,脓毒症早期诊断极为重要。有明确感染病灶且已出现寒战、发热、白细胞计数及中性粒细胞增多等征象的患者,应警惕休克发生。如出现烦躁、面色苍白、四肢发凉、皮肤轻度花斑、尿量减少、脉压偏小,即使收缩压正常,脓毒性休克也基本可以诊断。

(三)不同细菌脓毒症表现

1.革兰阳性菌脓毒症

金黄色葡萄球菌败血症多继发于严重痈急性蜂窝织炎、骨关节化脓症、大面积烧伤等。急性起病、寒战高热,可见脓点、脓疱、多形性皮疹。约 1/4 患者出现明显关节症状。易并发迁徙性炎症,脓毒性休克较少见。有心脏瓣膜病或其他基础病的老年人和静脉药瘾者易并发心内膜炎。耐甲氧西林金黄色葡萄球菌脓毒症多发生在免疫缺陷者,病情重,可呈嗜睡或昏迷状态。表皮葡萄球菌脓毒症耐药情况严重,多为人工导管、人工瓣膜、起搏器安装后的院内感染。肠球菌脓毒症对头孢菌素等多种药物耐药,多为机会性感染,易并发心内膜炎。

2.革兰阴性杆菌脓毒症

病前患者一般情况多较差,多数伴有影响机体免疫防御功能的原发病或伴有影响免疫的药物干预,院内感染者较多。致病菌多从泌尿生殖道、肠道或胆道等入侵。肺炎克雷伯杆菌和铜绿假单胞菌常由呼吸道入侵,后者亦常发生于烧伤后创面感染患者。迁徙性病灶较少见。休克发生率高(20%～60%),发生早,持续时间长,临床表现为寒战、间歇发热,严重时体温不升或低于正常。

3.厌氧菌脓毒症

厌氧菌脓毒症多自胃肠道及女性生殖道入侵,其次为压疮、溃疡和坏疽。临床特征如下。

(1)可有黄疸,尤其新生儿及小儿。

(2)感染性血栓性静脉炎高发。

(3)局部病灶常有气体产生,以产气荚膜杆菌明显。

(4)局部分泌物常有特殊腐败臭味。

(5)严重的溶血性贫血,主要见于产气荚膜杆菌。

(6)约30%可发生脓毒性休克和弥散性血管内凝血。

4.真菌脓毒症

真菌脓毒症大多发生在严重原发疾病的后期或免疫功能低下者。常见于长期接受肾上腺皮质激素、广谱抗菌素,以及老年、体弱、久病者。以白色念珠菌和热带念珠菌最为多见,曲霉感染有增加趋势,多数伴细菌感染。临床上可有寒战、发热、肝大、脾大等症状,病程进展缓慢,毒血症症状可被原发病及伴发的细菌感染掩盖,偶为低热或不发热,病变累及心内膜、肝、脾、肺等。

(四)脓毒症并发 ARDS 的临床表现

脓毒症并发 ARDS 的临床表现详见第二章第一节。

四、诊断

(一)诊断依据

一般情况下,根据患者的病史、临床症状、体征即可诊断。

(二)辅助检查

1.血常规检查

血常规检查可见早期发生白细胞核左移,10%～30%患者血小板减少,部分患者有白细胞减少,中性粒细胞有中毒颗粒,细胞质空泡现象等,随着病情加重,血小板减少不断明显,常伴凝血酶时间延长,纤维蛋白原降低及D-二聚体阳性,有助于弥散性血管内凝血诊断(血小板 $< 50 \times 10^9/L$),发生弥散性血管内凝血的患者多有微血管病性血涂片改变。肾脏损害者出现氮质血症、蛋白尿;肝损者谷丙转氨酶升高,血清胆红素增高;溶血提示梭状芽孢杆菌感染或疟疾、药物反应或弥散性血管内凝血。早期血气分析可发现呼吸性碱中毒表现(通气过度所致),以后随着乳酸积聚可表现为代谢性酸中毒,氧供障碍发生血氧分压降低等。

血糖可升高,有糖尿病基础者易发生酮症酸中毒,低血糖少见。清蛋白可以正常,但随着病情加重、消耗增加或病情延长,清蛋白会不断降低。血培养有助于发现致病菌。

2.胸部 X 线检查

胸部 X 线检查可表现出为正常或发现肺炎改变,容量负荷过度可表现为充血性心力衰竭样肺纹理增粗或片状渗出影响,弥漫性浸润影提示 ARDS。

3.心电图检查

心电图检查可见正常或心动过速,部分病原体成染会出现非特异性 ST-T 波异常。

4.血流动力学检查

血流动力学检查表现早期临床研究确定为高动力型休克和低动力型休克,分别称为暖休克或冷休克,甚至有研究认为这与感染病原体相关,如革兰阳性菌引起暖休克或革兰阴性菌引起冷休克。最近液体复苏研究证明脓毒症休克是高动力型。低动力型者仅发生于充分的液体复苏前,或少数心肌严重抑制的患者如某些脑膜炎菌血症患者。

5.EGL 在脓毒症中损害的评估

编者通过研究发现,脓毒症或重大创伤引起的炎症反应,使 EGL 降解损伤血管内皮,从而导致微血管功能障碍。临床研究中在不断探索测定 EGL 成分的方法,从而评估临床上内皮细胞的紊乱程度如结构的直接观察(电子显微镜和静脉显微镜评估)、组分改变(syndecan-1、透明质酸和硫酸乙酰肝素等)。

(1)结构改变。在脓毒症的动物模型实验中,已经开始使用静脉显微镜和电子显微镜观察 EGL,通过显微镜可观察到 EGL 破坏(细胞剥离和聚集)。Kataoka 等通过活体显微镜观察活体动物血管发现健康小鼠的 EGL 厚度为 $1.07 \pm 0.39 \mu m$,脓毒症模型小鼠 EGL 降至 $0.36 \pm 0.15 \mu m$;静脉显微镜与免疫荧光染色一起使用时,可以直接观察到 EGL 是内皮细胞和红细胞柱之间的一条透明带;侧流暗场显微镜出现,为 ESL 提供了一种新的诊断工具,在侧流暗场成像下,微血管中的红细胞与内皮表面保持一定的距离,可在活体动物(包括人)中数学计算 EGL 的厚度;Smith 等研究发现,通过荧光标记微球在光学切片中的径向位置可用于确定每条血管的正中矢状面流体粒子的平移速度,使用这种技术,定量荧光标记的白细胞在血管和荧光标记葡聚糖渗透性分析成为可能;双光子激光扫描显微镜是另一种新的技术,可以直接观察大血管,提供内皮表面的详细图像,并使 EGL 的识别成为可能。

(2)组分改变与临床评估。①syndecan-1:有研究发现 syndecan-1 与凝血功能障碍和增加脓毒症患者的病死率相关。电镜下观察缺血再灌注后的豚鼠内皮发现,EGL 脱落并伴有 syndecan-1 的连续缺失。Nelson 等报道脓毒性休克患者入住重症监护病房与健康对照组相比,syndecan-1 的中位水平显著升高,他们还发现 syndecan-1 水平与序贯器官衰竭评估评分之间存在相关性。Steppan 等对临床上严重脓毒症患者($n=104$)、腹部大手术后患者($n=28$)和健康年轻志愿者($n=18$)进行了 syndecan-1 水平的监测评估,结果发现与对照组相比,脓毒症组和手术组的 syndecan-1 水平明显升高,并且脓毒症患者明显高于手术组患者。②透明质酸:脓毒症休克患者血清中透明质酸水平升高。在 Schmidt 等的研究中,脓毒症休克患者尿中透明质酸的平均浓度明显高于严重创伤患者。Yagmur 等在一项对血浆透明质酸的研究中将 150 例 ICU 患者分为三组,无全身性炎症反应综合征组($n=20$)、全身性炎症反应综合征组($n=33$)和脓毒症组($n=97$),脓毒症组患者透明质酸的中位数(344 ng/mg)高于无全身炎症反应综合征组患者(116 ng/mg,$P=0.014$)和全身炎症反应综合征患者(168 ng/mg,$P=0.015$)。然而,未发现透明质酸水平和病死率之间的显著相关性。③硫酸乙酰肝素:有研究发现硫酸乙酰肝素在脓毒症中也有升高。Steppan 等的研究中,脓毒症组平均硫酸乙酰肝素水平(3.23 ± 2.43 μg/mL)高于对照组(1.96 ± 1.21 μg/mL,$P=0.03$),并且 90 天内死亡的患者的硫酸肝素水平显著高于存活者的 5 倍。Schmidt 等比较了 30 例内科 ICU 脓毒症休克患者和 25 例外科 ICU 重症创伤患者尿液中硫酸乙酰肝素水平,发现脓毒症患者的尿液中硫酸乙酰肝素水平明显升高,并且在这项研究中发现尿液硫酸乙酰肝素水平对病死率具有很高的预后作用,硫酸乙酰肝素是现在发现的唯一确定能预测病死率的指标。

五、治疗

(一)液体复苏

液体复苏是治疗严重脓毒症的关键措施之一,拯救脓毒症运动推荐对脓毒症诱导的低灌注患者在确诊后 3 小时内接受 30 mL/kg 晶体液的静脉输液,然而在临床实践中由于疾病限制(如终末期肾病、心力衰竭等),患者常达不到该项复苏标准,而快速和过重的容量负荷可能导致血管壁损伤,引起器官水肿和功能障碍。研究发现,与达到液体复苏标准的患者相比,未达到液体复苏标准的患者住院病死率、延迟性低血压发生率和 ICU 住院时间增加。而另一项随机对照试验发现,与非限制性液体复苏相比,限制性液体复苏(72 小时 60 mL/kg)治疗没有增加患者的病死率、器官功能障碍发生率,且接受限制性液体复苏策略的患者具有更少的机械通气时间,提示在初始积极的液体复苏之后,限制性液体复苏策略可能更适用于严重脓毒症患者。但是,疾病的不同阶段具体采取何种液体复苏标准、方案、适用人群等问题,目前仍未明确。

(二)血管活性药物的应用

感染性休克患者通常需要血管活性药物纠正低血压状态,目前指南推荐去甲肾上腺素为一线升压药物,但去甲肾上腺素存在导致心肌细胞和周围循环缺血的风险。血管加压素作为去甲肾上腺素可能的替代药物越来越被重视。selepressin 是一种选择性血管加压素 V1a 受体激动剂,既往药物临床试验表明,selepressin 减少了去甲肾上腺素的使用剂量。而进一步研究发现,在感染性休克接受去甲肾上腺素治疗的患者中,与对照组相比,联合使用 selepressin 的患者30 天内无血管活性药物使用时间和呼吸机使用天数差异无统计学意义。

(三)抗菌药物的应用

抗菌药物是脓毒症治疗的中心环节,目前关于抗菌药物治疗的持续时间仍无高质量的研究证据支持,临床医师选择抗菌药物治疗的持续时间存在明显异质性,常规是 10～14 天,但长期使用抗菌药物会促进细菌耐药性的产生,并增加药物不良反应风险。一项多中心研究革兰阴性杆菌感染的脓毒症患者,结果表明,以 C 反应蛋白指导治疗组和固定 7 天治疗组的患者,其 30 天临床治疗失败率(复发重启抗菌药物治疗、局部感染、远隔部位感染、死亡等)非劣效于固定 14 天治疗组患者,为今后指导抗菌药物治疗时间提供一定依据。

(四)维生素 C 和硫胺素

维生素 C 具有抗炎和抗氧化的作用,近年来被发现可用于脓毒症的辅助治疗。而在部分脓毒症患者中也发现硫胺素的缺乏,补充硫胺素可能存在积极的治疗作用。

(五)机械通气

部分脓毒症患者在治疗过程中需要机械通气提供呼吸支持,有研究发现,改善机械通气策略的干预措施如低潮气量通气、俯卧位通气和使用神经肌肉阻滞剂等,对降低患者病死率有积极作用。

(六)EGL 的应用

编者研究发现 EGL 可以作为脓毒症治疗的新靶点。内皮细胞 EGL 的破坏,是脓毒症中最早和最重要的损伤部位之一。EGL 是位于血管内皮细胞管腔表面的多绒毛状结构,可维持脉管系统的稳态,控制血管通透性和微血管张力,防止微血管血栓形成,调节白细胞黏附等。减轻 EGL 损伤可维持血管通透性、减轻内皮损伤、改善凝血和血流动力学、下调过度的炎症反应。因此,EGL 不仅可作为脓毒症诊断和判定预后的重要指标,还可能是脓毒症治疗的新靶点。

1.EGL 的组成成分

EGL 是位于血管壁和血浆之间的内皮细胞顶端膜上的一层绒毛状多糖-蛋白复合结构,厚度为 $1\sim3~\mu m$。它包含一系列糖蛋白、蛋白聚糖和糖胺聚糖,覆盖在血管内皮管腔表面,从而为血浆内皮细胞相互作用提供基础。内皮细胞表面表达的糖胺聚糖家族是硫酸乙酰肝素、透明质酸和硫酸软骨素。

2.EGL 的生理功能

(1)维持血管通透性:修订后的 Starling 定律扩展了血管通透性仅仅是由血管腔和组织间隙内相反的静水力和胶体渗透压来决定的这一概念,EGL 仅允许少量不含蛋白的液体滤出到组织间隙,真正决定液体滤出速度的是 EGL 两侧(即 EGL 内、EGL 与血管内皮间的空隙)的静水压差和胶体渗透压差。

(2)调节血细胞与内皮细胞间的相互作用:EGL 在血细胞与内皮细胞间设立了一道屏障,限制了红细胞、白细胞、血小板与内皮细胞直接接触,避免了内皮细胞的机械性损伤,可抑制白细胞黏附作用,还可阻止血小板与内皮细胞间的黏附。

(3)维持血管内微环境的稳定:EGL 通过酶和受体激动剂或抑制剂结合,增加对血管内皮的保护作用,其中对凝血的影响尤为重要。EGL 可与几种重要的抗凝物质结合,在维持凝血稳定中发挥重要作用。另外,EGL 对炎症反应也有一定调节作用;EGL 还可结合氧自由基(如超氧化物歧化酶),从而减少氧化应激,减轻内皮损伤。

(4)参与力的传导:目前认为,内皮细胞感知血流的机械传导信号是通过 EGL 完成的。研究表明,EGL 在内皮细胞感知和应答剪切力机械刺激的过程中发挥作用,并认为 EGL 在剪切力信号传导过程中发挥了核心作用。内皮细胞在剪切力的作用下释放一氧化氮,这对血管张力的维持起到决定性作用。因此,完整的 EGL 有助于维持血管张力。

根据众多脓毒症的病理生理表现 EGL 的降解是脓毒症发生的早期事件,并且 EGL 的降解通过干扰白细胞与内皮细胞的相互作用阻碍了炎症的清除。

EGL 的降解和破坏会造成血栓形成、血流停滞和血小板聚集、血管的通透性、导致细胞凋亡、激活先天免疫反应等后果，EGL 降解的这些后果对于循环衰竭和脓毒性休克的发展是至关重要的。并且 EGL 降解后产生的透明质酸、硫酸乙酰肝素等可能会加重脓毒症严重程度，对病死率具有一定的预测作用，因此，应优先考虑防止 EGL 降解和恢复其完整性的治疗策略和药物工具。

(七)脓毒症并发 ARDS 的治疗

1.抗感染治疗

脓毒症的延迟治疗会增加合并 ARDS 的风险，而抗生素的早期应用可以显著改善患者的死亡率，降低 ARDS 的发生风险。因此，针对感染的管理，拯救脓毒症运动建议在脓毒症识别后 1 小时内对所有可能的病原体(包括细菌和潜在的真菌或病毒)使用广谱静脉注射抗菌剂，并尽快通过病原学诊断明确病原体。另外，抗菌药物的给药方式也影响了脓毒症患者的疾病病程。研究表明，持续输注抗菌药物比间歇静脉给药效果更好。

2.支持治疗

脓毒症诱导 ARDS 的一个主要特征是低氧血症，纠正持续性进行性低氧血症仍是目前治疗的脓毒症所致 ARDS 的重点。支持治疗主要指目前被广泛应用的成人 ARDS 机械通气策略(见第三章呼吸支持治疗)。

3.靶向治疗

脓毒症相关 ARDS 与机体的免疫功能紊乱相关，因此，针对脓毒症免疫调节的干预措施是救治脓毒症相关 ARDS 患者的重要措施之一。但是，与抗感染治疗类似，免疫刺激治疗也不一定会对所有患者有利。尽管已经进行了多余项脓毒症相关的治疗性临床试验，但目前尚无公认的脓毒症免疫治疗方案。因此，如何调控脓毒症患者的免疫反应，寻找合适的免疫治疗方案仍值得我们进一步研究。

4.中药治疗

笔者经临床研究发现升降理肺汤可明显缩短脓毒症 ARDS 患者机械通气时间和 ICU 住院时间，在改善患者 PaO_2、$PaCO_2$、氧合指数方面，其效果优于单纯西医常规治疗。

升降理肺汤是编者团队临床治疗脓毒症相关性 ARDS 经典方，该方由古方升降散加炙麻黄和杏仁组成，全方可宣肺平喘、调畅气机、解毒逐秽。麻黄为肺经专药，被历代医家称为"治喘圣药"，可发汗解表、宣肺平喘、利水消肿。杏仁归大肠经，苦泄降气、肃肺平喘，配伍麻黄使宣降有度，治节有常。僵蚕辛咸性平，气味俱薄，轻浮而升，善能升清散火、祛风除湿、清热解郁。蝉蜕甘咸性寒，升浮

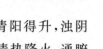

宣透,可清热解表、宣毒透达。二药皆升浮宣透,故可透达郁热,清阳得升,浊阴自降。姜黄行气散郁活血,气机畅达,热乃透发。大黄苦寒降泻,清热降火,通腑逐瘀,上下通行,推陈致新,同时又肺肠同治,腑气畅通肺气得以宣降。现代研究发现,升降散具有抗感染、退热、抑制炎症反应等作用。

第七节　重症急性胰腺炎

重症急性胰腺炎(severe acute pancreatitis,SAP)属于急性胰腺炎的特殊类型,是因多种疾病使得胰腺内的胰酶被激活,然后引发胰腺组织出现水肿、出血、坏死或者炎性反应,是常见的急腹症,病情危重紧急且发展迅速,常常涉及到多器脏或全身心病变。SAP病程中有2个死亡高峰,一是早期全身炎症反应剧烈导致MODS,约占60%,二是在病程中后期感染及其相关并发症导致的死亡,约占40%。ARDS是SAP的严重并发症之一。

一、病因

(一)胆管疾病

胆石、蛔虫或感染致使壶腹部出口处梗阻,使胆汁排出障碍,当胆管内压超过胰管内压时,胆汁、胆红素和溶血磷脂酰胆碱及细菌毒素可逆流入胰管,或通过胆胰间淋巴系统扩散至胰腺,损害胰管黏膜屏障,进而激活胰酶引起胰腺自身消化。

(二)十二指肠疾病与十二指肠液反流

一些伴有十二指肠内压增高的疾病,如肠系膜上动脉压迫、环状胰腺、胃肠吻合术后输入段梗阻、邻近十二指肠乳头的憩室炎等,常有十二指肠内容物反流入胰管,激活胰酶,引起胰腺炎。

(三)大量饮酒和暴饮暴食

大量饮酒和暴饮暴食可增加胆汁和胰液分泌,引起十二指肠乳头水肿和Oddi括约肌痉挛;乙醇还可使胰液形成蛋白"栓子",使胰液排泄受阻,引发胰腺炎。

(四)胰管梗阻

胰管结石或蛔虫、狭窄、肿瘤、胰腺分裂症等均可引起胰管阻塞,管内压力增高,胰液渗入间质,导致急性胰腺炎。

(五)手术与外伤

腹部手术可能直接损伤胰腺或影响其血供。内镜下逆行胆胰管造影术检查时可因重复注射造影剂或注射压力过高,引起急性胰腺炎(约 3%)。腹部钝挫伤可直接挤压胰腺组织引起胰腺炎。

(六)内分泌与代谢障碍

甲状旁腺功能亢进症、甲状旁腺肿瘤、维生素 D 过量等均可引起高钙血症,产生胰管钙化、结石形成,进而刺激胰液分泌和促进胰蛋白酶原激活而引起急性胰腺炎。高脂血症可使胰液内脂质沉着,引起血管的微血栓或损坏微血管壁而伴发胰腺炎。

(七)感染

腮腺炎病毒、柯萨奇病毒 B、埃可病毒、肝炎病毒感染均可伴急性胰腺炎,特别是急性重型肝炎患者可并发急性胰腺炎。

(八)药物

与胰腺炎有关的药物有硫唑嘌呤、肾上腺素、GC、噻嗪类利尿药、四环素、磺胺类、甲硝唑、阿糖胞苷等,这些药物使胰液分泌或黏稠度增加。

(九)SAP 并发 ARDS 的因素

研究结果显示,年龄>50 岁、呼吸频率>30 次/分、PMN>14×10^9/L、CRP>150 mg/L、空腹血糖>12 mmol/L、APACHE Ⅱ 评分>11 分、Ranson 评分>5 分、合并感染是 SAP 患者并发 ARDS 的危险因素。

二、发病机制

(一)胰酶自身消化机制

"胰腺胰酶自身消化学说"是 SAP 的公认发病机制,主要是指胰酶在腺泡细胞内异常激活而导致的自我消化过程,是引起胰腺炎疾病的基本发病机制。研究显示,胰管梗阻、十二指肠液或胆汁反流、乙醇作用于胰腺腺泡及 Oddi 括约肌等均是引起胰蛋白酶原异位激活的重要原因,活化的胰蛋白酶可进一步激活其他蛋白酶,进而造成胰腺的自身消化现象。

(二)炎症机制

SAP 可引起局部或全身炎性反应,这与 IL、PAF、TNF-α 及 NF-κB 等炎性因子的过度生成有关,以上因子可相互关联、相互影响,通过瀑布样级联反应促使炎症扩散,导致全身炎性反应综合征、多器官功能障碍甚至死亡等不良后果的出现。

(三)氧化应激机制

急性胰腺炎可引起白细胞的过度激活,导致氧爆发,造成氧自由基的大量释放,而氧自由基及其衍生物在胰腺损害过程中可发挥重要作用。其中,过氧化氢、超氧化物等物质可损伤微血管内皮细胞,引起微血管痉挛,导致毛细血管通透性增加,是造成细胞损害的主要原因。同时,以上衍生物还可促使白细胞黏附,引起胰腺微循环紊乱。氧自由基的大量产生可导致腺泡细胞破坏,引起胰酶胞内激活,导致急性胰腺炎胰腺损伤恶性循环的产生,致使病情加重,引发 SAP。

(四)感染

胰腺坏死感染和全身脓毒症是 SAP 后期的主要问题,它构成急性胰腺炎的第 2 个死亡高峰。综合机制作用下,肠道菌群及内毒素极可能通过血液循环及淋巴系统进入腹腔,经胆道及胰胆管逆行感染等途径进行易位,进一步刺激巨噬细胞,导致炎性因子的过量产生,对胰腺等脏器形成二次打击,促使 SAP 形成,严重情况下可出现多器官功能衰竭。

(五)胰腺腺泡内钙超载机制

正常情况下,细胞内钙离子可保持稳定状态,而急性胰腺炎的出现,可引起细胞膜结构及功能损害,引起钙离子通道的异常开放,细胞外钙离子在电化学梯度趋势下,可经此通道流入细胞,导致细胞内钙离子的超负荷状态。同时,细胞内钙离子异常可引起胰腺腺泡细胞中 Ca^{2+}-Mg^{2+}-ATP 酶活性降低,导致细胞内游离钙离子水平的进一步增高,致使 SAP 形成。

(六)SAP 并发 ARDS 的机制

SAP 患者并发 ARDS 的机制主要包括以下三方面

(1)SAP 发病后释放大量炎性递质可直接损伤毛细血管内皮细胞,导致血管通透性增加,进而影响肺组织灌注。

(2)SAP 产生的胰酶大量进入血液循环而引起血管功能紊乱,体液积存于第三间隙而导致有效循环血容量降低,组织灌注不足;同时,大量胰酶还可激活凝血、补体等多个系统,促进组胺、5-羟色胺等生物活性物质生成,从而使肺血管收缩。

(3)肠源性内毒素可激活巨噬细胞、单核吞噬细胞,使白细胞与氧自由基大量释放,导致微血栓形成及肺损伤。

三、临床表现

(一)症状

1.腹痛

腹痛为本病最主要表现。95%急性胰腺炎患者腹痛是首发症状,常在大量饮酒或饱餐后突然发作,程度轻重不一,可以是钝痛、钻顶或刀割样痛,呈持续性,也可阵发性加剧,不能为一般解痉药所缓解。多数位于上腹部、脐区,也可位于左右上腹部,并向腰背部放射。弯腰或起坐前倾位可减轻疼痛。轻症者在3~5天即缓解;重症腹痛剧烈、且持续时间长。由于腹腔渗液扩散,可弥漫呈全腹痛。

2.恶心、呕吐

大多数起病后即伴恶心、呕吐,呕吐常较频繁。呕吐出食物或胆汁,呕吐后腹痛不能缓解。

3.发热

大多数为中等度以上发热。一般持续 3~5 天,如发热持续不退或逐日升高,则提示为出血坏死性胰腺炎或继发感染。

4.黄疸

黄疸常于起病后1~2天出现,多为胆管结石或感染所致,随着炎症消退逐渐消失,如病后5~7天出现黄疸,应考虑并发胰腺假性囊肿压迫胆总管的可能,或由于肝损害而引起肝细胞性黄疸。

5.低血压或休克

重症急性胰腺炎常发生低血压或休克,患者烦躁不安、皮肤苍白湿冷、脉搏细弱、血压下降,极少数可突然发生休克,甚至猝死。

(二)体征

轻症急性胰腺炎腹部体征较轻,上腹有中度压痛,无或轻度腹肌紧张和反跳痛,均有腹胀,一般无移动性浊音。

重症急性胰腺炎上腹压痛明显,并有腹肌紧张及反跳痛,出现腹膜炎时则全腹明显压痛、腹肌紧张,重者有板样强直。伴肠麻痹者有明显腹胀、肠鸣音减弱或消失,可叩出移动性浊音。腹水为少量至中等量,常为血性渗液。少数重症患者两侧胁腹部皮肤出现蓝-棕色瘀斑,称为 Grey-Turner 征;脐周皮肤呈蓝棕色瘀斑,称为 Cullen 征,系因血液、胰酶、坏死组织穿过筋膜和肌层进入皮下组织所致。起病 2～4 周后因假性囊肿或胰及其周围脓肿,于上腹可扪及包块。

(三)SAP 并发 ARDS 的临床表现

SAP 并发 ARDS 的临床表现详见第二章第一节。

四、诊断

(一)诊断依据

重症急性胰腺炎的诊断至少应该满足以下 3 项中的 2 项:①上腹疼痛、血清淀粉酶水平升高 3 倍以上。②CT 或 MRI 有急性胰腺炎的变化,同时有胰周广泛渗出和/或胰腺坏死,胰腺脓肿改变。③器官功能衰竭。

(二)辅助检查

1.血常规检查

血常规检查多有白细胞计数增多及中性粒细胞核左移。

2.淀粉酶测定

淀粉酶升高对诊断急性胰腺炎有价值,但无助于水肿型和出血坏死型胰腺炎的鉴别。

(1)血淀粉酶:在起病后 6～12 小时开始升高,24 小时达高峰,常超过正常值 3 倍以上,维持 48～72 小时后逐渐下降。若淀粉酶反复升高,提示复发;若持续升高,提示有并发症可能。需注意的是淀粉酶升高程度与病情严重性并不一致。在重症急性胰腺炎,如腺泡破坏过甚,血清淀粉酶可不高,甚或明显下降。某些胰外疾病也可引起淀粉酶升高,如胆囊炎、胆石症、溃疡穿孔、腹部创伤、急性阑尾炎、肾功能不全、急性妇科疾病、肠梗阻或肠系膜血管栓塞等,均可有轻度淀粉酶升高。

(2)尿淀粉酶:尿淀粉酶升高较血淀粉酶稍迟,发病后 12～24 小时开始升高,下降缓慢,可持续 1～2 周,急性胰腺炎并发肾衰竭者尿中可测不到淀粉酶。

3.血清脂肪酶测定

急性胰腺炎时,血清脂肪酶的增高较晚于血清淀粉酶,于起病后 24～72 小时开始升高,持续 7～10 天,对起病后就诊较晚的急性胰腺炎患者有诊断价值,而且特异性也较高。

4.血钙测定

急性胰腺炎时常发生低钙血症。低血钙程度和临床病情严重程度相平行。若血钙＜1.75 mmol/L,仅见于重症胰腺炎患者,为预后不良征兆。

5.其他生化检查

急性胰腺炎时,暂时性血糖升高常见,与胰岛素释放减少和胰高糖素释放增加有关。持久性的血糖升高(＞10 mmol/L)反映胰腺坏死。部分患者可出现高甘油三酯血症、高胆红素血症。胸腔积液或腹水中淀粉酶可明显升高。如出现低氧血症、低蛋白血症、血尿素氮升高等,均提示预后不良。

6.影像学检查

超声与 CT 检查对急性胰腺炎及其局部并发症有重要的诊断价值。急性胰腺炎时,超声与 CT 检查可见胰腺弥漫性增大,其轮廓及其与周围边界模糊不清,胰腺实质不均,坏死区呈低回声或低密度图像,并清晰显示胰内、外组织坏死的范围与扩展方向,对并发腹膜炎、胰腺囊肿或脓肿诊断也有帮助,改良 CT 严重指数的评分标准有助于评估急性胰腺炎的严重程度,见表 5-3,改良 CT 严重指数评分为炎性反应、坏死与胰外并发症评分之和。肾衰竭或因过敏而不能接受造影剂者可行磁共振检查。

表 5-3　改良 CT 严重指数的评分标准

特征	评分(分)
胰腺炎性反应	
正常胰腺	0
胰腺和/或胰周炎性改变	2
单发或多个积液区或胰周脂肪坏死	4
胰腺坏死	
无胰腺坏死	0
坏死范围≤30%	2
坏死范围＞30%	4
胰外并发症,包括胸腔积液、腹水、血管或胃肠道受累等	2

胸部 X 线可显示与胰腺炎有关的肺部表现,如胸腔积液、肺不张、急性肺水肿等。腹部平片可发现肠麻痹或麻痹性肠梗阻征象。

五、治疗

对于 SAP 合并 ARDS 患者的治疗应采取综合治疗手段,包括一般治疗、血液净化和呼吸支持等。其中,尽早纠正休克、早期应用抗菌药物、全身营养支持是治疗 SAP 的重要有效措施;而呼吸支持则是 ARDS 的关键治疗手段。

(一)一般治疗

一般治疗包括禁食、胃肠减压,药物治疗包括解痉、镇痛、蛋白酶抑制剂和胰酶抑制治疗,如生长抑素及其类似物。

(二)抗休克治疗

SAP 患者,腹围增大、呼吸困难、低血容量体征,液体复苏是早期治疗的重点。复苏过程中检测血压、尿量、CVP、乳酸及心功能状态,若血流动力学状态复杂可监测 PICCO,指导液体复苏。用无创心排血量指导下早期液体复苏可以改善 SAP 患者的组织灌注,减轻全身炎症反应综合征持续时间和入住 ICU 的时间。

(三)血液净化

对于高脂血症导致胰腺炎可予血液灌流或血浆置换,降低血脂水平;若出现少尿、急性肾衰竭,可给予肾脏替代治疗。

(四)呼吸支持

入院患者均予鼻导管吸氧,动态监测血气分析结果,及时给予无创机械通气、有创呼吸机支持;呼吸机支持期间视痰液情况给予间断纤维支气管镜灌洗;随访胸部 X 线、痰培养,评估是否并发肺部感染,及时抗感染治疗。

(五)营养支持

血流动力学状态一旦稳定,尽早安置鼻胃或鼻空肠营养管,开发胃肠道功能,行肠内营养支持。

(六)中药治疗

中药治疗如芒硝腹部外敷、大黄灌肠促进胃肠功能恢复及胰腺炎症的吸收。

(七)其他

胰腺感染期给予能穿过血胰屏障的抗生素行经验性抗感染治疗;同时积极行 B 超定位腹腔穿刺、引流,寻找感染病原体,尽早行目标性抗感染治疗。

第六章

急性呼吸窘迫综合征的并发症治疗

第一节　呼吸机相关性肺炎

呼吸机相关性肺炎（ventilator associated pneumonia，VAP）是指机械通气48 小时后至拔管后 48 小时内出现的肺炎，是医院获得性肺炎的重要类型，其中机械通气≤4 天内发生的肺炎为早发性 VAP，≥5 天者为迟发性 VAP。

VAP 是机械通气过程中常见而又严重的并发症之一，患者一旦发生 VAP，则易造成脱机困难，从而延长住院时间，增加住院费用，严重者甚至威胁患者生命，导致患者死亡。

一、病因

(一)空气和环境因素

在气道开放的情况下，空气和环境因素显得极为重要，此点对气管切开造口的患者更为突出。

(二)患者本身的因素

接受呼吸机治疗和建立人工气道的患者，本身就具备很多肺部感染的易发因素。

1.呼吸道自然防护能力下降

人工气道的建立剥夺了正常情况下上呼吸道对肺部感染的自然防护能力；应用呼吸机时过多水分蒸发和消耗，又有可能使呼吸道黏膜变得十分干燥，严重妨碍了支气管黏膜中纤毛柱状上皮细胞的呼吸道清除功能；这些均可使患者局部抵抗呼吸道感染的能力下降。

2.全身抵抗力下降

接受呼吸机治疗的患者,一般病情均相对严重,全身抵抗力可能明显下降,尤其是病情重、病程长的患者。有些患者已经合并肺部或其他部位的感染,这些均可从各方面降低患者预防疾病的能力。

3.胃肠道反流和误吸

大量临床研究和调查表明,医院获得性肺炎的病原菌主要来源于3个部位:空气和环境、鼻咽部寄居菌、胃肠道反流和误吸,这是呼吸机患者肺部感染病原菌的主要来源。

4.菌群失调

引起菌群失调的常见原因有3个:全身抵抗力下降、大剂量应用广谱抗生素和激素的应用。接受呼吸机治疗的患者,这3个因素均可能存在,故很容易引起菌群失调,造成多种细菌的混合感染、细菌与真菌的二重感染。

(三)医源性因素

对接受呼吸机治疗和建立人工气道的患者来说,医源性因素在肺部感染中所起的作用不能忽视。最常见的是医疗器械和医护人员的手消毒不彻底、不完善,很容易引起患者的交叉感染,其次是医疗护理的质量,如气道湿化和吸痰的好坏、局部换药是否及时、抗生素的应用和调整是否合理等。

二、临床表现

(一)一般情况

接受呼吸机治疗患者肺部感染的临床表现与普通肺部感染患者相同,这类患者不能说话,故可能不会有咳嗽、咳痰的主诉。肺部感染主要是通过对呼吸道分泌物外观颜色、黏稠度等方面的观察,结合体温、血常规、胸部 X 线及分泌物的病原学检查等。必须强调,在上述诸方面的临床表现中,分泌物的外观改变可能是最常见的临床表现,如黄色、绿色浓痰等,均是肺部感染的象征;其次才是血常规、胸部 X 线和体温的变化。有的患者抵抗力差,反应性也差,即使可能有严重感染存在,体温和血常规也不一定增高。

(二)症状变化不定

激素、免疫抑制剂等药物使医院获得性肺炎的症状被干扰或掩盖。尚有患者因严重的基础疾病而削弱机体反应性,故医院获得性肺炎起病较隐匿,发热和呼吸道症状常不典型。在机械通气患者可以仅表现为发绀加重、气道阻力上升

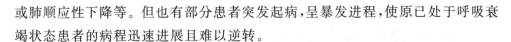

或肺顺应性下降等。但也有部分患者突发起病,呈暴发进程,使原已处于呼吸衰竭状态患者的病程迅速进展且难以逆转。

(三)X线表现多变

VAP一般表现为支气管肺炎,但常常变化多端。严重脱水、粒细胞缺乏并发肺炎和艾滋病并发卡氏肺孢子虫肺炎患者,X线片可以无异常发现。在机械通气患者可以仅显示肺不张,或者因为肺过度充气使浸润和实变阴影难以辨认。也有的因为合并存在的药物性肺损伤、肺水肿、肺栓塞等而使肺炎无法鉴别。

(四)并发症多

VAP极易并发肺损伤(包括气压伤)、左心衰竭、肺栓塞等。

三、诊断

(一)诊断标准

VAP作为医院获得性肺炎中最常见和最重要的类型,面临的诊断困难超过其他任何一种医院感染。通常将肺组织病理学显示和微生物学发现病原微生物且二者相一致认定为VAP诊断的金标准。该诊断标准需要创伤性检查不易被患者和医师接受,在临床上应用有一定困难。

(二)临床诊断

根据中华医学会呼吸病学分会制订的医院获得性肺炎诊断和治疗指南(草案)。排除肺结核、肺部肿瘤、肺不张等肺部疾病,出现以下情况:①使用呼吸机48小时后发病。②与机械通气前胸部X线比较出现肺内浸润阴影或显示新的炎性病变。③肺部实变体征和/或肺部听诊可闻及湿啰音,并具有下列条件之一者:血细胞$>10.0\times10^9$/L或$<4\times10^9$/L,伴或不伴核转移;发热,体温>37.5 ℃,呼吸道出现大量脓性分泌物;起病后从支气管分泌物中分离到新的病原菌。

(三)病原学诊断

病原学诊断标准如下。

1.气管内抽吸物培养

以消毒吸管经气管导管吸取分泌物行细菌定量培养,如分离细菌浓度≥10 cfu/mL,则可诊断,敏感度为93%、特异度为80%。

2.经气管镜保护性毛刷

刷取分泌物定量培养,以分离细菌浓度≥10 cfu/mL为诊断标准,是VAP最可靠的诊断方法。在未用抗生素时,其特异度为90%,但敏感度仅为40%~

60%,这与其取材区域大小有关,如预先使用了抗生素,其敏感性则更低。

3.经气管镜支气管肺泡灌洗

本法可克服气管镜保护性毛刷取样范围小的缺点,以分离细菌≥10 cfu/mL为阳性,其敏感度和特异度为50%～90%,其阴性培养结果对确认无菌肺组织的敏感度为63%、特异度为96%,故在排除VAP时有重要作用。

4.阳性的脓液或血培养结果

多项研究证实,非支气管镜下气管镜气管肺泡灌洗和气管镜保护性毛刷具有与气管镜同样的效果,而且费用低廉、操作简单。

(四)组织学诊断

经皮肺穿刺活体组织检查和开放性肺活体组织检查,所采集的分泌物和肺组织,可做组织学检查、特殊病原检查和培养,确诊率很高,是诊断肺炎的金标准,但二者均为创伤性检查,并发症相对较多,且不能早期诊断。一般仅用于经初始治疗无效,用其他方法均未能明确诊断,且病情允许的患者。

四、治疗

(一)抗感染治疗

细菌是VAP最常见的病原体,目前仍以革兰阴性杆菌占主导地位。近十年来革兰阴性杆菌耐药率显著增加,因此对于VAP的抗菌药物选择显得日益困难。

β-内酰胺类抗生素抗菌活性强,虽然呼吸道浓度大多不足血清浓度的10%,但其抑制病原微生物生长的最低药物浓度极低,故仍具有很强的抗菌作用,且药物毒副作用相对较少,因此,β-内酰胺类抗生素是治疗呼吸系统感染的最常用的药物之一。第三代头孢菌素对β-内酰胺酶相对稳定。头孢曲松和头孢塞肟对耐青霉素肺炎链球菌甚为敏感,对大多数肠杆菌科细菌亦保持较好的抗菌活性,适用于早发性和轻中度VAP。头孢他啶和头孢哌酮对铜绿假单胞菌有良好的抗菌作用,后者对β-内酰胺酶不稳定,但与酶抑制剂制成的复合制剂具有明显的抗菌活性,是晚发性和重症VAP的联合治疗药物之一。青霉素类如替卡西林(特别是替卡西林-克拉维酸复合制剂)、美洛西林、哌拉西林都具有抗假单胞菌的活性,亦适用于中重症VAP。哌拉西林-三唑巴坦对超广谱酶也有抑制作用,被推荐用于重症医院获得性肺炎,取得良效,并且可以减少第三代头孢菌素的用量,避免甲氧西林耐药的葡萄球菌的形成。替卡西林-克拉维酸对嗜麦芽窄食单胞菌有效。

(二)加强气道护理

加强人工气道的护理,对肺部感染的治疗作用超过抗生素的应用。临床上有相当一部分患者,虽然人工气道建立后,肺部感染不可避免,有的甚至十分严重。但只要气道护理工作做得好,患者排痰能力强,肺部感染几乎均能得到较好的控制,除非有其他肺外因素参与,如肾移植患者的全身抵抗力下降、原发病未控制或去除、年迈体衰等。反之,倘若气道处理不得当,即使应用大剂量、高效率的广谱抗生素,肺部感染仍无法控制。

(三)预防与控制

1.减少或消除口咽部和胃肠病原菌的定植与吸入

(1)改进营养支持治疗方法:营养不良是 VAP 发病的危险因素之一,营养支持治疗亦是临床患者常规治疗的一部分。从预防 VAP 发病的角度来看,胃肠道喂养方法优于全胃肠外营养。在应激状态下,胃肠道并不是一个休眠器官,尽管在外伤后一段时间内结肠蠕动受到抑制,胃肠减压是必要的,但小肠运动及其他功能仍保持完整。小肠喂养可最大限度地减少细菌通过肠黏膜向外移行,并可维持正常肠道菌群平衡,因而胃肠道喂养可预防感染。喂养应注意以下几个问题,以减少 VAP 的发病。①喂养过程中尽量减少误吸危险因素,提倡半卧位。②用小号胃管,少量持续喂养。当然这样会使胃 pH 升高,可在喂养过程中监测胃内 pH,使 pH 保持在 3.5 以下,也可用酸化的喂养食物。③可将导管直接插入空肠,以避免对胃液的碱化作用。

(2)控制胃内容物的反流:胃内细菌是 VAP 病原菌的重要来源。这些患者中胃液反流很常见。当患者处于平卧位、胃中含有大量内容物时,反流更易发生。因此对机械通气患者采用半卧位姿势是减少胃内容物吸入下呼吸道的简单、有效的方法。

(3)改进应激性溃疡的防治方法:正常胃内 pH 保持在 1～2,当胃内 pH＞4 时,胃内革兰阴性杆菌过度生长。许多研究证实,定植于下呼吸道的革兰阴性杆菌 20%～40% 源于胃。预防和治疗应激性溃疡消化道出血,常用药物如抗酸剂、H_2 受体持抗剂均有提高胃液 pH 的作用,而硫糖铝无不良反应。一般认为此三类药物防止应激性溃疡效果无差别。许多研究提示,硫糖铝与 H_2 受体拮抗剂、抗酸剂的效果相仿,但可显著降低 VAP 的发病率。这方面仍有争议,可能与肺炎诊断标准及研究对象不同有关。目前对 VAP 的高危人群,若需要防治应激性溃疡,通常首选硫糖铝。

(4)声门下分泌物的引流:气管内插管患者的声门下与气管导管气囊之间的间隙常有严重污染的积液存在,其量为 3～15 mL 不等。声门下分泌物误吸入下呼吸道是 VAP 病原菌的重要来源。有研究数据证明,应用声门下可吸引气管导管可降低由原发性内源性感染菌群(革兰阳性球菌及流感嗜血杆菌等)引起 VAP 的发病率,吸引组 VAP 为 23%,而非吸引组为 45%($P<0.05$)。但不能降低继发性内源性感染菌群(主要为肠杆菌属菌群和铜绿假单胞菌)引起的 VAP 的发病率。

(5)气管导管表面生物被膜的清除:尽早拔管或改进导管的生物材料可减少或消除导管表面生物被膜的形成。大环内酯类药(如阿奇霉素、克拉霉素)可减少生物被膜的形成,增加生物被膜对其他抗生素的通透性,减少细菌在生物被膜内定植,可望减少 VAP 的发病率。

(6)选择性消化道脱污染:是通过局部使用抗生素杀灭口咽部和胃肠道的条件致病需氧微生物,避免其移行和易位,切断医院感染的内源性感染途径,从而预防 VAP 的发生。理想选择性消化道脱污染用抗生素应具备下列特点。①抗菌谱覆盖肠杆菌属、假单胞菌属和不动杆菌属细菌。②鼓膜不吸收或很少吸收,应保证管腔内有较高的抗生素浓度。③必须是杀菌剂。④具有选择性抗菌活性,即不影响厌氧菌群。⑤药物不易被胃肠道内容物灭活。

目前常用的选择性消化道脱污染药物包括 3 种不吸收抗生素(妥布霉素、多部菌素 E、两性霉素 B)。一般认为选择性消化道脱污染可降低 VAP 的发病率,但能否降低病死率仍有争议。对选择性消化道脱污染持谨慎态度的,另一个原因是有研究显示选择性消化道脱污染使耐安布霉素的肠杆菌比例增高,同时耐甲氧西林金黄色葡萄球菌引起的 VAP 发生率高于对照组。所以目前选择性消化道脱污染不作常规应用,仅仅用于特殊群体的预防(如外伤、高危外科手术和器官移植的患者)。

(7)合理使用抗生素:抗生素是引起口咽部菌群失调和病原菌特别是革兰阴性杆菌和真菌在口咽部定植的主要原因。广谱或超广谱抗生素的应用给多重耐药致病菌所致 VAP 的治疗带来了困难,也是该病病死率居高不下的原因之一。因此,临床上应合理使用抗生素。

2.切断传播途径

(1)洗手:医务人员的手是传播 VAP 病原菌的重要途径。调查发现不少医务人员的手常有革兰阴性杆菌和葡萄球菌的定植。医务人员在护理、检查重症感染患者时能导致病原菌在患者之间传播、定植,还可通过吸痰或其他操作致使细菌直接进入下呼吸道引起 VAP。医院应提供方便的自来水装置及洗手设备，并指导医务人员正确洗手。

(2)公用器械的消毒灭菌：污染器械如呼吸机、纤维支气管镜、雾化器是 VAP 发生的又一重要途径。纤维支气管镜检查后并发肺部感染的发生率为 0.5%～3.0%，部分与纤维支气管镜消毒不彻底及污染有关。近年亦有纤维支气管镜检查导致肺结核交叉感染的报道。我国是结核病高发区，所以纤维支气管镜的消毒方法应保证有效地杀灭结核分枝杆菌。呼吸机管道是 VAP 病原体的又一重要来源，这主要是由于医务人员在常规更换呼吸机管道时污染了管道系统。传统方法是每 24 小时更换 1 次管道。最近美国医院感染控制顾问委员会推荐至少 48 小时以上更换 1 次管道，以减少管道被污染的机会。有学者发现，延长至 7 天更换 5 次管道并不增加，甚至可能减少 VAP 的发病率。目前认为呼吸机管道以 2～7 天更换 1 次为宜。我们在对 COPD 呼吸衰竭接受机械通气患者呼吸及气路细菌监测时发现，超过 24 小时更换呼吸机导管，其污染发生率和程度均显著增加，其病原菌与患者下呼吸道菌群有高度一致性，故主张感染相关呼吸衰竭接受机械通气患者，呼吸机管道仍以每 24 小时更换 1 次为宜，并严格避免更换过程中的污染。呼吸机雾化器及氧气湿化瓶的污染也是一个重要的感染源。呼吸机湿化器是通过加温气化原理，温度在 50 ℃左右可防止几乎所有病原菌在湿化液中的定植及生长。但许多单位使用湿化器时温度调节较低，会增加污染的机会。

(3)患者及病原体携带者的隔离：呼吸道合胞病毒传播可引起暴发流行，易殃及患者、医务人员，且较难以控制。该病毒感染者应予隔离。由于某些致病菌，特别是多重耐药菌给治疗带来困难，病死率高，故有人建议在有条件时，对耐甲氧西林金黄色葡萄球菌、铜绿假单胞菌感染、超广谱 β-内酰胺酶菌感染及携带者在积极治疗的同时予以隔离，耐万古霉素肠球菌感染则必须隔离。

(4)保护性隔离：将高危人群与外界充满各种微生物的医院环境进行保护性隔离，可有效地防止 VAP 的发生。通常是将患者置于层流室，医务人员进入时必须戴口罩、帽子及穿无菌隔离衣，此法可有效阻止部分外源性病原菌所致的 VAP，目前主要用于器官移植、粒细胞缺乏症等严重免疫功能抑制者。

3.提高机体免疫防御功能

(1)免疫球蛋白：有学者对一组外科疾病患者静脉使用丙种球蛋白，对照研究发现，该治疗方法可使革兰阴性杆菌医院获得性肺炎的发病率下降。

(2)集落刺激因子：增加外周血中粒细胞数量并提高其功能，可显著降低粒细胞减少或缺乏患者医院获得性肺炎的发病率。动物实验证实粒细胞集落刺激因子能促进中性粒细胞再循环、降低医院获得性肺炎的病死率。

（3）γ干扰素：气道雾化吸入γ干扰素可激活肺泡巨噬细胞，对细菌性或非细菌性肺部感染有潜在治疗和预防作用。局部给予优于全身用药。

（4）其他：抗脂多糖抗体 ES 和某些细胞因子受体拮抗剂等正在被研究或已被证明在预防和治疗 VAP 中有一定效果。VAP 的危险因素甚多，发病机制复杂，这就决定了难以采用一种或某几种防治措施来控制目标。全体医务人员的重视、综合防治可能是控制 VAP 的最佳策略。

第二节　呼吸机相关性气压伤

传统概念认为自然呼吸时肺泡内压过高或机械通气时气道压力过高导致肺泡损伤和气体外漏，故称为呼吸机相关性气压伤。现代研究发现呼吸机相关的肺损伤是机械通气的多种因素和原发性肺组织病变共同作用的结果，但主要是跨肺压和切变力直接或间接作用的结果，故可以认为呼吸机相关的肺损伤和气压伤有相同的含义。呼吸机相关性气压伤包括气胸、皮下与纵隔气肿等，如不及时处理，危害极大。

一、气胸

气胸是指由于肺组织破裂，气体外逸，进入胸膜腔，压迫肺而引起的一系列损害，严重时可直接造成死亡。气胸是呼吸机引起气压伤的主要临床类型，但并不是所有接受呼吸机治疗的患者均会发生气胸。

（一）分类

1.按病因分类

（1）人工气胸：为诊断和治疗胸部疾病需要，人为将空气注入胸膜腔。实际上也是外伤性气胸的一种特殊类型。

（2）创伤性气胸：由于胸部外伤及医疗诊断和治疗操作过程中引起的气胸。

（3）自发性气胸：是指在无外伤或人为因素的情况下，肺组织和脏层胸膜原有某种病变或缺陷而突然发生破裂引起胸膜腔积气。

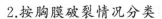

2.按胸膜破裂情况分类

(1)闭合性气胸(又称单纯性气胸):由于胸膜破裂口较小,随着肺脏萎缩而关闭,停止空气继续进入胸膜腔。胸内压接近或稍超过大气压,即胸内压测压可为正压也可为负压,视气体量多少而定。抽气后,胸内压下降,留针2~3分钟压力不再上升。病程中气体逐渐吸收。

(2)开放性气胸:裂口较大,或因胸膜粘连妨碍肺脏回缩面使裂口常开,气体经裂口随呼吸而自由出入胸膜腔。胸膜腔测压在0上下波动,抽气后压力不变。

(3)张力性气胸(又称单向活瓣性或高压性气胸):由于裂口呈单向活瓣或活塞作用,吸气时胸廓扩大,胸内压变小,活瓣开放,空气进入胸膜腔;而在呼气时,胸廓变小,胸内压升高,压迫活瓣使之闭合。每次呼吸运动都有空气进入胸膜腔而不能排出,致使胸膜腔内空气越积越多,胸内压也持续升高,使肺脏受压,纵隔向健侧偏移,甚至影响心脏血液回流。此种气胸测压时压力常>9.8 kPa(10 cmH$_2$O),甚至高达19.6 kPa(20 cmH$_2$O),抽气后胸内压可下降,但留针2~3分钟,压力又迅速升高。这种气胸引起病理生理改变最大,最需积极抢救,否则导致死亡。

(二)病因

1.先天性因素

先天性因素主要指在先天性肺发育不全基础上,呼吸机的正压通气,使原先发育不良的肺泡组织破裂,气体进入胸膜腔,并逐渐增多而压迫肺组织,形成气胸。临床常见的疾病是先天性肺大疱,即使未接受呼吸机治疗,先天性肺大疱也是自发性气胸的常见病因。易形成气胸的肺大疱,多位于脏层胸膜的表面或接近脏层胸膜的部位。距离脏层胸膜较远的肺大疱,即使破裂,脏层胸膜没有裂口,气体也不会漏入胸腔压迫肺组织,气胸不可能形成。

2.后天性因素

(1)最典型的代表性疾病是COPD,包括慢性支气管炎、阻塞性肺气肿、支气管扩张等。这些疾病早期的主要病理生理改变,是由炎症或过敏因素引起的不同程度的气道阻塞。长期或反复发作性的不完全性气道阻塞,使肺泡过度膨胀,当肺泡膨胀至一定程度或持续相当长的时间,就可能引起肺泡弹性纤维断裂,引起肺泡过度膨胀或几个肺泡的融合,这就是慢性阻塞性肺气肿和后天性肺大疱。COPD患者的病情一旦发展至此阶段,就成为不可逆性病理改变。有阻塞性肺气肿或后天性肺大疱的患者,接受呼吸机治疗时,很容易诱发气胸。气胸产生的原因,是正压通气使邻近脏层胸膜过度膨胀的肺泡或肺大疱破裂,气体逸入胸膜腔,形成气胸。各种外伤所致的肺组织损伤,也可能是后天性因素的一种类型,多见于胸部外伤的患者。这类患者的早期,肺部损伤不严重,可能还不至于引起气胸;接受呼吸机治疗后,原有被损伤的肺组织,在正压通气下破裂,气体逸入胸腔,即形成气胸。

(2)胸部外伤的患者,即使入院时无气胸,也应高度警惕随时有形成气胸的可能,尤其在接受呼吸机治疗的状况下,更应警惕气胸的发生。

(3)各种原因引起的剧烈咳嗽和咳痰,也可能成为气胸的诱发因素之一。咳嗽和咳痰的本身,就可以使肺内压明显升高,倘若肺组织已存在不同程度的诱发气胸的先天性或后天性因素,极易造成气胸。

(4)呼吸机正压通气的本身就足以引起气胸,当呼吸机应用不当,如压力过高和潮气量过大,采用特殊的通气模式或功能如 PEEP 等,可以使原有的呼吸机引起气胸的可能性增加,使气胸的发生率增加。

(5)非呼吸机的医疗因素指患者在接受除呼吸机以外的其他治疗或抢救过程中,可能造成的诱发气胸的医源性因素。常见的如心肺复苏时的心内注射和胸外按压,各种穿刺和置管,如深静脉(颈内静脉和锁骨上、下静脉)穿刺和置管、胸膜穿刺或活体组织检查等。这些操作可直接损伤脏层胸膜,引起气胸。应用呼吸机时,正压通气可以使已受损伤的肺组织或脏层胸膜损伤加重,裂口增大,产生气胸。类似情况临床屡有发生,尤其是在危重病抢救时,应当引起重视。

(三)临床表现

1.胸痛

接受呼吸机治疗患者发生气胸时,主诉有胸痛的患者并不多。可能因这些患者的病情已经很重,能让患者感到不适的原因和因素很多,胸痛与这些因素引起的不适相比,可能并不严重。另外,接受呼吸机治疗的患者,由于建立了人工气道,如气管插管或切开,多不能讲话,这些均可能是影响患者胸痛症状出现的原因。

2.烦躁和大汗淋漓

烦躁和大汗淋漓多为缺氧和呼吸困难引起的临床表现,其严重程度可以因患者的耐受程度不同而不同,也可随肺组织受压的程度增加而加重。

3.缺氧和发绀

虽然缺氧和发绀的严重程度也可随肺组织受压的程度增加而更加明显,但不同程度的缺氧和发绀是最常见而普遍的临床表现。尤其是接受呼吸机治疗的患者,一旦出现低氧血症加重,且无法缓解时,首先应考虑是否有气胸可能。未经引流的气胸,是应用呼吸机的禁忌证。即使估计应用呼吸机产生问题的可能性不大,也应设法确实排除气胸后再考虑应用呼吸机。

4.气胸

对没有 COPD 的患者,一旦发生气胸,体征十分明显,有时单凭物理检查就可以诊断。典型的改变是患侧胸廓膨隆、肋间隙增宽、叩诊过度反响、呼吸音消失或减弱、气管向健侧移位等,但倘若患者原有不同程度的肺气肿,即使并发气胸,肺组织受压的面积大,临床体征也可能并不明显。因为这类患者原有的疾病就已经造成上述体征,气胸发生后所引起的体征被这些已有的体征所遮盖。因此,对这类患者,诊断气胸的最好方法是胸部 X 线。稍有怀疑时,就应及时拍胸部 X 线,以明确或排除气胸的可能。

5.循环衰竭

循环衰竭主要表现是不同程度的血压下降和心率增快。血压下降的原因可能是气胸所致的胸内压增加或纵隔摆动等,引起回心血量减少和心排血量下降。心率增快的原因很多,缺氧和血压下降均可引起心率增快,纵隔摆动本身也可能影响心脏的舒缩功能,使心率加快。但不是每个患者均可能出现循环衰竭,尤其是血压下降并不十分多见。一旦气胸发展至影响血流动力学的改变时,多意味着患者的气胸严重,肺组织受压面积大,以至于胸内压增加明显或纵隔摆动而影响患者的血流动力学;也可能因为原来就有血流动力学改变的因素存在,如有效血容量不足等。

(四)诊断

1.诊断依据

(1)病史:有无引起胸内压增高的因素,如负重、剧烈咳嗽等。

(2)典型症状:胸痛、呼吸困难、休克见于严重的张力性气胸或自发性血气胸,咳嗽因胸膜反射性刺激引起。

(3)典型体征:少量积气仅患侧呼吸音减低;大量时患侧胸廓膨隆,肋间隙增宽,呼吸运动减弱,触诊气管移向健侧,叩诊呈鼓音,语颤及呼吸音减弱或消失。

2.辅助检查

胸部 X 线检查是诊断气胸的最可靠依据。无论气胸压缩的肺组织多寡,胸部 X 线上均有相应的表现,如不同程度的肺压缩带、气胸部位的肺纹理消失、气管和纵隔阴影向健侧移位等。需要强调的是,为诊断或排除气胸所拍的 X 线,一定应设法让患者取半卧位,否则有可能使气胸被误诊。因为气体上浮的特性,在不足够高的体位情况下,有可能因气体与肺组织重叠,肺压缩带不明显,使气胸的诊断难以确立。

(五)治疗

1.排气减压

处理气胸的处理并不复杂,尤其是接受呼吸机治疗的患者。一旦诊断明确,应立即进行排气减压。没有条件立即进行排气减压时,应即刻停止应用呼吸机,以免胸内压愈来愈高,危及患者生命。排气减压的方法有两种,穿刺抽气和胸腔闭式引流。应用呼吸机的患者,排气减压的方法只有一种,就是胸腔闭式引流。因为对已经产生气胸的患者来说,呼吸机引起气胸的因素不去除,气胸随时可能发生,只有在胸腔闭式引流已建立的条件下,呼吸机才有可能毫无顾忌地被继续使用下去,胸腔闭式引流在停止呼吸机治疗后撤除才最安全。

2.防御性治疗方式

(1)限制通气压力

对所有患者,各种通气压力的调节和控制,均以维持较好通气和氧合功能的最低压力水平为最佳水平。

(2)慎重选用

对有诱发气胸原发病存在的患者,应该慎用 PEEP 和 PSV,如 COPD,以尽量不用呼吸机为好。应用呼吸机治疗时,慎用 PEEP 和 PSV 等通气模式或功能。

(3)必要时镇咳

对咳嗽剧烈的患者,除了寻找引起咳嗽的原因并尽力去除外,必要时服用镇咳药。不能口服时,可自胃管内注入。咳嗽剧烈而原因不明、病因无法去除、镇咳效果不佳时,可考虑气管内注入利多卡因。

(4)慎重胸部创伤性检查和治疗

如心肺复苏时尽量避免心内注射,胸外按压时动作要轻柔,各种深静脉穿刺和胸膜穿刺或活体组织检查时更应谨慎。

二、皮下与纵隔气肿

皮下与纵隔气肿是指气体进入皮下和纵隔。气体的来源可以有两个:①来源于肺组织,即气体从肺内逸出后经由脏层胸膜的裂口进入胸腔,然后再由壁层胸膜的裂口逸入皮下和纵隔。这种原因引起的皮下和纵隔气肿,一般均在并发气胸的基础上或者说是和气胸并存,它也是呼吸机气压伤的具体表现,临床发病率明显低于气胸。②来源于呼吸道呼出的气体,常见于气管切开引起的皮下和纵隔气肿。这种原因引起的皮下和纵隔气肿,临床并不少见,值得重视。两种气体来源的皮下和纵隔气肿,处理原则完全不同,应注意鉴别。

(一)病因

1.呼吸机引起的皮下与纵隔气肿

呼吸机引起的皮下与纵隔气肿主要原因是患者已存在某种致壁层胸膜破裂的因素或者壁层胸膜已有裂口,一旦呼吸机气压伤所致的气胸形成后,气体极易通过已有的壁层胸膜裂口,进入皮下和纵隔,形成皮下和纵隔气肿。因为只有当壁层胸膜也破裂时,气体才有可能逸入皮下或纵隔。构成壁层胸膜破裂的病因和因素很多,最常见的可能是胸部外伤,其次是某些特殊检查或治疗。

2.气管切开引起的皮下与纵隔气肿

气管切开引起的皮下与纵隔气肿主要原因是气道密闭不佳和皮肤缝合过紧。对纵隔气肿来说,还可能因气管切开切口过低,纵隔软组织受损,气体由体外沿着气管切开的切口进入纵隔。这种情况临床虽不多见,但有可能,在分析皮下与纵隔气肿的原因时,应当列入所需考虑的原因之中。

(二)临床表现

1.皮下气肿

皮下气肿轻者可无症状。严重皮下气肿时,局部皮肤膨隆,并向四处蔓延,引起颈项、头面部皮肤肿胀,当气体继续向下蔓延时,可引起胸背部、腹壁,甚至阴囊的皮下气肿。

2.纵隔气肿

当皮下与纵隔气肿合并气胸时,可具备相应的临床症状、体征和胸部 X 线改变。当皮下与纵隔气肿严重时,还可出现相应的呼吸道受压或纵隔血管受压所致的循环系统症状,如呼吸道压力增高、颈静脉怒张、血压下降、心律失常等。

(三)诊断

1.诊断依据

(1)病史:有胸部受伤史、气管或食管内压力增高或胸内手术史。

(2)典型症状:皮下气肿最可靠的诊断依据是皮肤触诊有握雪感;纵隔气肿最可靠的诊断依据是皮下组织隆起,有捻发感或捻发音。

2.辅助检查

(1)胸部 X 线检查:上纵隔心包边缘出现明显的透明带,在左膈肌上及椎体旁形成纵隔气肿空气层,与膈肌胸膜外空气层相交叉形成"V"字影像,皮下有多条带状透亮区。可见"平直膈肌征",即膈肌不中断,可见心脏下面有一条气体构成的线影。

(2)胸部 CT 扫描:可见到与纵隔一致的气体影像,皮下组织含气像和沿血管周围可见纵形气体像。

(3)心电图检查:T 波低平或倒置,ST 段下移,V_4导联 P 波消失和缩小最为常见。

(四)治疗

皮下和纵隔气肿一旦发生,治疗的方法均是针对引起皮下和纵隔气肿的原因。倘若引起皮下和纵隔气肿的主要原因是气胸,无需特殊处理,只要及时建立胸腔闭式引流,去除皮下和纵隔气肿的主要气体来源,一般皮下和纵隔气肿均可自行消散;倘若引起皮下和纵隔气肿的主要原因是气管切开后的气囊漏气和皮肤切口缝合过紧,处理的主要方法则是更换气囊不漏气的气管切开套管,避免气体由气道内外逸;倘若是因为气管切开切口过低引起的皮下和纵隔气肿,一般没有更好的处理方法,只能等待气体的自行吸收和消散,或设法避免气体继续逸向纵隔的软组织内;倘若皮下和纵隔气肿是由于气管黏膜压迫、坏死所致的穿孔造成,应当更换较长一点的导管或套管,让管腔的尖端超出穿孔处,气体就不会再由此进入纵隔,也不会因此而引起皮下和纵隔气肿。

就皮下和纵隔气肿本身,一般不需要特殊的处理,只要阻断了气体的来源,皮下和纵隔内的气体多可以自行吸收。皮下气肿严重时,可在有皮下气肿的部位做多个皮肤切口,并沿着这些切口通过挤压使气体外逸。

第三节　呼吸机相关性膈肌功能障碍

机械通气能够提供给危重症患者充足的肺通气并且卸载部分呼吸肌工作负荷,降低了病死率,而机械通气过程中出现的膈肌肌纤维改变及收缩功能的异常,称为呼吸机相关性膈肌功能障碍(ventilator-induced diaphragm dysfunction,VIDD)。呼吸机诱导的膈肌功能障碍贯穿于机械通气的始终,在机械通气最初的18～24 小时即可发生呼吸机诱导的膈肌功能障碍,其发生率与通气时间的延长、撤机困难、再插管率存在明显相关性,呈时间依赖性。

一、病因

目前机械通气过程中能够引起膈肌功能异常的原因主要有以下几点：通气支持水平、过低的辅助通气水平、不能及时纠正的人机对抗及不符合病情需要的高 PEEP 水平。

二、临床表现

(一)单位面积膈肌收缩力下降

单位面积膈肌收缩力下降的主要病理生理机制包括线粒体功能障碍和钙离子利用障碍。

1.线粒体功能障碍

使用机械通气时膈肌收缩运动减少，膈肌废用使线粒体数量减少和酶活性减弱，肌肉收缩时无法提供足量 ATP，直接导致膈肌收缩力下降。因无法形成 ATP，线粒体膜上逐渐升高的电势产生过量 ROS，过量的 ROS 导致线粒体 DNA 破坏，加剧线粒体减少。最近研究表明，接受 6 小时机械通气后，小鼠膈肌中促裂变动力相关蛋白-1 被激活，线粒体迅速发生裂变，且与收缩相关的肌纤维内的线粒体优先发生裂变，表明线粒体分裂/融合的平衡破坏也可能是线粒体功能障碍的一个潜在因素。同时，线粒体功能障碍使代谢底物如脂肪酸过量剩余是加重线粒体功能障碍的原因之一。有学者发现，机械通气可以诱导高脂血症而加重氧化应激，在人体中也证实机械通气导致肌细胞内脂肪聚集和线粒体 DNA 损伤。

2.钙离子利用障碍

钙离子作为细胞内第二信使之一，参与很多机体生理活动，如肌肉收缩、神经肌肉兴奋性的维持、心脏跳动等。细胞内钙离子利用障碍不仅直接影响骨骼肌的收缩力，还影响钙蛋白酶的激活，可以导致膈肌收缩功能下降。有学者们在既往研究发现，机械通气的大鼠半舒张时间较对照组增加，表明肌质网摄取钙离子能力被损伤，可能是膈肌收缩力降低的因素之一。

(二)膈肌萎缩

如前所述，使用机械通气最早 6 小时膈肌即发生萎缩，这种萎缩在宏观上包括肌纤维数量和体积的下降，在微观上包括肌纤维和肌纤维内结构的萎缩。其主要机制包括蛋白水解增加和合成减少。

1.收缩相关蛋白水解增加

机械通气时，缺氧、代谢底物大量堆积、线粒体功能障碍产生大量 ROS。膈肌细胞中过量的 ROS 可以激活钙蛋白酶和半胱天冬酶,导致膈肌骨架蛋白大量降解、肌原纤维分解断裂、肌纤维内结构萎缩。半胱天冬酶和钙蛋白酶系统相互交叉,二者可以相互加强。延长的机械通气还可以激活特异的连接酶,随后通过腺苷三磷酸使泛素和被钙蛋白酶或半胱天冬酶初步水解的肌丝蛋白形成共轭蛋白,进而被 20S 蛋白酶体识别、结合并分解。

2.收缩相关蛋白合成减少

尽管尚无机械通气对人体膈肌蛋白影响的研究,但已有动物实验发现,机械通气 6 小时可以使膈肌蛋白合成下降 30%,其中肌球蛋白重链合成下降 65%。蛋白激酶 B 是调控蛋白翻译的重要信号通路。有学者对 11 例接受机械通气的患者进行膈肌活体组织检查,发现膈肌中磷酸化的蛋白激酶 B 表达下降,表明与蛋白翻译相关的蛋白激酶 B 信号通路异常可能是 VIDD 引起膈肌蛋白合成减少的重要机制,但目前相关研究较少,尚有待进一步探索。

三、诊断

目前 VIDD 还没有统一的临床诊断标准。有学者认为 VIDD 的诊断标准应符合以下几方面。

(1)有控制性机械通气治疗一段时间的病史。

(2)典型的临床表现:控制性机械通气治疗一段时间后,患者脱机失败。这种脱机失败与患者呼吸肌功能不全相关联。

(3)在 ICU 病房中,排除其他已知引起呼吸肌无力的原因,如休克、脓毒症、营养不良、电解质紊乱、心理异常和后天获得性神经肌肉障碍等。

同时,可以借助以下的辅助检查来帮助诊断,如颤搐性跨膈压、神经机械偶联指数、神经通气偶联指数等。

四、治疗

(一)药物治疗

1.抗氧化剂

在机械通气过程中给予静脉输注具有抗氧化活性的维生素 E 类似物奎诺二甲基丙烯酸酯,能够通过减轻氧化应激反应、蛋白质水解、肌肉收缩功能障碍来预防 VIDD,而奎诺二甲基丙烯酸酯尚未批准投入于临床试验中。另外,N-乙酰半胱氨酸作为谷胱甘肽的前体,是抗氧化剂的备选临床药物。有研究表明控制性通气大鼠 150 mg/kg 的 N-乙酰半胱氨酸,结果发现 N-乙酰半胱氨酸过发挥对 20S 蛋白酶体、半胱氨酸蛋白酶-3 及钙蛋白酶活性的抑制作用,在早期就已经有效阻止了膈肌蛋白的氧化,从而消除呼吸机相关的膈肌功能异常。

2.茶碱类

茶碱或氨茶碱能够舒张气道平滑肌、扩张支气管,还能增强组蛋白去乙酰化酶-2 的活性,从而减少过氧亚硝酸盐自由基的形成,刺激呼吸神经网络,同时增加膈肌、肋间肌、腹壁肌肉等呼吸肌群的活性。有临床试验发现,给予 VIDD 患者低剂量茶碱静脉滴注治疗后能够显著增强膈肌自主运动。但由于该类药物在不同个体内蓄积程度不同,可能产生不良影响,仍需进一步探究。

3.钙离子增敏剂

左西孟旦被认为能够逆转膈肌疲劳,提高膈肌的神经机械效率,有研究发现机械通气小鼠膈肌氧化及亚硝基应激标志物含量下降。类似原理利用肌钙蛋白激活剂能够恢复机械通气 5 天后分离出的膈肌纤维的钙敏感性。目前,对钙离子增敏剂的研究尚处于试验阶段,尚不推荐用于撤机困难患者。

4.血管紧张素受体阻滞剂

由机械通气诱导的膈肌被动收缩使膈肌纤维产生更高的机械应力,由此膈肌上的血管紧张素 II 的 1 型受体(血管紧张素 iotensin II type 1 receptor,AT1R)被大量激活,导致 G 蛋白偶联信号传导启动氧化应激相关的信号通路。既往研究发现,通过单纯阻止血管紧张素 II 与 AT1R 的结合并不能治疗呼吸机诱导的膈肌损伤,而血管紧张素 II 受体阻滞剂的代表药氯沙坦则可以直接抑制AT1Rs 活性来预防 VIDD。近几年的研究还发现,奥美沙坦能够阻止机械通气诱导的信号传导和转录激活因子-3 信号增加,同时通过减少线粒体解耦合、抑制钙蛋白酶和半胱氨酸蛋白酶-3 的活性,减轻膈肌蛋白的氧化损伤。因此肾素-血管紧张素系统被认为是 VIDD 的潜在治疗靶点。

5.糖皮质激素

糖皮质激素具有抗氧化特性,动物实验发现,在机械通气过程中单次使用较大剂量甲强龙后,能够减轻膈肌中 IIX/b 型纤维萎缩程度及肌原蛋白的损耗,表现为膈肌力量-频率曲线的上抬。糖皮质激素在机械通气过程中可能通过抑制钙蛋白酶活性及脂质过氧化控制膈肌肌纤维萎缩,保护了膈肌收缩力量。

6.其他药物

激素、镇静剂、肌肉松弛药物,ARDS 患者均有相应使用指征,但长期或大剂量使用会诱发 VIDD 的发生。因此,此类药物需根据患者的发病危重程度、病程分期及全身并发症的情况,合理制订个体化的治疗方案,没有严格统一的标准。

(二)非药物治疗

1.膈神经起搏

膈神经起搏刺激能够增加Ⅰ型慢肌纤维,产生抗疲劳、抗氧化作用,短期临时膈肌起搏对长期机械通气患者的膈肌功能有一定的保护作用。研究发现,经静脉膈神经刺激能够不断刺激膈肌吸气运动,从而降低了达到理想潮气量所需的支持压力,有利于尽早恢复患者的自主呼吸能力。此外,在接受机械通气的心胸外科手术患者中进行单侧膈神经刺激后发现受刺激侧的膈肌线粒体呼吸频率增加。但危重患者中使用膈神经起搏的有效性和安全性有待验证。

2.针刺治疗

近年来,针刺治疗逐渐被应用于危重症治疗中。临床研究发现针刺穴位能够减少机械通气患者的浅快呼吸,通过改善肺顺应性增加有效呼吸。并且通过电针治疗还能够改善机械通气患者的膈肌增厚分数、提升膈肌呼吸动度,同时减少了镇静药物的每小时平均使用剂量,能够尽快恢复患者自主呼吸能力,从而提高撤机成功率。针刺治疗可操作性强,具备多层面调节作用,其在防治或治疗VIDD方面具有较好的临床应用前景。

3.营养支持及免疫调节

ARDS患者机体往往处于高代谢状态,能量消耗急剧增加,膈肌还发生自噬与衰减,因此应给予膈肌充足的营养支持。如无禁忌证,常规给予高脂、低碳水化合物营养,以减少CO_2产生。因机体大量氧化磷酸化的氧化应激反应会不断消耗磷和镁,故还需积极补磷、补镁。已有研究证实,营养不良的大鼠会出现膈肌重量降低、肌肉萎缩,其中膈肌最大颤搐收缩力与磷、镁二者水平均呈显著正相关,最大强直性收缩力则与镁水平呈显著正相关。同时应尽量早期启动肠内营养。有学者对12个随机对照试验的meta分析显示,给予肠内营养优于肠外营养,胃部的蠕动可间接影响膈肌的活动,有效防止膈肌萎缩,从而改善VIDD预后。谷氨酸和精氨酸可能是有效的饮食添加剂。

免疫治疗的目的则是调节炎症,减少膈肌细胞炎症介质的产生,避免氧化应激的过度激发。IL-3、IL-10等免疫调节因子可诱导调节性T细胞增殖,明显抑制蛋白水解酶活性,减少细胞的衰亡。

(三)预防性治疗

1.吸气负荷训练

目前最容易实施的是吸气肌训练相关研究证实不同方案的负荷呼吸训练,

能够显著改善患者的最大吸气压力,提高整体撤机成功率,但并没有缩短机械通气持续使用时间。尽管吸气肌训练能够改善呼吸肌群功能,其最佳训练方案及干预时间窗仍需要进一步验证。

2.保持自主呼吸的模式选择

研究发现,完全控制性通气模式更容易诱导膈肌中 ROS 的产生,甚至可以消除膈肌所有自主活动,膈肌每天厚度可减少 7.5%,高压力支持水平比低压力支持水平的厚度减少更显著,而在自主呼吸和持续气道内正压模式下,膈肌厚度每天可增加 2.3%。因此保证患者自主呼吸运动的存在是保护膈肌功能的重要前提。而对于何种模式或支持水平最合适并没有固定说法,研究发现通过自主适应模式使用能够维持良好的自主呼吸水平,例如,神经调节辅助通气或适应性支持通气,根据患者吸气需求滴定压力支持水平,并且大幅度提高人机合作度,尤其对于严重的神经肌肉疾病患者的膈肌具有保护作用。

第四节　应激性溃疡

应激性溃疡(stress ulcer,SU)是指严重创伤、手术、休克、全身性感染、严重心理疾病等各种危重情况下,或饮酒过量、误服药物等刺激下,发生的急性胃肠道黏膜糜烂、溃疡等病变,多伴有出血症状,在 ARDS 的综合救治过程中十分常见。应激性溃疡的发病率近年来有增高的趋势,主要原因是重症监护的加强,生命器官的有效支持,以及抗感染药物的更新,增加了发生应激性溃疡的机会。

急性应激可以引起急性胃十二指肠溃疡或出血性黏膜糜烂,这种现象被认为是最具有特征性的应激表现。应激性溃疡是典型的应激性疾病,是严重心理障碍和危重临床疾病的常见并发症,易合并上消化道应激性溃疡出血,病情危重,预后凶险。

一、病因

(一)严重创伤

使机体处于应激状态的创伤有以下几种:严重外伤、大面积烧伤、颅内疾病、脑外伤、腹部手术等。

(二)长时间低血压

长时间低血压如休克、慢性肾衰竭、多器官功能衰竭等。

(三)药物使用

药物使用如抗癌药物和类固醇激素治疗后,阿司匹林、吲哚美辛等的长时间使用。

(四)饮食

饮食如辣椒、大蒜、饮酒等刺激性食物。

(五)其他

1.中枢神经系统兴奋性增高

胃是应激状态下最为敏感的器官,情绪可抑制胃酸分泌和胃蠕动,紧张和焦虑可引起胃黏膜糜烂。

2.胃黏膜屏障的损伤

对应激性溃疡来说,胃黏膜屏障的损伤是一个非常重要的发病原因,任何影响胃壁血流的因素都会对胃黏膜上皮细胞的功能产生影响,削弱胃黏膜屏障。大手术、严重创伤、全身性感染等应激状态,特别是休克引起的低血流灌注,均能减少胃壁的血流,发生应激性溃疡。

3.胃酸和 H^+ 的作用

胃酸和 H^+ 一直被认为是溃疡病发病的重要因素。胃酸增多显然能加重胃黏膜防卫系统的负荷,但应激性溃疡时胃酸一般不高,甚至减少,尽管如此,仍不能否定 H^+ 在应激性溃疡发病中的作用。由于胃黏膜屏障受损,H^+ 浓度虽不高,仍可逆行扩散,出现胃壁内酸化,则可产生急性胃黏膜损害。

4.胆盐的作用

胆盐被认为是除阿司匹林和酒精以外造成胃黏膜损害排行第三位的物质。

由于应激性溃疡常见的诱发因素是应激性因素,因此在诊断明确后,应尽早去除导致本病的诱因,是早期治疗应激性溃疡的关键。

二、临床表现

(1)如为继发性的可有原发的临床表现型和体征。其表现依原发病不同而不同。应激性溃疡如果不引起出血,可没有临床症状,或者即使有症状也容易被应激情况本身的症状所掩盖而不能得到诊断。在应激损伤后数小时至 3 天后有 $75\%\sim100\%$ 可发生胃黏膜糜烂或 SU,SU 的发生大多集中在原发疾病产生的

3～5天,少数可延至2周。

(2)上消化道出血是主要的临床表现,在原发病后2周内发生。30%有显性出血。出血表现为呕血或黑便,一般出血量不大,呈间歇性,可自止。5%～20%出血量大,不易控制,少数患者可大量出血或穿孔,2%患者发生穿孔。也可出血与穿孔同时发生,严重者可导致死亡。疑有穿孔患者应立即做腹部X线检查,见有膈下游离气体则可确诊。其他的表现有反酸、恶心、上腹部隐痛等。

三、诊断

(1)患者应有服用有关药物、严重烧伤、严重外伤、大手术、肿瘤、神经精神疾病、严重感染、休克、器官衰竭等应激源相关病史及相关危险因素。

(2)在原发病后2周内出现上消化道出血症状、体征及实验室检查异常,即可拟诊SU。

(3)急诊胃镜检查组应于24～48小时进行,是最准确的诊断手段,可明确诊断病变的性质和部位。胃镜下可见胃黏膜多发糜烂、浅表溃疡和出血等内镜下特征,好发于胃体及胃体含壁细胞的泌酸部位,胃窦部甚为少见,仅在病情发展或恶化时才偶尔累及胃窦部。病变常在48小时以后很快消失,不留瘢痕。若出血量大,镜下看不清楚,可以做选择性动脉造影。

(4)如内镜检查发现糜烂、溃疡等病变存在,即可确诊SU。

四、治疗

(一)积极治疗原发病

如感染的控制,缺血、缺氧的纠正。ARDS患者缺氧是急性胃黏膜病变的主要原因,及时接受呼吸机治疗,能纠正缺氧,避免和治疗急性胃黏膜病变。其他原发病的治疗也是同样,如系统性深部真菌感染的患者,表现为消化道出血时,很容易误诊为SU,真菌感染不控制,消化道出血很难纠正。

(二)内科治疗

1.全身治疗

去除应激因素,纠正供氧不足,维持水、电解质及酸碱平衡,及早给予营养支持等措施。

(1)立即补液,维持正常的血液循环;必要时输血。

(2)营养支持主要是及早给予肠内营养,在24～48小时内,应用配方饮食,从25 mL/h增至100 mL/h。另外还包括预防性应用制酸剂和抗生素的使用及控制感染等措施。

2.局部处理

放置胃管引流及冲洗或胃管内注入制酶剂,如埃索美拉唑、凝血酶等。可行冰生理盐水或苏打水洗胃,至胃液清亮后为止。胃肠减压、胃管内注入硫酸铝等保护胃十二指肠黏膜,注入 H_2 受体拮抗剂和质子泵抑制剂等。

3.迅速提高胃内 pH

为使 pH≥6,以促进血小板聚集和防止血栓溶解,创造胃内止血必要的条件,可选用质子泵抑制剂或 H_2 受体拮抗剂进行抑酸治疗(首选质子泵抑制剂针剂,建议使用大剂量质子泵抑制剂)。

4.合并有凝血机制障碍的患者

对合并有凝血机制障碍的患者可输注血小板悬液、凝血酶原复合物等及其他纠正凝血机制障碍的药物。

5.内镜治疗

药物治疗后,仍不能控制病情者,若条件许可,应立即进行紧急内镜检查,以明确诊断,进行内镜下止血治疗。

6.介入治疗

介入治疗可用选择性动脉血管造影、栓塞、注入血管收缩药。如加压素等。

(三)外科治疗

SU 出血患者中仅 10% 需手术治疗。手术的指征如下。

(1)开始就是大出血,快速输血而血压仍不能维持。

(2)持续少量出血或间断出血,24~48 小时输血量达 2~3 L。现在一般采用降胃酸和/或切除部分黏膜的手术及胃血管的断流术。前者包括胃大部切除术、迷走神经切断术和迷走神经切断术加部分胃切除术。迷走神经切断术不但能降低胃酸分泌,还能使胃内的动静脉短路开放,减少至胃黏膜的血流。胃血管断流术即将胃的血管除胃短动脉外全部(包括胃左、右动脉及胃网膜左、右动脉)切断结扎。对于术后再出血的患者应尽早再次手术,最好采用近全胃切除或全胃切除术等止血效果可靠的手术,因为这类患者不可能耐受第二次术后出血和第三次止血手术。

第五节　弥散性血管内凝血

弥散性血管内凝血(disseminated inravascular coagulation,DIC)是指在某些致病因子作用下凝血因子和血小板被激活,大量可溶性促凝物质入血,从而引起以凝血功能失常为主要特征的病理过程或病理综合征。在微循环中形成大量微血栓,同时大量消耗凝血因子和血小板,继发性纤维蛋白溶解(纤溶)过程加强,导致出血、休克、器官功能障碍和贫血等临床表现的出现。

一、病因

(一)常见因素

1.感染性疾病

细菌包括革兰阴性及阳性菌感染、重症结核;病毒如流行性出血热、重症病毒性肝炎等;原虫、立克次体、螺旋体及真菌感染等。

2.恶性肿瘤

多种造血系统肿瘤如急慢性白血病、淋巴瘤,其中发病率最高的是急性早幼粒细胞白血病;其他实体瘤以肺癌、胰腺癌、前列腺癌、肝癌多见,且广泛转移者更易诱发 DIC。

3.病理产科

病理产科为急性 DIC 常见病因,包括妊娠高血压综合征、羊水栓塞、胎盘前置、胎盘早剥、死胎滞留及感染性流产等。

4.外科大手术及严重创伤

特别是涉及富含组织因子的器官如肺、前列腺、胰腺、肾上腺、颅脑手术、联合器官移植及严重创伤如多发性骨折、挤压伤综合征、严重烧伤等,均可诱发 DIC。

5.内科与儿科疾病

各种原因所致的休克、恶性高血压、严重缺氧、重症肝病、急性胰腺炎、急性肾小管坏死及肾病综合征、溶血性坏血、糖尿病酮症酸中毒及系统性红斑狼疮等。

(二)诱发因素

1.单核吞噬细胞系统受损

全身性炎症反应:第一次注入小剂量脂多糖,使单核吞噬细胞系统封闭,第二次注入脂多糖易引起休克。

2.血液凝固的调控异常

以蛋白酶 C 为主体的蛋白酶类凝血抑制机制;以抗凝血酶Ⅲ为主的蛋白酶抑制物类凝血抑制机制。

3.肝功能障碍

肝功能严重障碍可使凝血、抗凝、纤溶过程失调。

4.血液的高凝状态

如妊娠妇女、酸中毒及抗磷脂抗体综合征。

5.微循环障碍

血流缓慢和产生旋涡时,被激活的凝血因子和凝血酶能在局部达到凝血过程所必需的浓度;血流缓慢导致血液氧分压降低和酸性代谢产物滞留,可以损伤血管内皮细胞,触发凝血。

6.其他

纤溶抑制剂使用不当也可导致 DIC 的发生等。

二、发病机制

DIC 的出现始于凝血系统的激活,以微血栓形成为主要表现,以凝血功能障碍为主要特征。因此,启动凝血过程是 DIC 发病的主要机制。当血管内皮较大面积受损时,细菌、真菌等感染内皮细胞,使皮下胶原纤维暴露出来,促使血小板聚集,相继激活多种凝血因子,最终形成凝血酶原酶,这一途径被称为内源性凝血系统;而当患者机体受到烧伤、重大手术等严重创伤时,受损组织也可释放组织因子进入血液,形成凝血酶原酶。此种方式被称为外源性凝血系统。而当血小板受损聚集后,会加速释放大量磷脂蛋白等促凝物质,进一步加速凝血过程。在机体形成一定量凝血酶之后,纤维蛋白原也进化成稳定的、不溶性的纤维蛋白,沉积于血管中,最终引起血管阻塞,表现为血液高凝状态。不受控制的在凝血和活化的过程使得凝血因子被消耗并且发生纤溶亢进的现象,因此导致机体凝血障碍,引发多部位出血、脏器血流灌注障碍,组织缺血缺氧,功能衰竭。

研究显示 ARDS 伴随凝血功能障碍患者常与高死亡率相关,一旦发生 DIC 患者就难以生存。

ARDS 是一种以内皮细胞受损为核心的复杂疾病,病毒在人体攻击包括肺部在内的不同组织的内皮细胞,导致血管内皮严重受损并诱发全身性的血栓形成。ARDS 患者血管壁损伤,血管内皮下组织与血液接触启动凝血过程,血小板黏附于受损组织处,与受损组织结合并且发生形态改变,最终形成血小板血栓。同时,结合的血小板激活凝血酶原转变为凝血酶,促进凝血系统的活化,最终形成纤维蛋白,进一步形成稳定的血小板血栓。肺部炎症亦会导致血小板聚集、血栓形成增加血小板的消耗和破坏。

三、临床表现

DIC 的临床表现依据原发病的病情、发病的缓急、症状轻重将 DIC 分为以下三型。①急性型:病情急剧凶险,通常在数小时至 1～2 天内发病,常有严重出血,血压下降甚至休克,往往因休克和大出血而在短期内死亡。②亚急性型:症状多在数天至数周内出现,可有静脉或动脉栓塞症状。③慢性型:较少见,起病缓慢,病程可达数月甚至数年,高凝血期较明显;出血不严重,可仅见瘀点或瘀斑。本型易与原发疾病症状混淆而被忽视。各型 DIC 临床表现的共同特点如下。

(一)栓塞

DIC 病理过程一经始动,一般病情进展较快。由于微血管内广泛的血栓形成,循环血流阻塞,可出现栓塞症状。因栓塞的部位不同,可有不同的临床表现,其中皮肤为最多见,皮肤表现为循环淤滞,甲床、鼻、面颊及耳部发绀,可出现大小不等的瘀斑,甚至发生干性坏死。脑部可有意识改变、抽搐、昏迷,甚至瞳孔大小不等。肺栓塞则在原肺部疾病的基础上,呼吸困难和发绀加重,缺氧更加明显,甚至肺功能衰竭。肾脏受累可出现血尿、蛋白尿、尿少、尿闭及肾衰竭。胃肠道常见恶心、呕吐、腹痛、腹泻,重者消化道出血。

(二)出血

出血是 DIC 的主要症状,高凝血期主要表现微循环障碍,一般无出血症状,进入消耗性低凝血期常伴出血,并逐渐加重,发生继发性纤维蛋白溶解时,出血更为明显。出血可局限,亦可广泛,临床常见为皮肤、黏膜自发性出血,可为瘀点、瘀斑、血肿,甚至片状坏死,注射及穿刺部位渗血不止,进展迅速的严重病例,可有急性广泛的内脏出血,如呼吸道可痰中带血甚至咯血,消化道可呕血和便血,泌尿系统则出现血尿。甚至可发生颅内出血,临床出现抽搐、昏迷,可直接引起患者死亡。

(三)休克

小血管内弥散性凝血形成广泛的微血栓,致微循环阻塞或衰竭。内脏和周围小血管栓塞,加之肺部炎症的充血水肿,使肺动脉及门静脉压力升高,回心血量减少,心排血量减低。大量出血使有效循环血容量减少。在激活的Ⅻ因子作用下,机体产生激肽,它能使全身血管扩张,致血压下降。在这些因素影响下患者出现休克。DIC引起休克,休克后全身缺氧和酸中毒更加严重,进一步促进了血管内皮损伤、组织损伤及红细胞和血小板的溶解破坏,又加重了DIC,DIC与休克相伴进展,形成恶性循环,使病情逐渐恶化。

(四)溶血

溶血为微循环内广泛凝血的结果,致微血管内形成无数纤维蛋白网眼,当循环中的红细胞穿通其间时,受挤压、撕拉等机械性损伤易破裂溶血。循环中的红细胞与受损或坏死的血管内皮细胞接触后,亦易发生破裂溶血革兰阴性细菌所致的肺部炎症,早期的败血症可有低磷酸血症,高热、呕吐、脱水及电解质紊乱可进一步使血清磷减少,致红细胞内三磷酸腺苷含量降低,降到一定程度时,红细胞膜便失去钠泵效能,发生破裂溶血。

(五)组织器官功能障碍或衰竭

ARDS并发DIC晚期,由于微循环衰竭,严重代谢紊乱,常出现多器官功能衰竭,最常受累的部位是肾、肺,其次是胃肠黏膜、肝、肾上腺、脑、心内膜和脑下垂体等,临床上出现相应症状和体征。心脏受累可有血压下降或心搏骤停。

四、诊断

(一)诊断依据

DIC的诊断基本上根据DIC的病因学、发病学和临床表现特点,通过确定引起DIC的原发病、临床症状和实验室检查结果作综合分析,进行判断。

(二)辅助检查

1.反映消耗性凝血障碍的检查

(1)血小板计数:血小板计数的减少或进行性下降是DIC的敏感指标,但是缺乏特异性。约98％的DIC患者存在血小板减少,其中50％的患者血小板计数$<50\times10^9/L$,但由于DIC早期血小板计数可在正常范围内,因此需动态观察是否进行性下降。需注意的是免疫性血小板减少症、急性白血病及再生障碍性贫血等血液系统疾病也存在血小板下降现象,应结合其他检查进行排除。

(2)出血时间和凝血时间:延长,但高凝状态下出血时间可缩短。血块收缩试验不良。

（3）凝血酶原时间和活化部分凝血活酶时间：由于凝血因子被大量消耗，多数 DIC 患者在疾病发展过程中会出现凝血酶原时间、活化部分凝血活酶时间延长。少数患者凝血酶原时间、活化部分凝血活酶时间正常或缩短，主要是 DIC 早期代偿性凝血因子增多或大量活化的Ⅱ因子和Ⅹ因子绕过了接触途径。因此凝血酶原时间、活化部分凝血活酶时间也需连续动态监测。

（4）纤维蛋白原：通常 <1.5 g/L 或进行性下降，个别高凝期反而可增高 >4.0 g/L。

（5）抗凝血酶Ⅲ：明显减少，正常值为 $80\%\sim100\%$（活性）。

2.反映纤维蛋白形成及纤维蛋白溶解亢进的检查

（1）血浆鱼精蛋白副凝试验（3P 试验）：DIC 早期即可阳性，但晚期常为阴性。

（2）优球蛋白原溶解时间：缩短，通常 <70 分钟。

（3）纤维蛋白原降解产物和 D-二聚体：纤维蛋白原降解产物含量增高，常 >20 mg/L。纤维蛋白降解产物是纤维蛋白溶解酶作用于纤维蛋白或者纤维蛋白酶原分子时的产物，其水平在 $80\%\sim100\%$ 的 DIC 患者中可增加。纤维蛋白降解产物主要由肝脏代谢和肾脏排泄，因此其水平高低同样也取决于肝肾功能。D-二聚体是纤维蛋内单体被纤维蛋白溶解酶水解的特异性产物，其水平能反映凝血酶和纤溶酶的高低，因此其特异性较纤维蛋白降解产物更高，但由于在重大创伤、手术及血栓栓塞性疾病中，纤维蛋白降解产物和 D-二聚体同样会升高，因此这两项指标不能作为单独诊断 DIC 的标准，需结合临床表现及其他实验室检查数据综合判断。

（4）凝血酶时间：凝血酶时间延长，超过正常对照 3 秒以上。

3.其他检查

（1）外周血涂片：DIC 患者的外周血涂片可见红细胞呈盔甲状、三角形、新月形及碎片。对于某些伴有 D-二聚体升高但凝血功能正常的慢性 DIC 患者，外周血出现红细胞碎片具有确诊意义。但在溶血性贫血或一些血栓性疾病同样能观察到红细胞碎片，因此外周血涂片缺乏特异性。

（2）血小板第 4 因子增多[正常值 $(80\ \text{mg}\pm22\ \text{mg})/10^9$]。

（3）纤维蛋白肽增高可达 $13\sim346$ ng/mL。正常值 <2 ng/mL。

（4）β-血小板球蛋白或血栓素 B_2 增高。

（5）颗粒膜蛋白-140 增高。

（三）诊断标准

中华医学会血液学分会血栓与止血学组提出了中国弥散性血管内凝血诊断

积分系统,见表 6-1,此系统中应注意:非恶性血液病,每天计分 1 次,≥7 分时可诊断为 DIC;恶性血液病,临床表现第 1 项不参与评分,每天计分 1 次,≥6 分时可诊断为 DIC。中国弥散性血管内凝血诊断积分系统对临床诊断 DIC 有重要价值。

表 6-1　中国弥散性血管内凝血诊断积分系统

	积分项	分数
存在导致 DIC 的原发病		2
临床表现	不能用原发病解释的严重或多发出血倾向	1
	不能用原发病解释的微循环障碍或休克	1
	广泛性皮肤、黏膜栓塞,灶性缺血性坏死、脱落及溃疡形成,不明原因的肺、肾、脑等脏器功能衰竭	1
实验室指标		
血小板计数(非恶性血液病)	$\geq 10 \times 10^9/L$	0
	$80 \sim <10 \times 10^9/L$	1
	$<80 \times 10^9/L$	2
	24 小时内下降≥50%	1
血小板计数(恶性血液病)	$<50 \times 10^9/L$	1
	24 小时内下降≥50%	1
D-二聚体	<5 mg/L	0
	$5 \sim 9$ mg/L	2
	≥ 9 mg/L	3
PT 及 APTT 延长	PT 延长<3 秒且 APTT 延长<10 秒	0
	PT 延长≥3 秒或 APTT 延长≥10 秒	1
	PT 延长≥6 秒	2
纤维蛋白原	≥ 1.0 g/L	0
	<1.0 g/L	1

五、治疗

(一)积极治疗原发病

积极有效地治疗 ARDS,是终止 DIC 病理过程的最为关键和根本的治疗措施。ARDS 的详细治疗见第三章、第四章。

（二）抗凝治疗

抗凝治疗是终止 DIC 病理过程、减轻器官功能损伤、重建凝血抗凝平衡的重要措施，但抗凝剂能否降低 DIC 患者病死率、其使用时机及类别仍存在较多分歧。一般认为，DIC 的抗凝治疗应在处理基础疾病的前提下，与凝血因子补充同步进行。临床上常用的抗凝药物为肝素，主要包括普通肝素和低分子量肝素。

1.适应证

（1）DIC 早期（高凝期）。

（2）血小板及凝血因子呈进行性下降，微血管栓塞表现（如器官功能衰竭）明显者。

（3）消耗性低凝期但病因短期内不能去除者，在补充凝血因子情况下使用。

（4）除原发病因素外，顽固性休克不能纠正者。

2.禁忌证

（1）手术后或损伤创面未经良好止血者。

（2）近期有严重的活动性出血。

（3）蛇毒所致 DIC。

（4）严重凝血因子缺乏及明显纤溶亢进者。

（5）肝功能衰竭者，凝血因子及凝血抑制物生存减少。

3.使用方法

（1）普通肝素。推荐剂量 5～10 U/(kg·h)，一般不超过 12 500 U/d，每 6 小时用量不超过 2 500 U，静脉或皮下注射，根据病情决定疗程，一般连用 3～5 天。普通肝素使用时需要血液学监测，最常用者为活化部分凝血活酶时间，肝素治疗使其延长为正常值的 1.5～2.0 倍时即为合适剂量。普通肝素过量可用鱼精蛋白中和，鱼精蛋白 1 mg 可中和肝素 100 U。

（2）低分子量肝素。剂量为 3 000～5 000 U/d，皮下注射，根据病情决定疗程，一般连用 3～5 天。低分子量肝素常规剂量下无须严格血液学监测。

（3）其他抗凝药物。①丹参或复方丹参注射液：30～60 mL＋5％葡萄糖注射液 100～200 mL 静脉滴注，每天 2～3 次，每个疗程 7～10 天。②水蛭素：0.005 mg/(kg·h)，持续静脉滴注，疗程 4～8 天，主要用于治疗急性 DIC。③抗凝血酶：与肝素合用，首日 40～80 U/(kg·d)，静脉注射，逐日递减，维持活性在 80％～160％，疗程 5～7 天。④活化蛋白 C：300～3 000 U/kg，静脉滴注，每天 1～2 次。

(三)替代治疗

替代治疗以控制出血风险和临床活动性出血为目的。适用于有明显血小板或凝血因子减少证据且已进行病因及抗凝治疗、DIC 未能得到良好控制、有明显出血表现者。

(1)新鲜冷冻血浆等血液制品:每次 $10\sim15$ mL/kg,也可使用冷沉淀。纤维蛋白原水平较低时,可输入纤维蛋白原:首次剂量 $2.0\sim4.0$ g,静脉滴注。24 小时内给予 $8.0\sim12.0$ g,可使血浆纤维蛋白原升至 1.0 g/L。

(2)血小板悬液:未出血的患者 $PLT<20\times10^9/L$,或者存在活动性出血且 $PLT<50\times10^9/L$ 的 DIC 患者,需紧急输注血小板悬液。

(3)FⅧ及凝血酶原复合物:偶在严重肝病合并 DIC 时考虑应用。

(四)抗纤溶治疗

对于由 DIC 导致的出血,通常不推荐使用抗纤溶治疗。仅下述情况可适用抗纤溶治疗。

(1)DIC 的基础病因及诱发因素已经去除或控制。

(2)有明显纤溶亢进的临床及实验室证据。

(3)DIC 晚期,继发性纤溶亢进已成为迟发性出血的主要或唯一原因者。

DIC 的诊断和治疗是临床工作者面临的一个重大挑战。DIC 的诊断使用基于实验室检测和临床表现的积分系统更为科学。目前临床可应用的 DIC 治疗手段非常有限,但可以肯定的是,基础疾病的治疗仍是 DIC 治疗的关键。此外,针对 DIC 的不同病理阶段,给予针对性干预,可以明显改善预后。

第六节　多器官功能障碍综合征

多器官功能障碍综合征(multiple organ dysfunction syndrome,MODS)是由严重感染、严重免疫炎症紊乱、创伤、烧伤及各种休克引起的,以严重生理紊乱为特征的临床症候群,其临床特征是 2 个或 2 个以上器官序贯或同时发生功能障碍或功能衰竭。确切地说,MODS 是在严重感染、创伤、烧伤、休克及重症胰腺炎等疾病过程中,发病 24 小时以上,出现 2 个或 2 个以上的器官或系统序贯性的功能障碍或功能衰竭。若在发病 24 小时内死亡者,则属于复苏失败,需排除。

一、病因

(一)严重创伤、烧伤和大手术后

MODS 最早发现于大手术后,严重创伤、烧伤及大手术后患者,在有无感染的情况下均可发生 MODS,常引起肺、心、肾、肝、消化道和造血系统等脏器功能的衰竭。

(二)脓毒症及严重感染

脓毒症是 MODS 的主要原因之一,据报道 $60\% \sim 75\%$ 的 MODS 与感染有关,而其中革兰阴性杆菌占大多数。脓毒症时菌群紊乱、细菌移位及局部感染病灶是产生 MODS 的主要原因之一。临床上以腹腔脓肿、急性坏死性胰腺炎、化脓性胆管炎、绞窄性肠梗阻等更易导致肺、肝、肾及胃肠道等脏器功能的衰竭。

(三)休克

各脏器常因血流不足而呈低灌流状态,组织缺血、缺氧,导致损害各器官的功能,尤其是创伤大出血和严重感染引起的休克更易发生 MODS。目前创伤或休克后器官缺血和再灌注损伤在 MODS 发病中的作用是研究的热点之一。

(四)诊疗失误

诊疗失误如大量输液、输血及药物使用不当。大量输液容易引起急性左心衰竭、肺间质水肿;大量输血后微小凝集块可导致肺功能障碍,凝血因子的缺乏能造成出血倾向;去甲肾上腺素等血管收缩药物的大剂量使用,加重了微循环障碍;长期大量使用抗生素也能引起肝、肾功能损害,菌群紊乱;大剂量激素的应用易造成免疫抑制、应激性溃疡出血、继发感染等不良反应。另外,对病情判断错误,特别是一些器械损伤,如内镜检查导致穿孔并发症;高浓度吸氧致使肺泡表面活性物质破坏、肺血管内皮细胞损害;在呼吸机使用时 PEEP 等使用不当造成心肺功能障碍;血液透析和床旁超滤吸附中可造成不均衡综合征,引起血小板减少和出血。

(五)毒物和中毒

急性化学性中毒通常通过呼吸道侵入人体内,急性期时可出现全身炎症反应综合征和 ARDS,主要表现在肺功能衰竭,最终出现其他器官的损伤而导致 MODS。

二、发病机制

MODS 起源于持续的、难以控制的炎症反应和免疫紊乱。各种感染或非感染因素(如创伤、休克、胰腺炎等)损害机体,同时造成非特异性炎症反应亢进和特异性免疫系统抑制。早期常以全身炎症反应综合征为主,中后期又表现为以免疫功能抑制为特点的代偿性抗炎反应综合征,而临床更常见的则是所谓的混合型抗炎反应综合征。

缺血、缺氧也是引起 MODS 的重要原发因素,持续缺血、缺氧不仅能直接造成器官功能障碍或衰竭,而且能通过诱发全身炎症反应综合征和脓毒症,导致MODS 和多器官功能衰竭。肺脏是 MODS 首发的脏器。肺脏与外界相通并担负血气交换与氧合功能,易发生缺血、感染、炎症或免疫反应,造成 ARDS,进而导致全身氧输送减少,组织细胞代谢障碍,诱发或加重其他器官的功能障碍和MODS。

三、临床表现

(一)循环系统损害

多数炎症介质或细胞因子对循环系统均有损害作用,表现为血流动力学指标异常,一般在 MODS 早期为"高排低阻",即高心排血量、低射血分数、低血管阻力。这种高动力学血液循环特点使血流分布异常,常导致组织细胞氧供降低,细胞缺氧状态。MODS 晚期则表现为"低排高阻",循环处于完全衰竭状态,细胞严重缺氧,甚至发生变性,坏死。

(二)代谢率增加

在 MODS 病因作用下,机体为让细胞安全渡过应激状态、保护细胞代谢功能,需要向细胞补充营养底物,这时便会出现分解代谢增强,机体内蛋白质、糖原和脂肪分解产生氨基酸、葡萄糖和脂肪酸。但此时,由于炎症反应而产生的大量氢化可的松、儿茶酚胺、胰高血糖激素等分解激素,可抑制细胞获取、转化、代谢体内分解的营养底物,于是出现矛盾现象。分解代谢增强时,血中被分解的营养底物浓度升高,但细胞利用这些营养底物的机制受到抑制,临床上出现营养不良症状,最典型的表现为胰岛素抵抗现象。

(三)细胞缺氧

由于血液循环异常、血流再分布、心功能损害、细胞摄氧和氧利用障碍、营养代谢异常等因素造成细胞的氧供和氧耗的不匹配现象,出现氧供低于氧耗且氧耗病理性依赖氧供的线性关系。临床表现为顽固性代谢性酸中毒,特别是乳酸酸中毒。

(四)实验室指标异常

缺乏诊断 MODS 的特异性实验室检查手段,但某些指标异常可提示 MODS 的发生。多种原因可导致 MODS 患者合并酸碱平衡失调。虽然,急性肾功能不全或高乳酸血症常伴有阴离子间隙增宽,但包括三羧酸循环的中间代谢产物在内的其他非确定阴离子水平的升高也是 MODS 患者阴离子间隙增宽的主要原因。

MODS 的临床表现复杂,个体差异大,主要取决于器官受累的范围及损伤是一次打击还是多次打击。一般 MODS 病程为 14~21 天。不同的原发病有不同临床表现及远位脏器功能衰竭的表现,可以有或没有休克过程。临床常表现炎症反应,但不一定查得到细菌,脏器衰竭来势凶猛,变化快,不同于慢性病的脏器衰竭发生一定可预测性。原发病不同,但有相似的多脏器表现和结局,病死率高。可有休克、心率快、呼吸困难、低氧、肺水肿、肺部感染、血清酶高、烦躁、嗜睡、昏迷、胃肠道出血、水肿、血糖不稳、发热、高凝或出血倾向等,且对治疗反应差,患者可能死于 MODS 的任一阶段。

四、诊断

完整的 MODS 诊断依据:诱发因素/病因＋全身炎症反应综合征十多器官功能障碍,即存在:①严重创伤、感染、休克、延迟复苏及大量坏死组织存留或凝血功能障碍等 MODS 的诱因/病因。②存在全身炎症反应综合征脓毒症或免疫功能缺陷。③存在 2 个或 2 个以上器官/系统功能障碍。MODS 具体的诊断标准,见表 6-2。

表 6-2　MODS 诊断标准

系统或器官	诊断标准
循环系统	收缩压低于 12.0 kPa(90 mmHg),并持续 1 小时以上,或需要药物支持才能使循环稳定
呼吸系统	急性起病,$PaO_2/FiO_2 \leqslant 26.6$ kPa(200 mmHg)(无论是否应用 PEEP),X 线正位片见双侧肺浸润,肺动脉楔压$\leqslant 2.4$ kPa(18 mmHg)或无左房压力升高的证据
肾脏	血肌酐>0.1 mmol/L 伴有少尿或多尿,或需要血液净化治疗
肝脏	血胆红素>0.1 mmol/L,并伴有转氨酶升高,大于正常值 2 倍以上,或已出现肝昏迷
胃肠	上消化道出血,24 小时出血量超过 400 mL,或胃肠蠕动消失不能耐受食物,或出现消化道坏死或穿孔
血液	血小板<50×10^9/L 或降低 25%,或出现 DIC
代谢	不能为机体提供所需的能量,糖耐量降低,需要用胰岛素;或出现骨骼肌萎缩、无力等表现
中枢神经系统	格拉斯哥昏迷评分<7 分

五、治疗

(一)原发病的治疗

(1)对可疑 ARDS 或高危人群在严密观察临床症状的同时,出现下列情况之一者即行气管插管,机械通气。①经导管或面罩吸氧,难以改善低氧血症,SaO_2、PaO_2 呈进行性下降。②呼吸频率>30 次/分,并呈进行性增快。(3)PaO_2/FiO_2 <39.9 kPa(300 mmHg),并呈进行性下降。

(2)加强呼吸道管理,保持呼吸道通畅,借助呼吸机行雾化治疗和局部用药;联合使用敏感抗生素,同时加强营养支持。

(3)对确诊为 ARDS 的患者,即行脏器功能的保护性治疗:①伴有休克的患者,尽可能早地恢复有效灌注。②在血压、灌注压稳定的情况下,视病情不同,使用山莨菪碱(654-2)、小剂量多巴胺、多巴酚丁胺等血管活性药,以改善主要内脏器官的微循环。③给予改良极化液,加强心肌营养,必要时使用冠状动脉扩张药。④对患者实施肠外营养的同时,如病情允许,即加用一定比例的肠内营养,以保护胃肠道功能,防止菌群移位。

发现某一器官功能障碍时,即刻采取以下措施积极治疗,以防发生“疗贯性功能障碍”。

(二)抗炎和免疫治疗

由于全身炎症反应综合征是 MODS 的必经之路,早期发现和有效干预全身炎性反应综合征,通过调控炎性反应阻断其发展,可能是防治 MODS 的关键。

(1)及时选用合适的抗生素控制感染。

(2)糖皮质激素能否用于治疗严重感染及脓毒血症存在很大的争议,目前还没有达成一致意见。最早的研究显示,短期、大剂量的甲泼尼龙或地塞米松可显著降低脓毒性休克患者的病死率,但随后的随机双盲研究并没有证实这一点,甚至发现会增加病死率;此后,临床上应用大剂量的糖皮质激素来治疗严重感染和脓毒症的方法显著减少。近年来的研究证实,应用小剂量的氢化可的松12 周可以降低脓毒症的死亡率,使激素治疗感染的研究重新受到重视。目前一般认为大剂量、短程的激素疗法无效,而疗程在 1～2 周的小剂量激素疗法初步显示出治疗作用。

(三)血液净化治疗

血液净化治疗即清除炎性反应介质及细胞因子和循环中的内毒素,减轻炎性反应阻断全身炎症反应综合征继续发展及 MODS 的进一步恶化。血液净化是近年来在治疗全身炎症反应综合征和/或 MODS 领域中逐渐发展起来的具有理论和实践双重价值的新技术（血液净化详细的方法及操作见第四章第三节）。由于不同血液净化方式均有独特的溶质清除特点，而病情不同的患者治疗目的和要求也不同，故将能有效清除中大分子炎性介质和内毒素的吸附疗法与能有效清除小分子物质、调节内环境的经典连续性血液净化技术联合应用，将可能成为重症全身感染、全身炎症反应综合征及 MODS 治疗的必然趋势。

（四）改善微循环及组织氧摄取

研究表明 MODS 患者自始至终都存在氧摄取及利用障碍，其障碍严重程度与患者预后相关。提高组织氧摄取，改善氧利用则改善患者的预后。山莨菪碱（654-2）应用于休克患者的治疗已有较长的时间，大量的动物及临床研究表明，应用得当可以明显提高休克的救治成功率，其改善微循环、降低 TNF-α 等多种炎性介质的作用对 MODS 患者有利。

（五）营养支持治疗

应激状态下，神经内分泌系统发生一系列反应，导致高合成代谢和高分解代谢、高血糖及胰岛素阻抗，其能量消耗可达基础能量消耗的 1.1～2.0 倍。近代的"代谢支持"概念，避免了"静脉高营养"误区，使应激状态下患者的营养治疗更为合理、准确。人们认识到，重症患者的营养治疗并不仅是营养素的补充，而是保护器官的结构与功能，推进各种代谢通路、维护组织与细胞代谢的根本措施，也是防止 MODS 发生与进展的重要手段。

（1）根据应激的严重程度提供相对足够的热量。如果热量不足会加重机体"自身相食"热量过多也会加重机体代谢紊乱。

（2）总热量在 7 536.2～10 467.1 kJ 选择。

（3）降低葡萄糖的输入和负荷，以免产生或加重高血糖，葡萄糖应在500～600 g/d。

（4）在非蛋白热量中，提高脂/糖比值，使脂肪供能达总非蛋白热量的50%～70%。

（5）提高蛋白质的摄入[2.0～3.0 g/(kg·d)]或氨基酸的输入量。热量与氮量的比以（100～150）：1 为佳。

（6）病情允许时，尽量采用肠内营养途径。

（六）免疫调理

正确判断 MODS 患者全身炎症反应综合征/代偿性抗炎反应综合征失衡方

向,是进行临床干预恢复全身炎症反应综合征与代偿性抗炎反应综合征平衡的前提。虽然目前尚无快速、准确的指标应用于临床,以前的免疫调控治疗也没有获得成功,但有关中性粒细胞、树突状细胞和 T 淋巴细胞在炎症反应中的作用研究,炎症介质基因表达多态性的研究,为进一步的基因调控治疗和个体化的免疫调控治疗奠定了基础。免疫调控治疗出现了新曙光。

第七章

急性呼吸窘迫综合征临床研究

第一节　急性呼吸窘迫综合征发病机制研究

由于 ARDS 发病机制复杂,目前尚未完全阐明。本节主要总结了近年来 ARDS 的发病机制,为有效的临床治疗和药物研发提供参考。

一、中性粒细胞肺内集聚机制的研究进展

ARDS 的核心理论是炎症反应的失衡加重了上皮或内皮的损伤从而导致富含蛋白质的水肿液进入肺泡。急性肺损伤期间,肺泡上皮微血管的通透性增加将最终导致 ARDS。ARDS 在组织学上的特点是严重的急性炎症反应、肺泡上皮细胞的大量凋亡、肺泡-毛细血管通透性的深层增加和随后的纤维化形成。ARDS 的细胞病理学包括肺泡-毛细血管膜完整性的破坏、过多的中性粒细胞迁移、促进炎性细胞因子的产生和分泌。

在众多炎症介质中,近年的研究表明,中性粒细胞及其分泌物在 ARDS 的发病过程中起重要作用,是造成过度炎性反应的元凶。ARDS 动物模型均显示,中性粒细胞在肺组织内的聚集、ROS 的大量生成不仅伴随于 ARDS 的整个发病过程,并且早于 ARDS 病程中其他的病理生理改变,有可能是导致 ARDS 发生的启动因子。中性粒细胞是重要的炎症细胞,它可以产生大量 ROS 和炎症因子,ROS 具有明显致伤性,更重要的是,它还能够作为信号分子激活炎症细胞及炎症级联反应,造成肺内炎症反应失控。因此认为,中性粒细胞集聚很可能起到启动炎症反应的"扳机"作用。

二、模式识别受体激活机制的研究进展

有学者研究发现,模式识别受体(pattern recognition receptors,PRRs)是天

然免疫系统中第一道防线的重要组成,在 ARDS 先天性和适应性免疫反应中起着关键作用。PRRs 激活先天免疫并调节后天免疫对感染和非感染免疫组织损伤,可促进全身炎症反应综合征。PRRs 包括 Toll 样受体,NOD 样受体和 RIGI 样受体。PRRs 可识别两类配体,病原体相关分子模式(pathogen-associated molecular patterns,PAMPs)和损伤相关分子模式(damage-associated molecular patterns,DAMPs)是从坏死或垂死细胞释放的内源性分子。TNF-α、IL-1β 和 IL-18 等促炎因子的释放依赖于 PRRs 启动炎症信号级联反应,刺激自噬或细胞凋亡并诱导产生抗菌分子。PRRs 与 PAMPs 或 DAMPs 之间的相互作用导致转录因子的激活,上调炎症反应相关基因的转录,这些基因编码促炎细胞因子、趋化因子及参与 PRRs 信号调节的蛋白等。

ARDS 有多种病因如败血症,细菌性肺炎,胃内容物的吸入及流行病毒等,例如,甲型 H1N1 和传染性非典型肺炎(severe acute respiratory syndrome,SARS),常导致爆发性呼吸衰竭和死亡。如 SARS 冠状病毒(SARS-CoV)和流感病毒感染所见,其感染常导致致死性炎症反应和 ARDS,其炎症机制可能与病毒快速复制、细胞损伤、血管紧张素转化酶 2 和抗病毒中和抗体有关。

高致病性冠状病毒、甲型流感病毒和埃博拉病毒会引起细胞因子/趋化因子过度和长时间的反应,即细胞因子风暴,ARDS 是肺泡环境和体循环中细胞因子风暴的常见后果,大多数死于这些病毒的患者都会出现 ARDS。ARDS 是 ICU 中多因素病因学综合征,其病理生理学包括细胞凋亡过程,以及中性粒细胞通过 IL 触发炎症过程,导致间质水肿,在某些情况下还包括纤维化再生过程。PRRs 作为人体免疫的第一道防线,单个 PRRs 诱导多效性结果的细胞机制是复杂的,是各种 PRRs 之间相互作用介导的。

三、固有淋巴细胞激活免疫系统机制的研究进展

有学者研究脓毒症致 ARDS 中发病机制的中发现 ARDS 时固有淋巴细胞激活免疫系统并在肺内浸润、聚集,在肺损伤中起重要作用。

固有淋巴细胞((innate lymphoid cells,ILCs)是具有适应性免疫功能的固有免疫细胞,构成机体固有免疫系统,在感染、炎症和损伤修复的发病机制中起关键作用。人体几乎所有的器官和组织中都有 ILCs,但是 ILCs 主要分布在黏膜组织。ILCs 具有淋巴细胞的典型形态特征,是非 B 细胞、非 T 细胞的淋巴细胞,不表达细胞谱系标志和 T、B 淋巴细胞抗原受体。根据其转录要求和分泌细胞因子分为三大类:ILC1、ILC2 和 ILC3。其中,肺脏是所有 3 组 ILCs 发挥作用的

关键部位。正常情况下,有部分 ILCs 会驻留在原有组织中,并在特定的病理情况下在局部进行增殖和分化,当机体出现损伤因素时,ILCs 则会通过血流迁移至其他器官,重新在机体内分布。

ILC2 占成人肺组织中所有 ILCs 的 30％。在机体呈稳定状态时,肺 ILC2 数量很少;仅在肺部出现炎症反应时 ILC2 数量才会增加。

有学者研究显示,在脓毒症的小鼠动物模型中,由肺上皮细胞分泌 IL-33 增多会导致脓毒症相关的 ARDS,并且由于中性粒细胞和单核细胞肺浸润的减少,拮抗 IL-33 可以减轻脓毒症相关肺损伤,脓毒症期间,通过上调肺 ILC2 的 IL-5 的表达,也会出现 ARDS,并且拮抗 IL-5 可以减少中性粒细胞浸润和脓毒症相关的 ARDS。腹腔感染导致脓毒血症引起早期炎症性肺损伤的动物模型中,受损的肺上皮细胞和内皮细胞释放 IL-33,促进 ILC2 的激活及炎症细胞的浸润,IL-33 通过促进 ILC2 的激活调节 IL-5 的产生进一步加重肺损伤。此外,减少 IL-33 发现脓毒症 6 小时内肺损伤程度减轻。综上可见,在盲肠结扎穿刺术诱导的脓毒症期间肺 ILC2 的激活增加可能导致脓毒症相关的 ARDS。

同时有研究表明,IL-33 通过与生长刺激表达基因 2 蛋白受体结合,介导 ILC2 扩增,ILC2 通过抑制内皮细胞对 IL-33 的反应,从而在脓毒症中起到肺保护作用。肺 ILC2 产生 IL-9,可防止胱天蛋白酶 1 活化和肺内皮细胞凋亡,从而降低了与脓毒症相关的 ARDS 严重程度。肺 ILC2 在脓毒症发展的前 12 小时内随着腹腔 ILC2 的增加而增加。在另一项研究中,如果提前气管内给予 IL-33 预处理,再进行致死性金黄色葡萄球菌败血症造模,可以发现 ILC2 激活使得肺嗜酸性粒细胞增多,进而清除肺部的病原体并抑制中性粒细胞浸润,起到保护宿主免受 ARDS 或死亡。然而,如果没有 IL-33 预处理,金黄色葡萄球菌无法诱导 ILC2 增殖和活化。

因此,ILC2 在脓毒症导致 ARDS 相关死亡中究竟发挥着有益还是有害的作用,取决于它们的激活阶段及脓毒症的发展时期。脓毒症早期表现为以炎症介质过度释放为代表的过度炎性反应,中晚期则表现为以淋巴细胞反应和增殖减弱为主的免疫功能抑制状态。

第二节　急性呼吸窘迫综合征俯卧位通气治疗研究

1976 年 Douglas 等人首先观察到俯卧位通气可以改善 ARDS 患者的氧饱和度,迄今为止已有近 40 多年的历史,随着科学研究的进步和临床技术水平的提高,俯卧位通气在临床救治 ARDS 尤其是中重度 ARDS 的过程中应用越来越广泛,目前已经公认作为严重 ARDS 的挽救性治疗手段。

一、俯卧位通气持续时间的研究进展

有学者研究发现,俯卧位通气持续时间能够对患者的治疗效果造成直接影响,而时间越长,治疗效果越好。研究中,观察组俯卧位通气持续时间为 14 小时,对照组俯卧位通气持续时间为 7 小时,结果显示,治疗后,观察组患者的 PaO_2、PaO_2/FiO_2 均高于对照组,差异有统计学意义。观察组患者的不良事件总发生率低于对照组,差异有统计学意义。治疗后,观察组患者的 APACHEⅡ评分低于对照组,差异有统计学意义。提示俯卧位通气时间持续时间越长,越能够改善患者 PaO_2/FiO_2,并且能够降低 APACHEⅡ评分,不良事件的发生概率也较低。究其原因:根据 ARDS 机械通气指南中推荐,俯卧位通气持续时间应维持在每天 12 小时以上,若持续时间较短,容易导致新的重力依赖区形成,导致靠近胸骨侧的肺泡塌陷,从而对通气和血流的比例造成影响,使患者 PaO_2/FiO_2 降低。

二、俯卧位不同翻身时间的研究进展

有学者对不同的翻身时间俯卧位通气对 ARDS 患者的影响进行了研究,研究发现不同翻身时间俯卧位通气并不会影响 ARDS 患者氧合指数、并发症、临床体征。研究中,根据随机分组将其分为试验组与对照组,两组均给予俯卧位通气,对照组俯卧 3 小时→平卧 1 小时→俯卧 3 小时,翻身 2 次,试验组俯卧 2 小时→平卧 1 小时→俯卧 2 小时→平卧 1 小时→俯卧 2 小时,翻身 4 次。每天俯卧位通气 6 小时,治疗 1 周。治疗结束两组并发症发生率比较差异无统计学意义。治疗后,两组心率、气道平均压、潮气量、平均动脉压、PaO_2 比较差异均无统计学意义。治疗后,两组氧合指数均较治疗前升高,但两组氧合指数及氧合良好率比较差异均无统计学意义。说明在俯卧位累计通气时间不变情况下,不同翻身时间不会影响患者氧合。

有学者发现采用肺复张联合俯卧位通气治疗的效果显著,能够有效改善临

床症状。研究治疗中，观察组患者接受肺复张联合俯卧位通气治疗，其临床效果明显优于接受肺复张联合仰卧位通气治疗的对照组患者，无论是在治疗后氧合情况、ICU 入住时间和 28 天内机械通气时间，还是在不良反应发生率等情况上，观察组患者与对照组患者比较，差异均具有统计学意义。

三、改良式俯卧位通气的研究进展

有学者在研究改良俯卧位通气时发现，改良式俯卧位通气和传统俯卧位通气在改善中重度 ARDS 患者氧合指数上无明显差异，传统俯卧位通气采用的减压贴可能会部分减轻皮肤压力，但受力面积并未改变，未能改善皮肤长时间受压的状态，导致局部皮肤血供和氧供障碍，出现压力性损伤。而改良式俯卧位通气使用的通气垫增加了接触皮肤受力面积，减小了压强。定时交替抬起受压皮肤，使压力得到缓解，剪切力降低，局部血流增加，组织血供和氧供改善，较传统俯卧位通气方式压力性损伤发生率明显降低。同时，还能降低急性胃肠损伤发生率并减轻严重程度，更具有临床优势。

四、体位管理垫在俯卧位中应用的研究进展

有学者研究发现，使用俯卧位通气体位管理垫辅助俯卧位通气治疗，可以将患者快速摆放至理想体位，延长治疗时长，提高治疗效果，降低部分不良事件发生率。

传统俯卧位通气治疗采用软枕不仅体位摆放时不方便，还不具备支撑性，较长时间的俯卧位通气治疗后容易发生塌陷，其质地变硬会对患者皮肤产生影响；塌陷后管路安置空间会被压缩剥夺，如经口气管插管、气管切开等人工气道会出现管路弯折或向内移位，直接影响患者正常通气效果，甚至影响患者治疗时间和效果。而试验中俯卧位通气体位管理垫，其为海绵材质，可以提供良好的身体支撑，方便医护人员对患者进行体位管理，使患者可以更容易达到治疗目标并持续获益；此外，海绵相对柔软，可以更好地预防压力性损伤，最大程度上避免因俯卧位通气治疗导致的呼吸机管路折管。

第三节　急性呼吸窘迫综合征中医药治疗研究

中医学中并无 ARDS 的定义，遵从中医循症辨病的特点，根据 ARDS 起病

急促、呼吸急促、胸闷憋喘等临床症状，可将其纳入中医学"暴喘"范畴。暴喘是指由多种病因引起突然急性发作的严重的呼吸功能不全，为喘证的危重证候，临床常表现为呼吸频数、呼吸窘迫，甚则张口抬肩、摇身撷肚、不能平卧、面青唇紫、或烦躁不安等。属于中医学"喘病"的急性发作阶段。

一、孔立教授从湿热辨治冠状病毒病的研究进展

编者团队提出了严重急性呼吸综合征冠状病毒 2 型(SARS-CoV-2)引发的感染被命名为 2019 冠状病毒病(COVID-19)的的辨治理论和方法。

结合发病特点，编者团队将 COVID-19 归于湿热疫。并指出："湿为阴邪，热为阳邪，湿热蕴结，可出现"矛盾症状"，故感染患者发热，但身热不扬；身热时，面常无红赤，反淡黄，患者身热咳喘，但脉不数，大便可数天不下，但不燥结，甚至溏滞不爽，这些均符合湿热致病特点。此外温热疫暴戾猖獗，传变最速，易入营血，出现高热神昏(发热伴昏迷)、动血生风(斑疹、抽搐症状)等表现，COVID-19 极少出现上述症状，因为湿热胶结，传变缓慢。上述表现均符合湿热致病的特点。

编者团队认为 COVID-19 辨治应紧扣湿热病机，谨慎区别湿热轻重。编者强调：COVID-19 的治疗应始终抓住湿热基本病机，在辨病的基础上辨证论治。因湿中有热，不可单纯清热；热中有湿，不能片面燥湿，当辟秽化浊、燥湿清热，同时始终注意顾护阴津。编者团队在广泛查阅中医典籍、总结 COVID-19 感染患者肺炎症状的基础上提出以达原饮为主方加减论治。并指出：达原饮以大剂温燥之品配少量滋阴清热药物，虽湿、热兼顾，但仍以祛湿为重，适用于湿重于热者。湿热并重者，可去槟榔、草果，改用苍术、豆蔻；热重于湿者去槟榔、草果、厚朴，加苍术；并阳明热盛，发热、口渴、汗出者，加石膏，即白虎加苍术汤；并阳明热结，腹胀满，大便燥结不通者加承气辈，急下存阴；并津亏便秘，口干、舌红者加增液汤增水行舟；并气阴两虚，汗出神疲，咽干口渴、舌体消瘦，舌红苔少者，加生脉散益气生津。

编者团队认为，COVID-19 基本病机为湿热，应用三焦辨证更有利于临床诊治。他结合 COVID-19 特点指出：邪从口、鼻而入，先侵犯手太阴肺，以上焦为中心，不仅有恶寒、发热、汗出等卫表症状，还出现咳嗽，嗅觉、味觉异常等上焦肺脏表现；中期由上焦传入中焦，中焦脾胃病变，湿邪困脾，热与湿胶结，稽留不退，缠绵难解，患者表现为长时间脘痞纳呆、恶心、乏力；后可深入下焦，多为湿热蕴结肠腑，表现为大便不通或下利黏垢，损伤肝肾者少。编者团队认为：三焦辨证不仅能定位，还为遣方用药提供指导。病在上焦者，宜辛温宣透、芳香化湿，即治上

焦如羽,非轻不举。可用藿香、佩兰辛温化湿,白芷、香薷、紫苏叶辛温解表祛风,青蒿辛寒解表透热,上述诸药均质地轻盈,芳香宣透,温而不燥,凉而不寒。患者有嗅觉味觉异常者,可加牛蒡子、杏仁、蝉蜕,3药均入肺经,有通利气机之效;身痛恶寒者,为湿阻气机、卫阳遏,可加葛根、柴胡、羌活,3药均味辛发散,可解肌祛风,行气止痛。病在中焦者,宜辛开苦降、燥湿化浊,即治中焦如衡,非平不安。可用苍术、厚朴,不仅燥湿健脾,还可下气除满,改善食欲,豆蔻化湿行气,止呕,草果燥湿温中,半夏燥湿化痰,降逆止呕。病在下焦者,当用沉降之品,即治下焦如权,非重不沉。如湿热在大肠,可用苦寒清燥之黄芩、黄连;如湿热在膀胱,可用生薏苡仁健脾燥湿,车前子、通草、滑石利湿止泻;还可加竹叶清热利湿、泻火除烦。三焦既是人体阳气和水液运行的通道,又将五脏六腑包含在内,为人体最大之腑,三焦气化失司影响五脏六腑气化功能,湿热之邪可在三焦弥漫,气化失常,引起全身症状。COVID-19的病理研究证实,病毒可引起心血管、肺、肝胆、脾、肾、骨髓、中枢神经系统多处病变;这些现代研究结果与编者团队的辨治理论相合。故治疗湿热,当以中焦为枢,兼顾上、下焦。

编者团队指出,COVID-19的从化可分两种:一为从阳化热,患者素体阳盛阴虚,阳气充足,湿邪易化,而热不能去,或在治疗中过用温燥之品,湿去而热存,湿热化燥成温,变为温热,此多发生于中焦湿热阶段,出现气分温热表现,症见壮热、口渴、大汗、腹胀满拒按、大便燥结不通,进一步发展可入营血,可按热入气、营、血诊治。一为从阴化寒,患者素体脾阳不足,阴寒内盛,或治疗中过早、过量用苦寒之品,导致热去湿独存,且阳气不足,转为寒湿,出现身冷、胸闷、心悸气短、头目昏眩、泄泻、小便不利、面浮肢肿,舌淡,苔白腻;可用温阳健脾利水法。湿热虽有寒热从化两种,但结合临证经验,编者团队认为:COVID-19患者从阴化寒者少,从阳化热者多,这可能与饮食、居住条件改善有关,提示治疗时应注重清热,并始终顾护阴津,留得一分津液,便有一分生机。

湿热之邪易损脾胃,脾不健运,胃气不醒;治疗时当注意健脾醒胃,编者团队常用生薏苡仁、茯苓、白术健脾燥湿行气,加豆蔻、山楂、麦芽、神曲醒胃消食。患者纳呆、乏力、便溏为湿邪困脾,非脾虚湿盛,不宜用参芪等温补之品。湿为有形之邪,阻滞气机,气不通则湿难去,治疗常加用理气药以行气通滞,用厚朴、枳实、大腹皮可行气燥湿降浊。

编者团队强调:COVID-19感染患者为湿热疫,不同于侠义伤寒,遣方用药有三忌。一忌辛温峻汗,湿热邪气,阻滞卫表气机,常出现恶寒、发热、无汗或少汗,当以清宣芳化、疏透腠理,使腠理通达,气机通畅,阳气鼓动,湿热之邪乃解;

若用麻桂辛温峻汗,因湿为有形之邪,热与湿结,不能"一汗而解",且麻桂辛温燥烈,在内鼓动湿邪则可上蒙清窍。二忌单用苦寒攻下,早期多湿重于热,湿邪困脾,大便不通或溏滞不爽,且湿邪易伤脾阳,若单用苦寒攻下,易伤脾阳,导致泻下不止,如吴鞠通云:下之则洞泄。应以利湿健脾法使湿热下行,健脾通便。或脾阳未伤,而胃阴不足,过下更伤津液。三忌过早滋补、腻补,湿邪困脾,脾胃呆钝,滋阴之品如熟地黄、阿胶滋腻碍脾,助生湿邪,使病程延长。

二、中药有效成分对急性肺损伤自噬调节的研究进展

(一)自噬的定义

自噬是真核生物通过降解错误折叠的蛋白质,加工受损的细胞器,如线粒体、内质网和过氧化物酶体,清除入侵的病原体来保护细胞和回收代谢物的过程,可以作为合成代谢的原料,在缺乏能量的情况下维持细胞的功能。自噬避免细胞死亡,帮助细胞在压力条件下存活。在其他情况下,自噬也会导致细胞死亡,这被称为自噬性细胞死亡,是一种不同于凋亡的替代死亡途径。

(二)自噬与 ALI

1.自噬和炎症

ALI 的特点是肺部不受控制的炎症反应。炎症是机体抵御病原体入侵的防御机制,而抗炎反应有利于减轻过度炎症反应造成的损伤。平衡促炎和抗炎反应对于治疗 ALI 至关重要。据报道,自噬调节免疫信号级联反应并平衡免疫反应。自噬通过激活许多非典型途径来防御病原体的入侵,例如,通过"异源自噬"直接消除病原体和通过无需诱导复合物启动的 LC3 相关吞噬作用(LC3-associated phagocytosis,LAP)中和病原体。研究表明,除改善宿主抵抗外,自噬还可减轻脓毒症后的损伤,提高宿主耐受性,减少炎症的不良影响。因此,自噬的最终目的可能是在消除威胁的同时最大限度地减少对宿主的损伤,以平衡免疫反应,避免长期慢性疾病的发生。

2.自噬与细胞凋亡

自噬决定细胞内物质的周转,而凋亡(ⅰ型细胞死亡)决定细胞的周转。自噬和凋亡相互影响。自噬在大多数情况下是一种抗凋亡过程,细胞应激常先诱导自噬,后激活凋亡,是一种自我保护机制。自噬通过清除受损线粒体,限制线粒体外膜通透化引起的细胞凋亡。自噬还可以选择性地清除参与外源性凋亡的关键因子半胱氨酸天冬氨酸蛋白酶-8(caspase-8),从而延缓外源性凋亡的发生。此外,自噬还选择性地清除 SRC 酪氨酸激酶,以延迟由脱离细胞外基质引起的

失巢凋亡(锚定依赖性细胞死亡)。然而,在特定情况下,自噬小体也可能作为caspase-8 激活的平台。此外,由于溶酶体降解的饱和,自噬体的积累促进线粒体通透性过渡孔的打开,从而导致线粒体外膜通透化引起的内源性凋亡,促进释放。此外,过度的自噬导致器官衰竭,并诱导自噬性细胞死亡或Ⅱ型细胞死亡,而这一过程不涉及凋亡效应因子。然而,凋亡通过激活 caspase 导致自噬相关蛋白的裂解,从而抑制自噬并加速细胞死亡。

(1)自噬与肺巨噬细胞凋亡:补体活化产物促进肺泡巨噬细胞的活化和促炎细胞因子和趋化因子的释放。Hu R 等观察到肠道 IR 和补体 C5a 体外培养肺泡巨噬细胞诱导 ALI 小鼠肺泡巨噬细胞自噬明显增加,肺泡巨噬细胞凋亡加剧,而补体活化产物抗体可显著抑制自噬,减轻肺泡巨噬细胞凋亡。缺乏抗胸腺球蛋白 5(antithymocyte globulin5,ATG5)的小鼠不形成自噬体,支气管肺泡灌洗液中炎症因子水平降低,肺损伤减轻,肺泡巨噬细胞凋亡明显减少,3-甲基腺嘌呤具有类似的作用。研究证实自噬诱导肺泡巨噬细胞凋亡促进 ALI。此外,本研究还证实了补体活化产物诱导的自噬是通过补体 C5a 与 C5aR 结合降解抗凋亡蛋白 B 细胞淋巴瘤-2(B-cell lymphoma-2,BCL-2)来实现的。抑制自噬可减弱肺泡巨噬细胞凋亡。MI 和 M2 是肺泡巨噬细胞的两种亚型,在 ALI 的发展中起重要作用。MI 细胞主要发挥防御作用,但过度分泌促炎因子导致肺损伤。M2细胞主要发挥损伤修复和免疫抑制作用,但 M2 因子的过度表达会加重纤维化。LPS 刺激体外培养的 NR8383 大鼠肺泡吞噬细胞,自噬增强,肺泡巨噬细胞凋亡增加,M2-MI 极化增强,肺组织损伤加重。富氢盐水抑制自噬,减少肺泡巨噬细胞凋亡,促进 MI 巨噬细胞向 M2 巨噬细胞极化,改善肺损伤。在给予自噬抑制剂 3-甲基腺嘌呤后观察到同样的效果。肺泡巨噬细胞细胞凋亡可能是由于自噬体过度积累而与溶酶体融合降解障碍导致。自噬抑制减少了自噬体的过度积累,从而减轻了 ALI。ALI 期间细胞凋亡,调节自噬通过减少肺泡巨噬细胞凋亡和促进 MI-M2 极化改善 ALI。

(2)自噬与Ⅱ型肺泡上皮细胞凋亡:Ⅱ型肺泡上皮细胞的增殖分化能够补充受损坏死的Ⅰ型肺泡上皮细胞。Ⅱ型肺泡上皮细胞还分泌肺表面活性剂来降低肺泡表面张力,参与免疫防御和肺水清除。因此,Ⅱ型肺泡上皮细胞在 ALI 的发病机制中起重要作用。研究表明,氯化钴(cobaltouschloride,$CoCl_2$)处理可诱导大鼠Ⅱ型肺泡上皮细胞自噬和凋亡,$CoCl_2$ 刺激可导致大鼠Ⅱ型肺泡上皮细胞内质网和线粒体严重损伤,增加 ROS 生成。添加自噬抑制剂 3-甲基腺嘌呤后,大鼠Ⅱ型肺泡上皮细胞凋亡线粒体损伤进一步加重,ROS 生成显著增加,

cleaved-caspase-9 和 cleaved-caspase-3 水平显著升高,提示自噬抑制可能通过 caspase-9 途径增加Ⅱ型肺泡上皮细胞细胞凋亡。其他研究表明,自噬对Ⅱ型肺泡上皮细胞嗜锇层状体的形成和 PS 的分泌至关重要,ATG7 缺陷小鼠表现出Ⅱ型肺泡上皮细胞嗜锇层状体形成受损,这表明自噬在维持肺泡表面张力方面也起着重要作用。

(3)自噬与肺血管内皮细胞凋亡:根据之前的报道,在缺血/再灌注诱导的肺损伤模型中,肺微血管结直肠癌细胞在氧糖剥夺/复氧条件下诱导自噬。当 HPMVECs 与骨髓间充质干细胞体外共培养时,自噬进一步增强,内皮通透性和线粒体膜电位显著提高,肺微血管结直肠癌细胞凋亡减少。作者还证实,骨髓间充质干细胞增强自噬的机制涉及降低Ⅰ类磷脂酰肌醇 3-激酶和磷酸化蛋白激酶的水平。

3.自噬和氧化应激

在病理条件下,当 ROS 的产生超过抗氧化系统的清除能力时,氧化应激和相关的细胞成分诱导氧化损伤 ROS 主要来源于线粒体内膜呼吸链和过氧化物酶体,ROS 的生理水平对维持细胞功能起重要作用应激条件下 ROS 的过量产生激活了自噬,自噬能通过清除受损线粒体和过氧化物酶体负反馈调节 ROS 水平。自噬还能直接调节抗氧化途径,如核因子红细胞 2 相关因子 2(nuclear factor-erythroid2-related factor2,Nrf2)途径降低氧化应激损伤,Nrf2 是体内抗氧化系统的关键转录因子,其通过与抗氧化反应元件或亲电反应元件的相互作用介导抗氧化作用。Kelch 样 ECH 关联蛋白 1(kelch like ECH-associated protein1,KEAP1)是 Nrf2 的抑制因子,p62/SQSTM1 是泛素化依赖性的自噬降解受体,其通过与 KEAP1 结合促进 Nrf2 释放,Nrf2 的表达增加了 p62/SQSTM1 的水平由此形成正反馈,随后 KEAP1-p62 复合物被招募到自噬体降解。

7.自噬与内皮损伤

(1)自噬与中性粒细胞跨内皮迁移:通过内皮细胞屏障到达炎症部位并消除病原体的 PMN 是机体阻止病原体入侵机制的重要组成部分。然而,不受控制的中性粒细胞募集可能导致组织损伤。ALI 中 PMN 的大量迁移破坏了细胞间连接,这些细胞释放大量毒性炎症介质,导致肺泡上皮细胞凋亡,这是肺水肿的重要原因。

(2)自噬和内皮细胞通透性的变化:钙黏蛋白 5 的黏附活性和二聚体分解对于维持内皮细胞之间的黏附连接和降低血管内皮的通透性至关重要。酪氨酸激酶 SRC 介导的钙黏蛋白 5 磷酸化解离二聚体并增加内皮通透性。LPS 降低了

HPMVECs 的自噬水平,而小 G 蛋白 RAB26 通过直接与 ATG16L1 相互作用方式参与自噬诱导,增加细胞自噬可以降解 SRC,减少黏蛋白 5 磷酸化从而维持内皮细胞的完整性。然而,另一项研究表明,LPS 诱导小鼠肺部自噬增加,抑制自噬可以减少凝血酶诱导的血管内皮钙黏蛋白裂解来维护黏附连接的完整性,LPS 刺激能诱导自噬增加血管细胞黏附分子 1、单核细胞趋化蛋白-1、IL-1β 和髓过氧化物酶水平,加重肺血管渗漏和组织水肿,而在给与自噬抑制剂 3-甲基腺嘌呤后上述指标显著降低,血管内皮钙黏蛋白表达增加,肺血管渗漏和组织水肿改善,且在 siRNA-ATG5 转染后也观察到凝血酶诱导的内皮细胞屏障破坏减轻,由此证实自噬增加血管内皮钙黏蛋白裂解破坏内皮细胞屏障功能。这些结果表明,LPS 对自噬具有相反的作用。研究表明,LPS 对不同肺细胞的自噬有不同的影响。前一项研究测量的是体外培养的肺微血管结直肠癌细胞的自噬水平,后一项研究测量的是小鼠肺部细胞的自噬水平,其中包含多种细胞,两者的结果可能不同。两项研究中自噬对人血管内皮钙黏蛋白表达的影响也不一致,提示自噬可能通过多种途径调节人血管内皮钙黏蛋白表达,维持内皮通透性的平衡。内皮屏障的破坏不仅是细胞间连接的破坏,还包括炎症因子引起的内皮细胞凋亡和内皮通透性的改变,是综合作用的结果。

(三)调节自噬治疗 ALI 的途径

1.PI3K/AKT/mTOR 通路

研究表明,在氧-糖剥夺条件下,骨髓间充质干细胞通过激活 PI3K/AKT/mTOR 信号通路,减少 RAW264.7 小鼠巨噬细胞的自噬。LPS 刺激通过抑制 PI3K/AKT/mTOR信号通路增强自噬。囊性纤维化跨膜传导调节剂和硫化氢已被证明通过激活 PI3K/AKT/mTOR 信号通路抑制自噬,从而减轻 LPS 诱导的 ALI 小鼠炎症反应。

2.C-Junn 末端激酶通路

FK866 是烟酰胺磷酸核糖基转移酶的特异性抑制剂。烟酰胺磷酸核糖基转移酶是烟酰胺腺嘌呤二核苷酸回收合成途径中的限速酶。FK866 促进烟酰胺腺嘌呤二核苷酸的消耗并增加 ATP 水平。增加的 ATP 水平抑制腺苷酸活化的蛋白激酶和 c-Jun 氨基末端激酶(c-jun n-terminal kinase,JNK)的激活。clp 诱导的 ALI 小鼠模型中 p-JNK 水平升高,FK866 降低 p-JNK 水平,增加自噬。JNK 抑制剂 SP600125 也增强了自噬,减轻了肺损伤,在体外也得到了类似的结果。因此,FK866 增强了自噬并通过抑制 JNK 活性改善 clp 诱导的小鼠 ALI。然而,JNK 已被证明在其他疾病中积极调节自噬,研究人员提出,相同的信号通路在

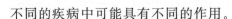

不同的疾病中可能具有不同的作用。

3.ERK1/2/mTOR/Stat3 通路

ALI 是外伤性脑损伤的并发症之一。研究表明,ERK1/2/mTOR/Stat3 途径激活自噬可减轻 ALI 小鼠外伤性脑损伤诱导的炎症反应、氧化应激和细胞凋亡。

4.AMPK/mTOR 通路

饱和氢气生理盐水通过抗氧化作用预防 ALI。有学者在细胞实验和动物实验中报道,饱和氢气生理盐水可减少 ROS 的产生,抑制 AMPK/mTOR 途径诱导的自噬,改善 LPS 诱导的 ALI。

5.pten 诱导的推定激酶 1/Parkin 通路

当线粒体受损时,PINK1 降解受到抑制,PINK1 与 Parkin(一种由 Park2 基因编码的泛素 E3 连接酶)相互作用,促进其在细胞质中的磷酸化和向线粒体募集。这一过程反过来触发泛素和 LC3 结合接头蛋白 P62 的迁移,后者将受损的线粒体与线粒体自噬连接起来,并最终通过与溶酶体融合而降解。BCL-2 通过抑制 Parkin 从细胞质向线粒体的募集来抑制线粒体自噬,减轻 LPS 诱导肺癌人类肺泡基底上皮细胞和 ALI 小鼠的损伤。

(四)通过调节自噬改善 ALI 的中药活性成分

编者检索了 PubMed、WebofScience 和中国知网等数据库,从而确定中药调控自噬在 ALI 治疗中的作用,见表 7-1。

表 7-1　中药调控自噬在 ALI 治疗中的作用

中药活性成分	样本	对自噬影响	调控自噬的途径	药理作用
甘草酸	RAW264.7 细胞和雄性 Balb/c 小鼠	促进	PI3K-AKT-mTOR	减少炎症因子的分泌
黄芪甲苷 IV	肺上皮细胞 MLE-12	抑制	无	增强细胞活力和紧密连接
人参皂苷 R1	肺上皮细胞 MLE-12	促进	无	自噬激活 Nrf2 信号抑制 NF-κb 转录活性减轻炎症和细胞凋亡
青藤碱	RAW264.7 细胞和雄性 ICR 小鼠	促进	无	抗氧化和抗炎作用
姜黄素	成年雄性 SD 大鼠	促进	无	减轻炎症反应
大黄素	雄性 BALB/c 小鼠	促进	无	减轻炎症反应

续表

中药活性成分	样本	对自噬影响	调控自噬的途径	药理作用
延胡索乙素	雄性 Sprague-Dawley 大鼠	抑制	PI3K-AKT-mTOR	减轻炎性细胞浸润和肺泡壁水肿
氧化小檗碱	A549 细胞和雄性 BALB/c 小鼠	抑制	无	减轻细胞凋亡、炎症和 ROS 产生
氧化苦参碱	雄性 Sprague-Dawley 大鼠	抑制	无	减轻炎症和氧化应激
羟基酪醇	雄性 BALB/C 小鼠	促进	SIRT /MAPK	减轻炎症反应
白藜芦醇	雄性 C57/BL6 小鼠	抑制	PLSCR-3	减轻线粒体功能障碍
槐定碱	RAW264.7 细胞和小鼠	促进	TLR4/MYD88/NF-κB	减轻炎症反应
荆防散正丁醇提取物	雄性 ICR 小鼠	促进	无	减轻炎症反应和氧化应激
桑黄酚	雄性 ICR 小鼠	抑制	无	减轻炎症反应和氧化应激
蟾蜍毒液	HBE 细胞和 C57/BL6 小鼠	促进	p53/mTOR	减轻炎症反应和抑制上皮细胞凋亡
虎杖苷	Beas-2B 细胞和 C57/BL6 小鼠	促进	Parkin 依赖的线粒体自噬途径	减少线粒体依耐性凋亡
亚欧唐松草	C57/BL6 雄性小鼠	抑制	无	减轻炎症反应、氧化损伤以及细胞凋亡
益气复脉注射液	C57/BL6 雄性小鼠	抑制	mTOR	减轻炎症反应和氧化应激

　　中医药在治疗 ALI 方面具有很大的潜力。大量研究表明,中药的有效成分对 ALI 发病机制的各个方面都有有益的作用。然而,中药调节自噬治疗 ALI 的相关研究尚不完整。首先,虽然 ALI 是由不同的病因引起的,并且已经确定了 ALI 发病的不同阶段,但自噬的发展方向是不同的。自噬可能不足,也可能发生过度自噬或自噬体积累。中药有效成分调节 ALI 的变化,改善其症状。然而,中药改善 ALI 的有效成分对自噬具体阶段的影响尚不清楚。例如,这些活性成分是否促进或抑制自噬体的形成过程,或干扰或增强自噬体与溶酶体的融合和降解,研究者尚未确定。其次,中药有效成分通过调节细胞自噬改善 ALI 的具

体机制有待进一步研究。例如,自噬调节抑制 ALI 相关炎症反应的具体途径、自噬调节减少 ALI 上皮细胞凋亡的机制及其对内皮细胞通透性的影响、自噬调节减轻氧化应激反应的机制等尚不完全清楚。最后,由于许多中药活性成分在影响细胞自噬的同时,也可能通过其他独立于自噬的途径来影响生物过程,其药理作用可能不一定是通过自噬来实现的,并且还存在许多"非典型自噬"途径。因此,自噬相关研究的设计应更加严谨。进一步阐明中药影响自噬的机制可能为治疗 ALI 的药物提供新的选择。

三、益气温阳治疗脓毒症毛细血管渗漏综合征的研究进展

ARDS 是临床常见的急危重症,其发病急,病情进展快,治疗棘手,死亡率高。脓毒症时,大量炎症因子和炎症介质的释放和活化,导致全身多系统、失控性的毛细血管渗漏,血浆白蛋白等胶体物质也可从血管内渗出到组织间隙,一方面导致严重低蛋白血症,血管内胶体渗透压下降,另一方面组织间隙胶体渗透压增加,更多的水分外渗,也加重了间质水肿程度。肺通常是最早受累的器官,且发生率最高,临床表现为 ARDS。因此,就其本质来说,ARDS 是机体炎症反应失控的结果,是全身炎症反应综合征的肺部表现。毛细血管渗漏指数是预测脓毒症并发 ARDS 的较好指标。同时,降低毛细血管通透性、减轻毛细血管渗漏也是治疗脓毒症的重要议题。编者参阅古今文献,总结临床经验,结合中医学对脓毒症理论的认识及现代临床和实验研究,探讨了脓毒症毛细血管渗漏综合征的病机特点。

(一)脓毒症的基本病机

中医本无"脓毒症"这一病名,根据其临床特点,可归于伤寒、温病范畴。既往脓毒症无统一的病机认识,治疗中多参照卫气营血辨证。近年来脓毒症的理论研究日趋深入,先后提出"三证三法"和"三态论"诊治脓毒症。现在多认为,脓毒症的基本病机是正虚毒损、脉络瘀滞,脓毒症发生的关键有三:其一为正气不足,其二为毒邪内蕴,其三为脉络瘀滞。正气不足是脓毒症的病机之本,毒邪内蕴是脓毒症发病的重要基础,内陷营血是脓毒症的主要病变层次,瘀滞脉络是脓毒症的病位。扶正解毒通络、分层扭转是脓毒症的主要治法。补气通阳,顾护正气有利于抗邪而出,并防止内生毒邪的进一步损害,且在脓毒症早期就应顾护正气,进展中更应注意回阳固脱,扶正当贯穿脓毒症治疗全程。

(二)脓毒症毛细血管渗漏综合征的根本病机

脓毒症毛细血管渗漏综合征是脓毒症的一种特殊表现,病理改变为血管通

透性显著增高,血管内液向组织间隙转移,导致心脏前负荷降低,心输出量下降;同时组织间隙水肿,弥散距离增大,影响肺内气体交换和组织供氧;增加的表观分布容积,使得体内药物浓度降低,影响疗效;上述病理改变均加速脓毒症进程。脓毒症毛细血管渗漏综合征轻者表现为精神萎靡、身重倦怠、声低乏力、心悸气短、四肢发凉、脉沉迟;重者可出现神识朦胧、口开目合、气息微弱、周身水肿、斑疹隐隐、脉微细欲绝。根据临床表现,结合脓毒症的基本病机,毛细血管渗漏综合征的发病关键是阳气亏虚,加重因素为痰浊、瘀血、水饮。《黄帝内经》云:"邪之所凑,其气必虚""壮火食气""壮火散气",邪毒入侵导致正邪交争,正气耗伤,脏腑虚损,阴阳逆乱,出现急性虚症;治疗中大量低温液体的输注更损伤阳气,导致阳气亏虚。《金匮要略编注·下血》云:"五脏六腑之血,全赖脾气统摄",《景岳全书·血证》云:"损者多由于气,气伤则血无以存",《难经·四十二难》云:"(脾)主裹血,温五脏"。若阳气亏虚,则固摄失司,津血逸于脉外,脉道不充,加之阳气的推动、温煦作用减弱,则血运迟缓,不能荣清窍、温四末;遂出现精神萎靡,甚则神识朦胧,四肢厥冷;阳气亏虚,固摄失司,气不摄血,出现瘀点瘀斑,发为厥脱证(休克)。阳气亏虚,肾元不固,摄纳失常,气不归元,阴阳不相接续,则气逆于肺;或脾阳亏虚,土不生金,肺气不足,津液失布,痰浊上干;出现呼吸困难,甚则张口抬肩、鼻煽气促、汗出如珠,发为暴喘(急性呼吸窘迫综合征),此为难治。如《临证指南医案》云:"若由外邪壅遏而致者,邪散则喘亦止……若因根本有亏,肾虚气逆,浊阴上冲而喘者,此不过一二日之间,势必危笃,用药亦难奏功,此喘症之属虚者也"。阳气亏虚,肺失通调,脾失转运,肾失开阖,水液泛溢肌肤,则出现周身水肿,低垂部为重,按之凹陷不起。因此,阳气亏虚是脓毒症毛细血管渗漏综合征的病机之本,痰浊、水饮、瘀血是其病理产物。

(三)脓毒症毛细血管渗漏综合征的根本治法

基于脓毒症毛细血管渗漏综合征的病机特点,编者认为其核心治则为益气温阳。气为血之帅,气能摄血,益气温阳,使阳气得复,固摄有司,使血行于脉中,脉道充利,无溢出脉外,如《医贯·血证论》云:"血随乎气,治血必先理气";气能行血,阳气鼓动有常,血运得健,可荣清窍、温四末,如《血证论·阴阳水火气血论》云:"运血者,即是气";气能行津、摄津,益气温阳,使肺脾肾阳气充盛,水液生成、输布、排泄有常,则痰饮、水肿自解,如《丹溪心法·水肿》云:"水肿因脾虚不能制水,水渍妄行,当以参、术补脾,使脾气得实,则自健运,自能升降运动其枢机,则水自行",《素问·汤液醪醴论》云:"(治水肿)开鬼门,洁净府,精以时服,五阳已布……巨气乃平"。因此,治疗脓毒症毛细血管渗漏综合征应以益气温阳为本,佐以化痰、利水、活血。

代表方剂有参附汤、四逆汤、真武汤等。参附汤可回阳、益气、固脱,附子可补真阳之虚,人参扶元阳之弱,真阳内充,则卫气自密而津液无漏泄之虞,《景岳全书》指出此方可治疗元阳不足之"喘急、呃逆、呕恶、厥冷"。四逆汤可回阳救逆、温中祛寒,姜附配合,附子走而不守,干姜守而不走,二药相须为用,温阳力大而持久,《回春》中指出,四逆汤可治三阴证之"脉微欲绝,手足厥冷……身静而重,语言无声,气少难以喘息,目睛不了了"。真武汤可温阳行气利水,附子、生姜可回阳益卫,使水有所主,白术、茯苓补土利水,白芍敛阳,使根归于阴;此方可治少阴病之小便不利、四肢沉重疼痛,自下利者,亦可治少阴证水饮与里寒合而作嗽。上述方药各有侧重,但均可治阳气亏虚为根本病机之脓毒症毛细血管渗漏综合征。

参 考 文 献

[1] 钟南山,瞿介明,陈如冲,等.呼吸病学[M].北京:人民卫生出版社,2022.

[2] 林卫涵.呼吸系统疾病诊治与重症监护[M].北京:科学技术文献出版社,2020.

[3] 张衡中.呼吸内科危重症诊疗[M].北京:科学技术文献出版社,2019.

[4] 刘玮.现代内科学诊疗要点[M].北京:中国纺织出版社,2022.

[5] 胡金亮,许娟,高志芳.呼吸科常见病诊疗及危重症救治[M].武汉:湖北科学技术出版社,2019.

[6] 于康.临床营养支持治疗[M].北京:中国协和医科大学出版社,2021.

[7] 许建中,苗青,张文江.许建中呼吸病诊治精要[M].北京:北京科学技术出版社,2021.

[8] 王晓波.实用呼吸病学[M].长春:吉林科学技术出版社,2019.

[9] 黄家博.机械通气的临床应用[M].天津:天津科学技术出版社,2020.

[10] 宋安全.呼吸系统疾病诊断及临床治疗[M].长春:吉林科学技术出版社,2022.

[11] 李瑞书.呼吸系统疾病诊断思维及临床治疗[M].长春:吉林科学技术出版社,2019.

[12] 侯栋.实用呼吸病诊疗精要[M].长春:吉林科学技术出版社,2020.

[13] 刘慧红.呼吸内科常见病诊治学[M].长春:吉林科学技术出版社,2019.

[14] 王勇,张晓光,马清艳,等.呼吸内科基础与临床[M].北京:科学技术文献出版社,2021.

[15] 潘渝.实用危重症监护治疗学[M].北京:中国纺织出版社,2018.

[16] 顾文超.实用临床呼吸内科学[M].天津:天津科学技术出版社,2020.

[17] 董荣.实用呼吸疾病与危重症诊治对策[M].北京:科学技术文献出版社,2021.

[18] 黄种杰.实用呼吸内科疾病临床诊治策略[M].天津:天津科学技术出版社,2021.

[19] 陈瑞琳.现代呼吸系统危重症临床处置[M].长春:吉林大学出版社,2019.

[20] 滕立英,张娜.人工气道建立管理康复与护理[M].北京:化学工业出版社,2022.

[21] 徐静.感染性疾病的诊断与综合治疗[M].北京:科学技术文献出版社,2019.

[22] 张孝德,杨俊,关志明.实用呼吸内科学[M].南昌:江西科学技术出版社,2019.

[23] 杨毅,黄英姿.ICU监测与治疗技术[M].上海:上海科技教育出版社,2018.

[24] 魏士海.临床常见急危重症诊断与急救[M].汕头:汕头大学出版社,2020.

[25] 郭敏.现代呼吸内科常见病诊治学[M].长春:吉林科学技术出版社,2019.

[26] 屈庆会.现代呼吸病诊疗与重症监护[M].天津:天津科学技术出版社,2020.

[27] 邢丽华.现代呼吸病诊疗与重症监护[M].北京:科学技术文献出版社,2019.

[28] 贺斐翡.急危重症诊疗新进展[M].长春:吉林科学技术出版社,2020.

[29] 张洪涛.实用呼吸内科学[M].长春:吉林科学技术出版社,2018.

[30] 朱红林.临床急危重症救治精要[M].开封:河南大学出版社,2020.

[31] 杨敬平.呼吸重症疾病的诊断与治疗[M].北京:科学技术文献出版社,2018.

[32] 耿立梅.呼吸常见疾病与危重症诊疗[M].北京:科学技术文献出版社,2019.

[33] 马珍荣.呼吸危重病诊疗[M].哈尔滨:黑龙江科学技术出版社,2018.

[34] 张照潼.急诊诊断与治疗[M].成都:四川大学出版社,2019.

[35] 徐喜媛,杨敬平,卜宝英,等.现代呼吸系统危重症诊疗[M].北京:科学技术文献出版社,2018.

[36] 张曌,黄斌.脓毒症并发ARDS的发病机制及预后评估研究进展[J].医学信息,2022,35(23):176-180.

[37] 唐敏,李娜.急性呼吸窘迫综合征发病机制及相关生物标志物的研究进展[J].中国现代医学杂志,2022,32(5):1-6.

[38] 韩秋惠,杨钦磊.不同翻身时间俯卧位通气对急性呼吸窘迫综合征患者的影响[J].中外医学研究,2022,20(27):155-158.

[39] 赵玉月,翟姗姗,段军.固有淋巴细胞在脓毒症致急性呼吸窘迫综合征中发病机制的研究进展[J].中日友好医院学报,2022,36(4):232-234.